Erik Wischnewski

ErnährungsManager

Ein Ratgeber zur bewußten Ernährung
mit Software und Benutzerhandbuch

Neben einer auch dem Laien verständlichen Einführung in die Benutzung der Software führt der Autor in die Geheimnisse der gesunden Ernährung ein. Das Buch ist ein Ratgeber mit nützlicher Software für Laien, aber auch Ärzte und Apotheker und alle diejenigen, die die Möglichkeiten eines Computers auch für private Belange ausnutzen wollen.

Mit Hilfe der beiliegenden Software ist es möglich, Diäten zu kontrollieren - oder ganz einfach eine gesunde Ernährung zu gewährleisten. Dieses möglichst so, daß man auf fast nichts verzichten muß und dennoch ideale Gewichte und Blutwerte erzielen kann. Das Ergebnis: Der computergestützte Weg zu einer »sanften« Diät.

Erik Wischnewski

ErnährungsManager

Ein Ratgeber zur bewußten Ernährung
mit Software und Benutzerhandbuch

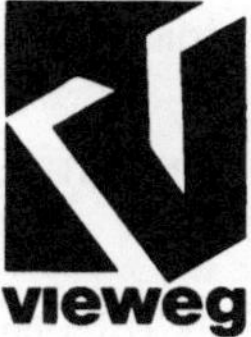

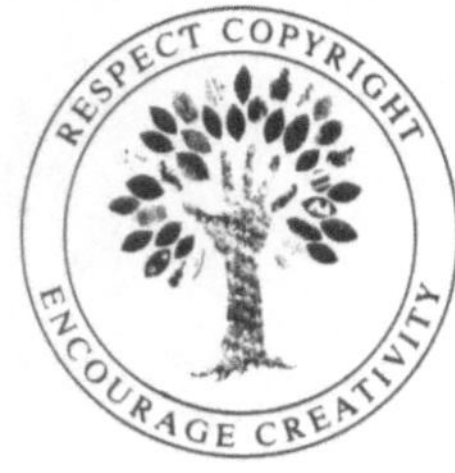

Gedruckt auf säurefreiem Papier

Additional material to this book can be downloaded from http://extra.springer.com.

ISBN 978-3-663-01979-4   ISBN 978-3-663-01978-7 (eBook)
DOI 10.1007/978-3-663-01978-7

VORWORT

Der ErnährungsManager ist ein Buch besonderer Art. Es ist zum einen ein Ratgeber in Fragen gesunder Ernährung, und zum anderen enthält es eine Software PROLIFE®, mit der der Leser seine Gesundheit per Computer fördern kann. Der ErnährungsManager ist sowohl ein Helfer für den bereits angegriffenen Organismus als auch eine Sammlung wertvoller Tips in Sachen Gesundheitsprophylaxe. Dabei kann es das Ziel sein, insbesondere Herzinfarkten vorzubeugen, oder aber einfach die Gewichtskontrolle zu unterstützen. Wie auch immer - dem Leser wird mit viel Umsicht ein Weg zur »sanften« Diät aufgezeigt.

Das Buch soll einen Beitrag leisten, sich bewußt zu ernähren, um dadurch eine entscheidende Vorsorge zur Gesundheit zu erreichen. Mit über 50 Prozent sind z.B. Herzkreislaufversagen (Herzinfarkt) immer noch die Todesursache Nummer eins in Deutschland. Es gibt wohl kaum eine Krankheit, die man so gut im voraus erkennen und durch Vorsorge in den Griff bekommen kann wie diese Gruppe von Herzversagen. Die Risikofaktoren sind allgemein in der Medizin bekannt, die Einhaltung der sich daraus ergebenden Lebensweise ist durch den Menschen selbst bestens kontrollierbar und der Gesundheitszustand verschlechtert sich sehr allmählich, so daß ständige Kontrollen ein wirkliches Risiko verhindern können.

Dieses Buch beschreibt, welche Risiken vorhanden sind und wie man diese ausschalten kann. Ein besonderes Risiko ist die Ernährung, deren Überwachung ohne gleichzeitige Einschränkung der Eßgewohnheiten sehr schwierig ist. Mit Hilfe der beiliegenden Software PROLIFE® und des im Buch integrierten Leitfadens sollte es jedem möglich sein, sich herzkreislaufbewußt zu ernähren. Wer keine Möglichkeit hat, die Software zu benutzen, der möge sich vor allem den Kapitel 6 und 8 über *bewußte Ernährung als Vorsorgeprinzip* und die *Auswirkungen auf Herz und Kreislauf* zu Gemüte führen. Aber auch in Kapitel 7, welches die *Analyse der Ernährungsgewohnheiten* behandelt und etwas mehr Softwarenähe besitzt, sind zahlreiche interessante und allgemein gültige Hinweise enthalten, so zum Beispiel der tägliche Bedarf an Nährwerten.

Als Nebeneffekt kann bei konsequenter Ernährung nach den Ratschlägen dieses Buches auch Übergewicht reduziert, ja im allgemeinen sogar völlig beseitigt werden. Dies geschieht in einer akzeptablen Zeit ohne dabei auf wesentliche Ernährungsgewohnheiten verzichten zu müssen. Darüber hinaus bleibt das erzielte Normal- oder Idealgewicht auch durchgehend erhalten. Quälende und sich wiederholende Diäten sind nicht erforderlich.

Beim Lesen des Buches werden Ihnen einige graphische Symbole begegnen, die folgende
Bedeutungen haben:

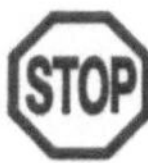

Das *müssen* Sie lesen.

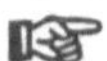

Das *sollten* Sie *unbedingt* lesen.

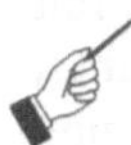

Das *sollten* Sie lesen.

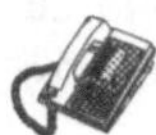

Hier helfen wir weiter.

Wenn Sie mit der Software arbeiten wollen, lesen Sie bitte zunächst das Kapitel 1
(Überblick Software). Im übrigen ist auf der Titelseite eines jeden Kapitels ein
Wegweiser abgebildet, der Ihnen den Einstieg in die Lektüre erleichtern soll. Die
Empfehlungen gelten natürlich nur als erste Orientierung. Der interessierte Leser wird
im Anschluß daran sicherlich auch die anderen Abschnitte durcharbeiten.

Kaltenkirchen, März 1993   Erik Wischnewski

Themenübersicht

Die nachfolgende Themenübersicht erleichtert
Ihnen das Auffinden spezieller Abschnitte.

Kapitel	Allgemeinwissen	Fachwissen	Computerwissen
1 - 5			Installation und Bedienung
6.1	Wie ernähre ich mich richtig?		
6.2			Nährwerttabelle/Datenbank
6.3	Was bedeuten die Nährwerte?		
6.4	Tägliche Nahrungserfassung		
6.5	Wie nehme ich ab?		
7.1 - 7.5			Programmbeschreibung
7.6	Vergleich der Nährwerte		Nährwertquotient
7.7	Bedarf an Nährwerten		Grenzwerte
7.8	Normalbereich der Nährwerte		Nährwertanalyse
7.9 - 7.13			Programmbeschreibung
8.1		Herzkreislaufkrankheiten	
8.2		Fett und Cholesterin	
8.3	Überprüfung der Gesundheit		Blutanalyse
8.4		Behandlungsmethoden	

INHALTSVERZEICHNIS

1 ÜBERBLICK SOFTWARE

Verbraucher	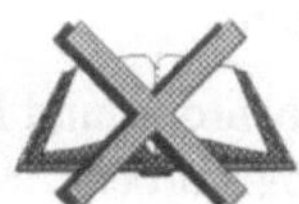	*Dieses Kapitel brauchen Sie erst zu lesen, wenn Sie die Software benutzen wollen.*
PC-Besitzer		*Bitte lesen Sie diese Seiten ausführlich durch.*
Fachleute	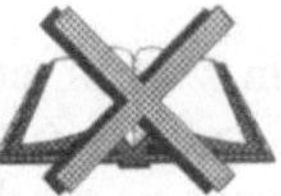	*Dieses Kapitel brauchen Sie erst zu lesen, wenn Sie die Software benutzen wollen.*

Mit dem vorliegenden ErnährungsManager PROLIFE® haben Sie eine leistungsfähige Software in der Hand, mit der Sie Ihre Ernährungsgewohnheiten verfolgen und steuern können.

Das Programm zeichnet sich durch hohe Verarbeitungsgeschwindigkeit und eine komfortable Suchfunktion aus. Die Benutzung des Programms ist dank der SAA-Benutzeroberfläche (Pulldown-Menüs) besonders bedienungsfreundlich. Dies wird durch die kontextsensitiven Hilfetafeln, die jederzeit vom Programm aus geändert werden können, noch verstärkt. Die Unterstützung der Maus ist selbstverständlich. Zahlreiche Fehlermeldungen, Info-Meldungen und eine konsequente Fenstertechnik gestalten das Programm besonders übersichtlich. Hierdurch wird die Arbeit mit PROLIFE auch für Neulinge besonders einfach.

Die nachstehende Übersicht gibt Ihnen die wesentlichen Merkmale der Software wieder:

Name:	PROLIFE®
Version:	5.08
Rechner:	IBM-PC/AT/386 und IBM-kompatible ☞ empfohlen wird i386 und höher
Betriebssystem:	MS-DOS ab Version 3.0 ☞ empfohlen wird MS-DOS 5.0 Das Programm ist lauffähig unter Windows 3.1.
Speicherbedarf:	640 kByte, unterstützt LIM-EMS bis 8 MByte ☞ empfohlen wird 1 MByte RAM-Speicher nach LIM-EMS
Speichermedium:	Das Programm läuft nur auf Festplatte.
Bildschirm:	Das Programm unterstützt alle Monochrom- und Farbgraphikadapter bis einschließlich VGA 640*480 (64 Farben). Bei den Graphikadaptern von VIDEO SEVEN wird auch Super-VGA (800*600) und beim Graphikadapter VIDEO SEVEN VGA 1024i auch der Modus 1024*768 unterstützt.
Drucker:	Das Programm unterstützt die meisten Drucker.
Sprache:	Borland Pascal 7.0 (80286-Code)
Hilfetafeln:	Die Texte der Programm-Hilfetafeln können jederzeit während der Arbeit mit dem Programm geändert werden. Zur Änderung der Titel der Programm-Hilfetafeln muß ebenso wie für die Ergänzung neuer Hilfetafeln der mitgelieferte HilfeManager HILFEMP verwendet werden. Für die Änderung der Auswahl-Hilfetafeln dient der mitgelieferte HilfeManager HILFEMA (siehe Kapitel 5.7).
Datendateien:	IBM-PC/ASCII-Zeichensatz, Trennung der Datensätze und der Daten durch CR.
Datenbank:	maximal 1000 Datensätze (Lebensmittel)

Sollten Sie Fragen zum Produkt oder zum Thema Trainingsseminare haben, setzen Sie sich mit uns in Verbindung [1]:

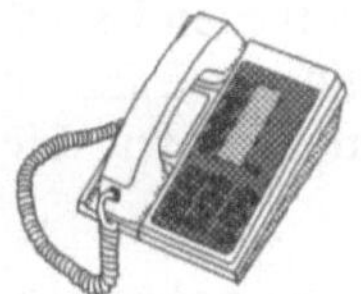

Dipl.Phys. Erik Wischnewski
Heinrich-Heine-Weg 13
2358 Kaltenkirchen
Tel: 04191/7509
Fax: 04191/60822

□ □ □

Bevor Sie mit der Arbeit beginnen können, müssen Sie zunächst die Software auf Ihrem Rechner installieren. Sie finden die notwendigen Hinweise in Kapitel 4. Für einen ersten Versuch genügt es, gemäß dem in Kapitel 4.1 beschriebenen Verfahren die Software zu starten. Fortgeschrittene Anwendungen verlangen die Bearbeitung der Treiber und der Initialisierungsdatei mit Hilfe des Programmes INSTALL, wie es in Kapitel 4.2 beschrieben wird.

Die Kapitel 2 und 3 umfassen einige weitere nützliche Informationen über den Inhalt der Disketten und den Aufbau der Dateien.

Alle zum ErnährungsManager gehörenden Programme haben dieselbe Bedieneroberfläche. Die allgemeine Bedeutung der Funktionstasten und anderer wichtiger Tasten sowie das Arbeiten mit der Hilfe-Funktion wird in den Kapiteln 5.1 bis 5.3 erläutert. Die Bedienung der Auswahl (Menü), der Datensätze (Seiten) und das Editieren der Daten (Felder) wird in den Kapiteln 5.4 bis 5.6 behandelt. Schließlich wird die Handhabung der Suchfunktion und der Vorschlagslisten beschrieben.

Nachdem Sie sich unter Zuhilfenahme des Kapitels 5 mit allen Teilen der Software »spielerisch« vertraut gemacht haben, sollten Sie das Kapitel 7.1 (Schnell-Lehrgang) durcharbeiten.

Das Kapitel 6 beinhaltet nähere Angaben bezüglich der Datenbank und der im Anhang abgedruckten Nährwerttabellen. Außerdem werden die allgemeinen Zielsetzungen einer bewußten Ernährung im Sinne einer Vorsorge erläutert, deren Verständnis Voraussetzung für eine richtige Anwendung des Programms ist.

Kapitel 7 behandelt die Analyse der Ernährungsgewohnheiten. Es werden die einzugebenden Daten erläutert sowie die übrigen Funktionen des Programms besprochen.

In Kapitel 8 werden wissenschaftliche Hintergründe aufgezeigt. Schließlich werden anhand eigener Versuchsreihen die Möglichkeit zur Überprüfung des Gesundheitszustandes dargestellt.

□ □ □

---

[1] Ab 1.7.93 gilt die neue Postleitzahl 24568 für Kaltenkirchen.

Helfen Sie uns bei der Pflege unserer Produkte. Obwohl wir der Meinung sind, daß das vorliegende Programm bereits einen hohen Reifegrad besitzt, möchten wir dennoch Ihre Erfahrungen in spätere Versionen einfließen lassen. Füllen Sie hierzu den Beurteilungsbogen (Bild 1) aus und senden Sie ihn an die oben genannte Adresse. Als Dank für Ihre Bemühungen informieren wir Sie zukünftig über den aktuellen Stand des Produktes.

Damit Sie sich Ihre Arbeit erleichtern, sollten Sie sich eine Tastaturschablone anfertigen. Kopieren Sie diese Seite auf einen Karton (160 g/m²) und schneiden die drei Teile der abgedruckten Schablone aus. Nun kleben Sie diese mit Hilfe der überstehenden Laschen aneinander.

Abbruch		HILFE	Umrechnung Nährwerte	Hardcopy Plotten	Optim. Nahrung	U N T E N
Esc		F1	F2	F3	F4	

	Teilmenge Nahrung	Info Nährwerte			Datensatz kopieren	U N T E N
	F5	F6	F7	F8	F9	

Datum/Zeit EIN/AUS		
F10	F11	F12

Vieweg
ErnährungsManager
PROLIFE

© Wiesbaden 1993

Programm-Beurteilung

Programm: _________________________   Firma: _____________________________

                                       - Sitz: _____________________________

eingesetzt seit: _______________

                                       Ansprechpartner: _________________

basierend auf: ☐ Präsentation   - Funktion: _____________________

                   ☐ Testbetrieb

                   ☐ Normalbetrieb   - Telefon: ______________________

1. Handhabung
Beurteilen Sie die Bedienbarkeit des Programmes. Berücksichtigen Sie auch die Eingewöhnungszeit.

☐ sehr leicht   ☐ leicht   ☐ mittel   ☐ schwer

2. Übersichtlichkeit
Wie überschaubar ist das Programm und seine Funktionen sowie ihre Zusammenwirkung?

☐ sehr gut   ☐ gut   ☐ mäßig   ☐ schlecht

3. Vielseitigkeit
Wie vielseitig ist das Programm? Beurteilen Sie Art und Inhalt der Funktionen.

☐ sehr groß   ☐ groß   ☐ mittel   ☐ gering

4. Nützlichkeit
Beurteilen Sie den Nutzen des Programmes für Ihre tägliche Arbeit.

☐ sehr nützlich   ☐ nützlich   ☐ gering   ☐ keine

5. Akzeptanz
Werden die Ergebnisse (Ausdrucke) im allgemeinen angenommen? Arbeiten andere mit den Unterlagen?

☐ relativ groß   ☐ groß   ☐ mäßig   ☐ gering

6. Weiterempfehlung
Können Sie das Programm anderen mit ähnlicher Aufgabenstellung weiterempfehlen ?

☐ ja   ☐ unter Umständen   ☐ nein

7. Bemerkung:

Bild 1: Beurteilung des Programms (bitte kopieren, ausfüllen und einsenden)

2 INHALT DER DISKETTE

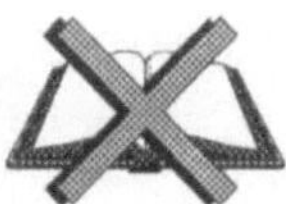

Verbraucher

PC-Besitzer   2.1 bis 2.2

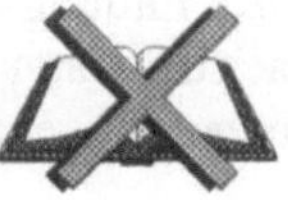

Fachleute

2.1 Erklärung der Dateien

Auf der Diskette befindet sich nur die Datei PROLIFE.EXE, die alle Programme und Dateien enthält (Entpacken siehe → Installation).

Die zum ErnährungsManager gehörenden Dateien haben unterschiedliche Bedeutungen, die - nach ihren Endungen aufgeschlüsselt - im folgenden kurz erläutert werden:

.EXE   lauffähige Programme

.INI   Initialisierungsdateien   (wird von INSTALL erstellt)
.MON   Treiber für Bildschirm   (wird von INSTALL erstellt)
.DRU   Treiber für Drucker   (wird von INSTALL erstellt)
.ETC   Sonstige Einstellungen   (wird von INSTALL erstellt)
.MUS   Dateien mit Fanfaren für Meldungen (abschaltbar)
.TXT   Dateien mit Meldungen

.PRG   Texte für Programmhilfetafeln
.MNU   Texte für Auswahlhilfetafeln
.IDX   Indexdatei für Programmhilfetafeln
.IDY   Indexdatei für Auswahlhilfetafeln

.DAT   Datensätze (Nährwerte der Lebensmittel)
.NWA   Lebensmittel für tägliche Analyse
.LBM   Zutaten für Lebensmittelanalyse
.GRW   Grenzwerte (Sollwerte)
.PNT   Plotdaten täglich (Nährwertergebnisse)
.PNW   Plotdaten wöchentlich (Nährwertergebnisse)
.BLT   Blutanalysewerte
.PLT   Parameter für Plotten
.LST   Parameter für Freie Liste

.PIF   Program Information File (für Windows)
.GRP   Parameter der Programmgruppe für Windows
.DLL   Data Link Library (für Windows)

.BU*   BackUp-Dateien   * ist der erste Buchstabe der Endung der Datei, also z.B. bei .DAT heißt die BackUp-Datei .BUD, usw. Die BackUp-Datei wird nur erzeugt, wenn in INSTALL der Schalter gesetzt wurde.

Mit Ausnahme der .EXE-, .PRG-, .MNU, .PIF, .GRP und .DLL-Dateien sind alle anderen Dateien ASCII-Dateien und können daher - in Notfällen - leicht editiert werden. Allerdings sollte dies nur von geschultem Personal vorgenommen werden, da eventuelle Fehler die Funktionsfähigkeit des Programms beeinträchtigen können und jeglicher Gewährleistungsanspruch erlischt.

2.2 Verzeichnisse

Der ErnährungsManager enthält alle Programme, Druckertreiber, System- und Hilfedateien sowie Windows-Dateien im Verzeichnis \PROLIFE.

Die Nährwertdatenbank, die gekürzte Datenbank für den Schnell-Lehrgang, die Grenzwertdateien für verschiedenen Gruppen von Patienten und die bereits vorbereiteten Plot- und Listendateien befinden sich im Verzeichnis \PROLIFE\DATEN.

Verzeichnis \PROLIFE

DRUTEST	EXE	Test für Druckertreiber
EMSTEST	EXE	Test für EMS-Speicher
INSTALL	EXE	Installationsprogramm
PLOTTEN	EXE	Plotten auf Bildschirm und Hardcopy
PLOT5000	EXE	Reduzierte Version von Plotten (5000 Punkte)
PROLIFE	EXE	ErnährungsManager
WGI	EXE	WindowsGroupInstallation
EGA	MON	Farbbildschirm EGA 16 Farben
EGA64	MON	Farbbildschirm EGA 64 Farben
LCD	MON	LCD-Bildschirm
MONO	MON	s/w-Bildschirm
VGA	MON	Farbbildschirm VGA 64 Farben
VGA-HELL	MON	Farbbildschirm VGA 64 Farben (weißer Hintergrund)
ASCII	DRU	Pseudotreiber für ASCII-Dateien
EP4300-L	DRU	Epson EP-4300 (GQ-Modus/Querformat)
EP4300-P	DRU	Epson EP-4300 (GQ-Modus/Hochformat)
EP4300-V	DRU	Epson EP-4300 (GQ-Modus/Hochformat/kleine Graphik)
EP4300FX	DRU	Epson EP-4300 (FX-Modus/Hochformat)
EP4300LQ	DRU	Epson EP-4300 (LQ-Modus/Hochformat)
EP43LJ-L	DRU	Epson EP-4300 (L-Jet3/Querformat)
EP43LJ-P	DRU	Epson EP-4300 (L-Jet3/Hochformat)
EX800	DRU	Epson EX-800/1000
FX80	DRU	Epson FX-80
FX85IBM	DRU	Epson FX-85/105 (IBM-Modus)
GQ5000-L	DRU	Epson GQ-5000 (GQ-Modus/Querformat)
GQ5000-P	DRU	Epson GQ-5000 (GQ-Modus/Hochformat)
GQ5000-V	DRU	Epson GQ-5000 (GQ-Modus/Hochformat/kleine Graphik)
GQ5000FX	DRU	Epson GQ-5000 (FX-Modus/Hochformat)
GQ5000LQ	DRU	Epson GQ-5000 (LQ-Modus/Hochformat)
GQ50LJ-L	DRU	Epson GQ-5000 (L-Jet2/Querformat)
GQ50LJ-P	DRU	Epson GQ-5000 (L-Jet2/Hochformat)
H34CQEPS	DRU	Honeywell 34 CQ (IBM/Epson-Modus)
HP500-L	DRU	HP 500/500C (PCL-Modus/Querformat)
HP500-P	DRU	HP 500/500C (PCL-Modus/Hochformat)
LJET2-L	DRU	HP L-Jet II (PCL-Modus/Querformat)
LJET2-P	DRU	HP L-Jet II (PCL-Modus/Hochformat)
LQ1500	DRU	Epson LQ-1500
LQ2500	DRU	Epson LQ-2500
ML293EX	DRU	OKI ML 293 (EX-Modus)
ML293FX	DRU	OKI ML 293 (FX-Modus)

ML293IBM	DRU	OKI ML 293 (IBM-Graphik-Modus)
ML293XL	DRU	OKI ML 293 (Proprinter XL-Modus)
NECP5XLE	DRU	NEC P5 XL (P560-Modus, Endlospapier)
NECP5XLS	DRU	NEC P5 XL (P560-Modus, Einzelblatt)
NECP6P7	DRU	NEC P6/P7
OLY24EPS	DRU	Olympia NP24Color (Epson-Modus)
OLYDIAB2	DRU	OlyStar (Diablo 2.0)
OLYDIAB3	DRU	OlyStar (Diablo 3.0)
DATEI	ETC	Druckerausgabe als ASCII-Datei
STANDARD	ETC	VGA-Auflösung (640*480), 8-Nadel-Graphik, LPT1
SYSTEM	INI	Init-Datei Voreinstellung
HILFE	IDX	Indexdatei für Programmhilfetafeln
HILFE	IDY	Indexdatei für Auswahlhilfetafeln
HILFE	PRG	Texte für Programmhilfetafeln
HILFE	MNU	Texte für Auswahlhilfetafeln
ABFRAGE	MUS	Abfrage-Melodie
EINGABE	MUS	Eingabe-Melodie
FEHLER	MUS	Fehler-Melodie
INFO	MUS	Info-Melodie
ABFRAGE	TXT	Fragen für Alternativabfragen
EINGABE	TXT	Fragen für Einzeleingaben
FEHLER	TXT	Fehlermeldungen
INFO	TXT	Info-Meldungen
PROLIFE	PIF	Windows Programm Informationen für PROLIFE.EXE
PLOTTEN	PIF	Windows Programm Informationen für PLOTTEN.EXE
INSTALL	PIF	Windows Programm Informationen für INSTALL.EXE
HILFEMA	PIF	Windows Programm Informationen für HILFEMA.EXE
HILFEMP	PIF	Windows Programm Informationen für HILFEMP.EXE
PROLIFE	GRP	Windows Programmgruppe PROLIFE
WSKICON	DLL	Windows Symbolsammlung (Icons)

Verzeichnis \PROLIFE\DATEN

LEHRGANG	DAT	Nährwerte der Lebensmittel (gekürzte Fassung)
NAHRUNG	DAT	Nährwerte der Lebensmittel
F15-18	GRW	Grenzwerte für weibliche Jugendliche von 15 bis 18 Jahre
F19-35L	GRW	Grenzwerte für Frauen von 19 bis 35 Jahre mit leichter Arbeit
F19-35S1	GRW	Grenzwerte für schwangere Frauen im 1. bis 3. Monat
F19-35S4	GRW	Grenzwerte für schwangere Frauen ab 4. Monat
F19-35ST	GRW	Grenzwerte für stillende Frauen
F36-50L	GRW	Grenzwerte für Frauen von 36 bis 50 Jahre mit leichter Arbeit
M15-18	GRW	Grenzwerte für männliche Jugendliche von 15 bis 18 Jahre
M19-35L	GRW	Grenzwerte für Männer von 19 bis 35 Jahre mit leichter Arbeit
M19-35M	GRW	Grenzwerte für Männer von 19 bis 35 Jahre mit mittelschwerer Arbeit
M19-35S	GRW	Grenzwerte für Männer von 19 bis 35 Jahre mit schwerer Arbeit
M36-50L	GRW	Grenzwerte für Männer von 36 bis 50 Jahre mit leichter Arbeit
M36-50M	GRW	Grenzwerte für Männer von 36 bis 50 Jahre mit mittelschwerer Arbeit
M36-50S	GRW	Grenzwerte für Männer von 36 bis 50 Jahre mit schwerer Arbeit
BLT-EGA	PLT	Plot-Parameter für EGA-Graphik (640*350)
BLT-HERC	PLT	Plot-Parameter für Hercules-Graphik (720*348)
BLT-VGA	PLT	Plot-Parameter für VGA-Graphik (640*480)
BLT-800	PLT	Plot-Parameter für SuperVGA-Graphik (800*600)
BLT-1024	PLT	Plot-Parameter für SuperVGA-Graphik (1024*768)
NWA-EGA	PLT	Plot-Parameter für EGA-Graphik (640*350)
NWA-HERC	PLT	Plot-Parameter für Hercules-Graphik (720*348)
NWA-VGA	PLT	Plot-Parameter für VGA-Graphik (640*480)
NWA-800	PLT	Plot-Parameter für SuperVGA-Graphik (800*600)
NWA-1024	PLT	Plot-Parameter für SuperVGA-Graphik (1024*768)
BEMERK-B	LST	Bildschirmtabelle (Gruppe, Bemerkung, Abfall)
BEMERK	LST	Druckertabelle im DIN A4 Format (wie zuvor)
NAEHRWRT	LST	Druckertabelle im DIN A4 Format (Hauptnährwerte)
MINERAL	LST	Druckertabelle im DIN A4 Format (Mineralien)
VITAMINE	LST	Druckertabelle im DIN A4 Format (Vitamine)

3 DATEIFORMATE

<table>
<tr><td>Verbraucher</td><td>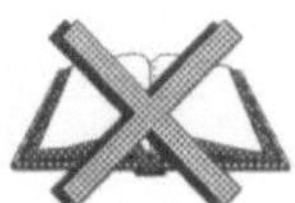</td><td>Dieses Kapitel brauchen Sie erst zu lesen, wenn Sie die Software benutzen wollen.</td></tr>
<tr><td>PC-Besitzer</td><td> bis</td><td>Es genügt, wenn Sie diese Seiten durchblättern.</td></tr>
<tr><td>Fachleute</td><td>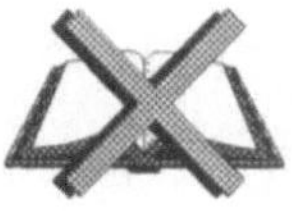</td><td>Dieses Kapitel brauchen Sie erst zu lesen, wenn Sie die Software benutzen wollen.</td></tr>
</table>

3.1 DAT-Datei

Normalerweise brauchen Sie die Inhalte der einzelnen Dateien nicht wissen. Wenn Sie aber die Daten auch mit anderen Programmen verarbeiten möchten, so müssen Sie den Aufbau der Dateien kennen.

Die .DAT-Datei enthält nur Datensätze, wobei die einzelnen Daten untereinander stehen (durch CR+LF getrennt) und die Datensätze unmittelbar aneinander anschließen.

Die folgende Tabelle enthält die Bezeichnung des Datums und seine maximale Länge in Klammern.

Lebensmittel (30)
Gruppe (20)
Bemerkung (50)
Abfall (2)
Energie in kcal (5)
Energie in kJ (5)
Protein (5)
Kohlenhydrate (5)
Ballaststoffe (5)
Alkohol (5)
Fett (5)
gesättigte Fettsäuren (5)
mehrfach ungesättigte Fettsäuren (5)
Omega-3-Fettsäuren (5)
Eicosapentaensäure (5)
Cholesterin (5)
Natrium (5)
Kalium (5)
Calcium (5)
Phosphor (5)
Magnesium (5)
Eisen (5)
Fluor (5)
Jod (5)

Vitamin A (5)
Vitamin B1 (5)
Vitamin B2 (5)
Vitamin B6 (5)
Vitamin B12 (5)
Niacin (5)
Vitamin C (5)
Vitamin D (5)
Vitamin E (5)
Wasser (5)
Säure/Base-Balance (5)
Quotient (5)

3.2   NWA/LBM-Datei

Normalerweise brauchen Sie die Inhalte der einzelnen Dateien nicht wissen. Wenn Sie aber die Daten auch mit anderen Programmen verarbeiten möchten, so müssen Sie den Aufbau der Dateien kennen.

Die .NWA-Datei und die .LBM-Datei enthalten nur einzelne Daten, die untereinander stehen (durch CR+LF getrennt).

Die folgende Tabelle enthält die Bezeichnung des Datums und seine maximale Länge in Klammern.

Menge (5)
Lebensmittel (30)

... (insgesamt 46 Menge/Lebensmittel-Paare)

3.3 GRW-Datei

Normalerweise brauchen Sie die Inhalte der einzelnen Dateien nicht wissen. Wenn Sie aber die Daten auch mit anderen Programmen verarbeiten möchten, so müssen Sie den Aufbau der Dateien kennen.

Die .GRW-Datei enthält nur einzelne Daten, die untereinander stehen (durch CR+LF getrennt).

Die folgende Tabelle enthält die Bezeichnung des Datums und seine maximale Länge in Klammern.

Energie in kcal (5)
Energie in kJ (5)
Protein (5)
Kohlenhydrate (5)
Ballaststoffe (5)
Alkohol (5)
Fett (5)
gesättigte Fettsäuren (5)
mehrfach ungesättigte Fettsäuren (5)
Omega-3-Fettsäuren (5)
Eicosapenatensäure (5)
Cholesterin (5)
Natrium (5)
Kalium (5)
Calcium (5)
Phosphor (5)
Magnesium (5)
Eisen (5)
Fluor (5)
Jod (5)

Vitamin A (5)
Vitamin B1 (5)
Vitamin B2 (5)
Vitamin B6 (5)
Vitamin B12 (5)
Niacin (5)
Vitamin C (5)
Vitamin D (5)
Vitamin E (5)
Wasser (5)
Säure/Base-Balance (5)
P/S-Quotient (5)

3.4   PNT/PNW-Datei

Normalerweise brauchen Sie die Inhalte der einzelnen Dateien nicht wissen. Wenn Sie aber die Daten auch mit anderen Programmen verarbeiten möchten, so müssen Sie den Aufbau der Dateien kennen.

Die .PNT-Datei und die .PNW-Datei enthalten nur einzelne Daten, die untereinander stehen (durch CR+LF getrennt).

Die folgende Tabelle enthält die Bezeichnung des Datums und seine maximale Länge in Klammern.

Datum (10)
Gewicht (4)
Energie in kcal (5)
Energie in kJ (5)
Protein (5)
Kohlenhydrate (5)
Ballaststoffe (5)
Alkohol (5)
Fett (5)
gesättigte Fettsäuren (5)
mehrfach ungesättigte Fettsäuren (5)
Omega-3-Fettsäuren (5)
Eicosapenatensäure (5)
Cholesterin (5)
Natrium (5)
Kalium (5)
Calcium (5)
Phosphor (5)
Magnesium (5)
Eisen (5)
Fluor (5)
Jod (5)

Vitamin A (5)
Vitamin B1 (5)
Vitamin B2 (5)
Vitamin B6 (5)
Vitamin B12 (5)
Niacin (5)
Vitamin C (5)
Vitamin D (5)
Vitamin E (5)
Wasser (5)
Säure/Base-Balance (5)
P/S-Quotient (5)

3.5 BLT-Datei

Normalerweise brauchen Sie die Inhalte der einzelnen Dateien nicht wissen. Wenn Sie aber die Daten auch mit anderen Programmen verarbeiten möchten, so müssen Sie den Aufbau der Dateien kennen.

Die .BLT-Datei enthät nur einzelne Daten, die untereinander stehen (durch CR+LF getrennt).

Die folgende Tabelle enthält die Bezeichnung des Datums und seine maximale Länge in Klammern.

Datum (10)
Triglyceride, Serum- (3)
Gesamtcholesterin, Serum- (3)
HDL-Cholesterin (3)
LDL-Cholesterin (3)
LDL/HDL (3)
Nährwerte (1-Tages-Mittel):
    Protein (5)
    Kohlenhydrate (5)
    Ballaststoffe (5)
    Alkohol (5)
    Fett (5)
    gesättigte Fettsäuren (5)
    mehrfach ungesättigte Fettsäuren (5)
    Omega-3-Fettsäuren (5)
    Eicosapenatensäure (5)
    Cholesterin (5)
Nährwerte (10-Tages-Mittel):
    Protein (5)
    Kohlenhydrate (5)
    Ballaststoffe (5)
    Alkohol (5)
    Fett (5)
    gesättigte Fettsäuren (5)
    mehrfach ungesättigte Fettsäuren (5)
    Omega-3-Fettsäuren (5)
    Eicosapenatensäure (5)
    Cholesterin (5)

4 INSTALLATION UND START

Verbraucher	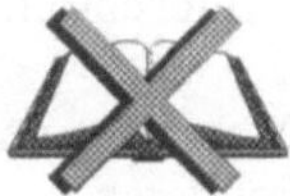	*Dieses Kapitel brauchen Sie erst zu lesen, wenn Sie die Software benutzen wollen.*
PC-Besitzer	 bis	*Für eine erste Lektüre genügen die Abschnitte 4.1 und 4.2.*
Fachleute	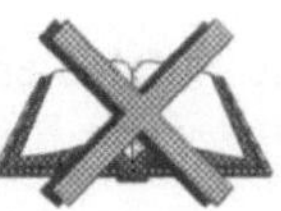	*Dieses Kapitel brauchen Sie erst zu lesen, wenn Sie die Software benutzen wollen.*

4.1 Für den Eiligen

Installation unter DOS

⊕ Legen Sie die Diskette ins Laufwerk und entpacken Sie die Datei PROLIFE.EXE auf die Festplatte, indem Sie folgenden Befehl eingeben:

    A:PROLIFE

Die Entpackroutine hat nun automatisch das Verzeichnis \PROLIFE und ein Unterverzeichnis \PROLIFE\DATEN angelegt. Sie können selbstverständlich mit einer entsprechenden Utility (z.B. Norton) das Verzeichnis umbenennen oder die Dateien in ein Verzeichnis mit anderem Namen umkopieren.

⊕ Wenn Sie einen VGA-Farbmonitor besitzen und zunächst keine Druckerausgaben möchten (bzw. Ihr Drucker die Standard-Epson-Befehle versteht), können Sie diesen Punkt überspringen und das Programm direkt starten.

Anderenfalls geben Sie folgende Befehle ein (Erläuterung der Tasten → Kapitel 5):

    CD \PROLIFE
    INSTALL

I	Sie rufen *Initialisierungsdatei* auf.
<CR>	Sie bestätigen den Dateinamen SYSTEM.
<Right>	Es erscheint ein Fenster mit einer Vorschlagsliste aller zur Verfügung stehenden Bildschirmtreiber.
<Up>, < Down >	Markieren Sie bitte: MONO.MON bei s/w-Monitoren, LCD.MON bei LCD-Monitoren, EGA.MON bei CGA- und EGA-Monitoren, VGA.MON bei VGA-Monitoren.
<CR>	Sie wählen den markierten Treiber aus.
<Ende>	Sie haben ein neues SYSTEM.INI erzeugt.
Z	Sie verlassen das Installationsprogramm.

⊕ Starten Sie nun das Programm, indem Sie folgende Befehle eingeben:

    CD \PROLIFE
    PROLIFE

Erscheint die Fehlermeldung »Hauptspeicher zu klein«, dann ist wahrscheinlich einer der folgenden Gründe die Ursache für diese Fehlermeldung:

☐ Ihr Rechner besitzt nur 640 kByte Hauptspeicher oder weniger.
☐ Andere Programme sind speicherresistent geladen.
☐ EMS-Treiber ist nicht installiert.

Lesen Sie hierzu weitere Details und Lösungsansätze in Kapitel 4.6 nach.

Installation unter Windows

Die Installation und Lauffähigkeit von PROLIFE® ist für Windows 3.1 auf 80386-Systemen unter MS-DOS 5.0 getestet worden (siehe auch Kapitel 4.6).

⊕ Verlassen Sie Windows und kehren Sie zurück zur DOS-Oberfläche.

⊕ Legen Sie die Diskette ins Laufwerk und entpacken Sie die Datei PROLIFE.EXE auf die Festplatte, indem Sie folgenden Befehl eingeben:

    A:PROLIFE

Die Entpackroutine hat nun automatisch das Verzeichnis \PROLIFE und ein Unterverzeichnis \PROLIFE\DATEN angelegt.

⊕ Nun ist PROLIFE zwar auf Ihrer Festplatte, aber Windows weiß davon noch nichts. Deshalb müssen Sie nun noch das Programm WGI.EXE im Verzeichnis \PROLIFE starten:

    \PROLIFE\WGI PROLIFE

Soeben ist die Datei PROGMAN.INI im Verzeichnis \WINDOWS angepaßt worden, welche alle Ihre Programmgruppen - und nun auch PROLIFE - enthält.

⊕ Starten Sie Windows neu:

    WIN

Es erscheint nunmehr zusätzlich zu den bisherigen Programmen die neue Programmgruppe PROLIFE.

⊕ Wenn Sie einen VGA-Farbmonitor besitzen (was für Windows-Anwender eigentlich normal ist) und zunächst keine Druckerausgaben möchten (bzw. Ihr Drucker die Standard-Epson-Befehle versteht), können Sie diesen Punkt überspringen und das Programm direkt starten.

Anderenfalls klicken Sie das Symbol « System » an, rufen Sie den Auswahlpunkt « Initialisierungsdatei » auf und verfahren Sie weiter wie unter DOS beschrieben.

⊕ Starten Sie nun das Programm, indem Sie das Symbol « PROLIFE » anklicken. Speicherprobleme wie unter DOS sollte es unter Windows nicht geben.

4.2   Für den Fortgeschrittenen

Start des Programms mit spezieller Initialisierung

Beim Starten des Programms wird automatisch die mitgelieferte Initialisierungsdatei SYSTEM.INI verwendet. Diese geht davon aus, daß eine VGA-Graphikkarte (640*480) mit 64 Farben installiert ist. Außerdem ist als Druckeremulation EPSON EX800 vorgegeben (Port LPT1). Als Pfad für die Daten ist das Unterverzeichnis DATEN eingestellt.

    SYSTEM.INI = VGA.MON + EX800.DRU + STANDARD.ETC

Wenn Sie nicht die Initialisierungsdatei SYSTEM.INI verwenden wollen, dann müssen Sie hinter PROLIFE die gewünschte Initialisierungsdatei (z.B. MEIN.INI) ergänzen:

    PROLIFE MEIN   (die Endung .INI kann entfallen)

Das Installationsprogramm INSTALL

Um eine neue Treiberdatei (.MON, .DRU und .ETC) oder Initialisierungsdatei (.INI) zu erzeugen, können Sie einen normalen ASCII-Editor benutzen. Bequemer und sicherer ist es aber, wenn Sie sich des mitgelieferten Programms INSTALL bedienen.

Gehen Sie in das Programm-Verzeichnis und starten Sie INSTALL.

    CD \PROLIFE
    INSTALL

Es gibt drei Arten von Treiberdateien:

    MON: Bildschirmfarben
    DRU: Druckerbefehle
    ETC: sonstige wichtige Parameter

Hinweise zur Bedienung

Bei allen Treiberarten steht links das sogenannte Vorbild. Mit < PgUp > und < PgDn > können die im Verzeichnis vorhandenen Treiber durchgeblättert werden, um entweder den zu ändernden Treiber auszuwählen oder um für eine Neuerstellung einen bestehenden ähnlichen Treiber als Vorbild zu benutzen.

Innerhalb des Vorbildes kann mit < Up > und < Down > vorwärts- und rückwärts gerollt werden. Dies ist bei großen Treibern wichtig.

Mit < CR > wird der gewünschte Treiber ausgewählt. Nun kann im rechten Namensfenster der Dateiname für den neuen Treiber eingegeben und mit < CR > abgeschlossen werden. Wird sofort < CR > eingegeben, erscheint automatisch der alte Dateiname und es wird gefragt, ob die Datei überschrieben werden soll.

Nun wird das Vorbild in die neue Datei kopiert und kann geändert werden. Hierzu kann mit den Tasten < Up > und < Down > die Datei durchwandert werden. Bei der MON-Datei (Bildschirm) und DRU-Datei (Drucker) wird der Wert einfach geändert und mit < CR > bzw. den Tasten < Up > und < Down > abgeschlossen. Sind alle Änderungen durchgeführt, so wird mit < Ende > die Eingabe beendet und die Datei abgespeichert.

Bei der ETC-Datei (Sonstiges) sind die möglichen Eintragungen fest vorgegeben. Eine alphanumerische Eingabe ist nicht möglich. Stattdessen kann man mit den Tasten < Right > oder < Left > die Vorschlagsliste einblenden und den gewünschten Vorschlag auswählen. Ansonsten gilt gleiches wie bei den beiden anderen Treibern.

Im übrigen befinden sich einige Bedienungshinweise im oberen Abschnitt der jeweiligen Maske.

Bildschirm

Hier können die Farben für die verschiedenen Masken und Overlays

- ⊕ Pulldown-Menü (SAA)
- ⊕ Auswahl
- ⊕ Datensatzmaske
- ⊕ Hilfetafel
- ⊕ Tabelle Bildschirm
- ⊕ Fehlermeldung
- ⊕ Info-Meldung
- ⊕ Einzeleingabe
- ⊕ Alternativabfrage
- ⊕ Vorschlagsliste
- ⊕ Plotten

verändert werden. Eine Aufstellung der 64 VGA-Farben und der 16 EGA-Standardfarben befindet sich in Kapitel 4.3.

Drucker

Hier können die Druckerbefehle eingegeben werden.

- ⊕ Die Codes werden *dezimal* eingetragen.
- ⊕ Zwischen jedem Code muß ein *Leerzeichen* stehen.
- ⊕ Nicht vorhandene Befehle erhalten den Wert 0.
- ⊕ Erläuternder Text darf ergänzt werden.

Der unter anderem einzugebende Perforationssprung wird nicht als Befehl an den Drucker geleitet, sondern nur für die programminterne Steuerung des Seitenvorschubes benötigt. Daher braucht hier nur die Anzahl der Zeilen eingegeben werden, die am Ende einer Seite nicht mehr bedruckt werden sollen. Die Länge der Seite wird mit einem gesonderten Befehl an den Drucker übertragen. Das Programm nimmt sich die letzte Angabe dieses Befehls und interpretiert sie als Anzahl der Zeilen einer Seite. Von ihr werden die Zeilen für den Perforationssprung subtrahiert, und das Programm kennt somit die Anzahl der druckbaren Zeilen pro Seite. Eine weit verbreitete Form ist bei EPSON-Emulationen für Matrixdrucker wie folgt:

    Länge der Seite: 27 67 72
    Perforationssprung: 5

Hieraus ergeben sich 67 Zeilen, die das Programm auf eine Seite druckt.

Das Programm bildet aus einigen Befehlen einen Reset-Befehl, den es vor und nach jedem Druckauftrag ausführt. Dabei ist die Reihenfolge der einzelnen Befehle zu beachten. Wenn beispielsweise der Befehl *Initialisierung* nicht ausreicht, kann der Befehl *Emulation* zusätzlich verwendet werden. Dieser muß jedoch die zuerst auszuführenden Code-Sequenzen enthalten:

DruckerReset = Emulation + Initialisierung + Schriftart + DruSchwarz + 6 LPI + 12 CPI + Seitenlänge

Sollte der voreingestellte Druckertreiber nicht den gewünschten Erfolg bringen, schauen Sie im Handbuch Ihres Druckers nach, welche Emulationen der Drucker implementiert hat. Suchen Sie sich zu jeder Emulation Ihres Druckers den passenden PROLIFE-Druckertreiber (*.DRU) aus. Unter Umständen kommen auch mehrere in Betracht. So gibt es beispielsweise verschiedene Druckertreiber, die den Epson-Modus FX-80/85 unterstützen. Neben den Originaltreibern FX80.DRU und FX85.DRU stehen entsprechende Epson-Treiber anderer Druckerhersteller zur Verfügung, wie z.B. ML293EPS.DRU. Benutzen Sie hierfür die Übersicht der Dateien im PROLIFE-Handbuch (Kapitel 2.2), da sie eine ausführlichere Beschreibung der Druckertreiber enthält, als es die acht Zeichen eines DOS-Dateinamens zulassen.

Nun probieren Sie die verschiedenen Druckertreiber mit den unterschiedlichen Emulationen Ihres Druckers aus. Dabei kann Ihnen das Testprogramm DRUTEST.EXE hilfreich sein. Sie können DRUTEST genauso starten wie PROLIFE. Ohne weitere Angaben verwendet DRUTEST die Initialisierungsdatei SYSTEM.INI. Sie können aber auch hinter dem Programmnamen den Namen einer anderen Initialisierungsdatei (z.B. DRUTEST MEIN) angeben.

Sollte sich keine geeignete Kombination aus PROLIFE-Druckertreiber und Druckeremulation finden lassen, dann haben Sie die Möglichkeit, mit Hilfe des Handbuches Ihres Druckers den bislang besten PROLIFE-Treiber zu modifizieren. Geben Sie dazu einen neuen Namen für den neuen Druckertreiber ein, entsprechend der Bezeichnung Ihres Druckers. Normalerweise sollten Anpassungen nicht notwendig sein. Leider aber halten sich nicht alle Druckerhersteller bei ihren Epson-Emulationen an die übliche Norm.

Schwierigkeiten gibt es oftmals mit den Befehl »17 CPI«. Folgende Variationen sind hierbei möglich und müssen gegebenenfalls von Ihnen ausprobiert werden:

    ⊕ 17 CPI: 15
    ⊕ 17 CPI: 18 15
    ⊕ 17 CPI: 18 27 15

Lesen Sie diesbezüglich in Ihrem Druckerhandbuch unter dem Stichwort »Schmalschrift« genauestens nach - auch die Anmerkungen und Verweise.

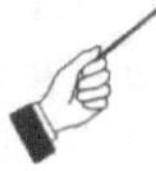

Die meisten Drucker mit Epson-Emulation verarbeiten zum Ein- und Ausschalten bestimmter Funktionen (z.B. doppelte Höhe) sowohl den dezimalen Code 48 und 49 als auch 0 und 1. Die Werte 48 und 0 schalten die Funktion aus, die Werte 49 und 1 schalten sie ein.

⊕ Doppelte Höhe EIN: 27 31 49   oder   27 31 1
⊕ Doppelte Höhe AUS: 27 31 48   oder   27 31 0

Es gibt einige Drucker, die zumindest teilweise nur 0 und 1 oder 48 und 49 richtig interpretieren. Die mitgelieferten Druckertreiber verwenden - soweit nichts anderes bekannt ist - grundsätzlich eine 0 zum Ausschalten und eine 1 zum Einschalten der Funktion. Sollten Sie Schwierigkeiten haben, daß Funktionen nicht korrekt ausgeführt werden, versuchen Sie es mit 48 und 49 anstelle von 0 und 1.

Beachten Sie bitte, daß die Angaben im Druckerhandbuch diesbezüglich nicht immer richtig sind. So steht z.B. im Handbuch des Druckers NEC P70, daß die NLQ-Schönschrift mit 27 120 1 einzuschalten sei, funktionieren tuts aber nur mit 27 120 49.

An dieser Stelle möchten wir als Hersteller eine wichtige Bitte an Sie äußern. Sollten Sie einen Drucker besitzen, für den Sie entsprechende Anpassungen vornehmen müssen, dann teilen Sie uns dies bitte unbedingt mit (z.B. per Fax: 04191/60822). Nennen Sie dabei den ausführlichen Namen des Druckers, die verwendete Emulation und den verwendeten PROLIFE-Druckertreiber. Geben Sie ferner die durchgeführten Änderungen an. Eine besondere Hilfe wären uns auch beigefügte Kopien der problembehafteten Ausdrucke. Damit helfen Sie uns, die Palette der Druckertreiber zu erweitern und anderen Kunden zu helfen. Da wir an dieser Stelle auf Ihre Hilfe angewiesen sind, werden wir uns für Ihre Mithilfe auch erkenntlich zeigen.

Sonstiges

Im allgemeinen genügt es, die Graphikauflösung des Bildschirms automatisch wählen zu lassen. Dabei wird in der Regel die maximale Auflösung der Graphikkarte gewählt. Wünschen Sie jedoch eine geringere Auflösung, dann können Sie diese aus der Vorschlagsliste wählen.

Sie können bei der Graphik-Auflösung zwischen folgenden Einstellungen wählen:

⊕ Hercules   720×348 Pixel
⊕ CGA   320×200 Pixel
⊕ EGA Low   640×200 Pixel
⊕ EGA   640×350 Pixel
⊕ VGA   640×480 Pixel
⊕ VIDEO SEVEN SuperVGA   800×600 Pixel
⊕ VIDEO SEVEN VGA 1024i   1024×768 Pixel

Für Monochrombildschirme (außer LCD) kommt in der Regel die Hercules-Einstellung zum Tragen. Ältere Graphikkarten können nur CGA oder EGA. Neuere Rechner dürften im allgemeinen eine VGA-Graphikkarte besitzen. Die Auflösung 800×600 ist nur bei den SuperVGA-Graphikkarten von VIDEO SEVEN möglich. Die Auflösung von 1024×768 ist nur bei der Graphikkarte VIDEO SEVEN VGA 1024i zugelassen.

Seien Sie vorsichtig mit den beiden Auflösungen für VIDEO SEVEN Graphikkarten: Bei anderen Graphikkarten können diese beiden Einstellungen unter Umständen zu Problemen führen.

Sie können natürlich auch die Einstellungen »automatisch« wählen. Dann wird im allgemeinen die höchste Auflösungsstufe oder der VGA-Standard gewählt. Hierbei kann ein kurzes Flimmern des Bildschirmes beim Programmstart auftreten, der mit der Identifikation der Graphikkarte zusammenhängt und ohne Bedeutung ist.

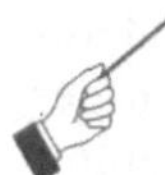 Bei einigen der ersten hochauflösenden EGA-Karten (640×480) gibt es das Problem, daß die Automatik auf 640×350 erkennt. Hier hilft meistens die manuelle Einstellung.

Wenn Sie die SAA-Oberfläche gewohnt sind und demzufolge die Pulldown-Menüs benutzen möchten, müssen Sie diese *einschalten*. Anderenfalls würde bei Drücken der Taste < Alt > nichts passieren.

Wenn Sie eine Maus installiert haben und diese benutzen möchten, müssen Sie diese *einschalten*. Wenn Sie zwar eine Maus besitzen, diese aber nicht benutzen möchten, sollten Sie die Maus *ausschalten*, da Sie sonst unnötigerweise die Mausmarkierung (farbiges Feld) auf dem Bildschirm haben. Wenn keine Maus vorhanden ist, sollten Sie diese ebenfalls mit *ausgeschaltet* eintragen, damit es keine Komplikationen gibt.

Initialisierungsdatei

Die Initialisierungsdatei kann einen beliebigen Namen erhalten. Voreingestellt ist SYSTEM.INI, wobei die Endung .INI weggelassen wird. Diese Initialisierungsdatei wird auch vom Programm aufgerufen, wenn kein Programmparameter angegeben wird.

Wenn Sie bestehende Initialisierungsdateien aufrufen und ändern möchten, erhalten Sie eine Vorschlagsliste mit allen bisher definierten *.INI-Dateien, wenn Sie Taste < Left > oder < Right > drücken.

Die Initialisierungsdatei besteht aus je einer ausgewählten Datei vom Typ .MON, .DRU und .ETC sowie dem Pfad für die Daten.

Es erscheinen automatisch die in der angegebenen Datei (z.B. SYSTEM.INI) installierten Treiber und die eingestellten Pfade für Daten und Hilfe. Wird der Dateiname geändert und es erscheinen keine Treibernamen und Pfade als Voreinstellung, handelt es sich um eine noch nicht vorhandene Datei. Fehlt ein einzelner Treibername, dann bedeutet dies, daß sich der damals installierte Treiber nicht mehr im Verzeichnis befindet oder einen anderen Namen besitzt.

Die Auswahl erfolgt mittels einer Vorschlagsliste, die alle jeweiligen Treiber enthält, die im Verzeichnis vorhanden sind. Die Vorschlagsliste kann mit den Tasten < Right > oder < Left > eingeblendet werden.

4.3 VGA-Farbskala

Die nachstehende Übersicht der VGA-Farbskala ist Ihnen bei der Erstellung Ihres eigenen Bildschirmtreibers .MON behilflich. Sie enthält die VGA-Farben 0..63.

Die einzelnen Bits des Attribute-Bytes (Farb-Bytes) haben bei den VGA-Farben 0..63 folgende Bedeutung:

```
32  16   8   4   2   1      Wertigkeit des Bits
 ┌───┬───┬───┬───┬───┬───┐
 │ R │ G │ B │ R │ G │ B │
 └───┴───┴───┴───┴───┴───┘
    25 %        50 %        Intensität
    Low     +   High        = 100 %
```

		rot	grün	blau
0	schwarz	0	0	0
1	blau	0	0	50
2	grün	0	50	0
3	türkis	0	50	50
4	rot	50	0	0
5	violett	50	0	50
6	grünoliv	50	50	0
7	grau	50	50	50
8	dunkelblau	0	0	25
9	hellblau	0	0	100
10	mattgrün	0	50	25
11	hellblau	0	50	100
12	karminrot	50	0	25
13	hell-lila	50	0	100
14	helloliv	50	50	25
15	bläulichweiß	50	50	100
16	dunkelgrün	0	25	0
17	dunkelgraublau	0	25	50
18	hellgrün	0	100	0
19	türkisgrün	0	100	50
20	braun	50	25	0
21	violettlichgrau	50	25	50
22	grüngelb	50	100	0
23	grünlichweiß	50	100	50
24	dunkeltürkis	0	25	25
25	hellblau	0	25	100
26	hellgrün	0	100	25
27	helltürkis	0	100	100
28	mattkarminrot	50	25	25
29	hell-lila	50	25	100
30	mattgrüngelb	50	100	25
31	türkislichweiß	50	100	100

32	dunkelrot	25	0	0
33	purpur	25	0	50
34	gelblichgrün	25	50	0
35	türkisgrau	25	50	50
36	hellrot	100	0	0
37	hellrosalila	100	0	50
38	gold	100	50	0
39	mattrosa (rötlichweiß)	100	50	50
40	dunkelviolett	25	0	25
41	gräulichhellblau	25	0	100
42	graugrün	25	50	25
43	matthellblau	25	50	100
44	hellkarminrot	100	0	25
45	hellviolett	100	0	100
46	mattgold	100	50	25
47	violettlichweiß	100	50	100
48	dunkeloliv	25	25	0
49	purpur	25	25	50
50	hellgrün	25	100	0
51	türkisgrün	25	100	50
52	hellrot	100	25	0
53	hellrosalila	100	25	50
54	gelb	100	100	0
55	elfenbein (gelblichweiß)	100	100	50
56	dunkelgrau	25	25	25
57	gräulichhellblau	25	25	100
58	hellgrün	25	100	25
59	helltürkis	25	100	100
60	gräulichhellrot	100	25	25
61	hellviolett	100	25	100
62	gelb	100	100	25
63	weiß	100	100	100

Beispiel: Die Farbe 46 (mattgold) setzt sich aus folgenden Bit-Wertigkeiten zusammen:

$$100\ \%\quad \text{rot (R)}\quad \rightarrow\quad 32 + 4 = 36$$
$$50\ \%\quad \text{grün (G)}\quad \rightarrow\quad 2$$
$$25\ \%\quad \text{blau (B)}\quad \rightarrow\quad 8 \qquad\qquad \text{Summe} = 46$$

Die CGA-Farbpalette umfaßt standardmäßig neben schwarz nur die Farben rot und grün.

Die EGA-Farbpalette umfaßt standardmäßig die Farben 0 bis 15, die innerhalb der VGA-Farbpalette folgenden Farben äquivalent sind:

1 2 3 4 5 20 7 56 57 58 59 60 61 62 63

Die Farben in der Vorschlagsliste von « Plotten » entsprechen bei der Hercules-Graphik alle der Farbe *weiß*, bei der CGA-Graphik entspricht die Angabe »weiß« der Farbe *grün* und alle anderen Angaben der Farbe *rot*.

4.4   Besonderheiten zur Hardcopy

Um auf dem angeschlossenen Drucker auch eine Graphik-Hardcopy anfertigen zu können, müssen folgende Installationsschritte vorgenommen werden.

Zunächst muß in « Sonstiges » die ETC-Datei die Angabe des Druckertyps erhalten. Es werden fünf verschiedene Graphikdrucker unterschieden:

- ⊕ 8 Nadel
- ⊕ 16 Nadel
- ⊕ 24 Nadel
- ⊕ HP PCL
- ⊕ Laser

> ☞   Es muß darauf geachtet werden, daß bei manchen 24-Nadel-Druckern die Graphik nur einwandfrei im 8-Nadel-Modus funktioniert.

Als nächstes müssen in « Drucker » drei Graphikbefehle der DRU-Datei angepaßt werden:

- ⊕ Der erste Befehl heißt »Graphik-Modus« und ist bei vielen Druckern unbenutzt (Leerfeld).

- ⊕ Der Befehl »Graphik-LPI« gibt den Zeilenabstand im Graphikmodus an. Dieser ist kleiner als im Textmodus, da die einzelnen Graphikzeilen aneinander anschließen sollen. Meistens sind 9 LPI richtig.

- ⊕ Schließlich gibt der Befehl »Graphik-Zeile« dem Drucker das Kommando, die nun folgenden Zeichen als Graphiksymbole zu interpretieren. Dieser Befehl muß in Übereinstimmung mit der in « Sonstiges » gemachten Angabe zum Druckertyp sein.

Für fast alle Epson-Emulationen sind folgende Befehle erfolgreich:

« Sonstiges »	Drucker-Graphik:	8 Nadel
« Drucker »	Graphik-Modus:	(keine Angabe)
	Graphik-LPI:	27 51 24 [1]
	Graphik-Zeile:	27 76

---

[1] 24 gilt bei 1/216"-Schritten, bei 1/180" setze man 20, bei 1/72" ist 8 zu wählen

4.5 Übernahme in die Textverarbeitung (ASCII-Datei)

Um die Tabellen und Balkenpläne vom Programm PROLIFE aus direkt in eine ASCII-Datei (DOS-Datei) zu schreiben, muß eine entsprechende Installation mit INSTALL vorgenommen werden. Nach Aufruf von INSTALL wird der Auswahlpunkt « Sonstiges » geladen und eine .ETC-Datei mit dem Namen ASCII angelegt, bei der der Druckerport als »Datei« angegeben wurde. Mit Hilfe des Auswahlpunktes « Initialisierungsdatei » wird diese Treiberdatei ASCII.ETC zusammen mit dem Druckertreiber ASCII.DRU und der benötigten .MON-Datei zur Initialisierungsdatei ASCII.INI zusammengebunden.

Statt ASCII kann auch der Dateiname DATEI oder TEXT oder ein ähnlicher auf die Bedeutung hinweisender Name verwendet werden. Diese Initialisierungsarbeit braucht nur ein einziges Mal vorgenommen zu werden. Anschließend braucht das Programm nur noch mit diesem Zusatz aufgerufen zu werden (z.B. PROLIFE ASCII), und alle Tabellen und Balkenpläne werden statt auf den Drucker in eine ASCII-Datei geschrieben.

Jeder Programmaufruf erzeugt eine neue Datei namens AUSGABE.*, wobei für das * eine fortlaufende Numerierung von 001 bis 999 einzusetzen ist. Innerhalb eines Programmaufrufes werden alle Tabellen in eine Datei geschrieben. Der Aufruf der Programme Arbeitspakete, Berichtswesen, Fremdleistungen und Störungen sowie Plotten entspricht jeweils getrennten Programmaufrufen und erzeugt eine eigene Ausgabedatei. Ebenso ist der Aufruf von PROLIFE selbst ein Programmaufruf, in welchem allerdings keine Ausgaben erfolgen, sondern nur die weiteren Programme aufgerufen werden können. Diese Dateien haben die Länge 0 und sind leer. Je nach Häufigkeit sollte ein- bis mehrmals pro Jahr der Befehl DEL AUSGABE.* eingegeben werden, um die nicht mehr benötigten Ausgabedateien zu löschen. Die Ausgabedateien befinden sich in dem Verzeichnis, von dem aus PROLIFE aufgerufen wurde, also im allgemeinen im selben Verzeichnis, in dem PROLIFE selbst steht.

Diese Dateien enthalten nur sehr wenige Steuerzeichen wie z.B. CR, LF und FF. Nun haben die meisten modernen Textverarbeitungsprogramme die Möglichkeit, einen solchen ASCII-Text auf zweierlei Art zu laden. Zum einen, indem die enthaltenen Steuerzeichen erhalten bleiben und somit als merkwürdige Symbole im Text erscheinen, und zum anderen, indem diese ASCII-Steuerzeichen interpretiert werden und in programmeigene Steuerzeichen umgesetzt werden. Wie dieses im Umgang mit dem Textverarbeitungsprogramm jeweils zu bewerkstelligen ist, muß der Bediener oder die Schreibkraft selbst herausfinden. Je nach Beschaffenheit des Textverarbeitungsprogrammes kann es bei Nichtumsetzung der ASCII-Steuerzeichen zu Problemen bei der Erfassung der Tabellen kommen. Deshalb sollte man sich mit den verschiedenen Möglichkeiten des Textverarbeitungsprogrammes, eine ASCII-Datei zu laden, vertraut machen.

4.6   Probleme und Lösungsansätze

80386-Systeme mit Erweiterungsspeicher

Bei einem 80386-System kann es bei Verwendung der zu MS-DOS 5.0 gehörenden Treiber HIMEM.SYS und EMM386.EXE (bzw. EMM386.SYS) einige Probleme geben. Als Ausweg wird die Installation eines Memory-Managers, wie zum Beispiel 386MAX von Qualitas®, empfohlen. Bei diesen speziellen Treibern muß aber der Bereich 1000-A000 (konventioneller DOS-Speicher) ausgeklammert werden (EXCLUDE = 1000-A000), anderenfalls geschieht es, daß der DOS-Bereich als EMS-Speicher benutzt und so Programmcode in diesem Bereich zerstört wird.

Wenn Sie Windows 3.1 installiert haben, sollten Sie die von Microsoft mitgelieferten Treiber HIMEM.SYS und EMM386.EXE verwenden.

Große Festplatten

Festplatten über 400 MByte Kapazität arbeiten oftmals mit einer 63-Sektoren-Übersetzung. Bei solchen Festplatten gibt es bei MS-DOS 5.0 (und wahrscheinlich auch bei früheren Versionen) Probleme mit dem sekundären Cache des Befehls BUFFERS in CONFIG.SYS. Der Cache liest falsche Daten von der Festplatte, da er offensichtlich die 63-Sektoren-Übersetzung ignoriert. Es darf also beispielsweise nur BUFFERS 20 und nicht BUFFERS 20,8 eingegeben werden. Ob auch mit anderen (intelligenteren) Cache's Probleme auftreten, konnte nicht festgestellt werden.

Hauptspeicher zu klein

Erscheint die Fehlermeldung »Hauptspeicher zu klein« (oder eine ähnliche), dann überprüfen Sie, ob eine der folgenden Gründe die Ursache für diese Fehlermeldung ist:

⊕ Ihr Rechner besitzt nur 640 kByte Hauptspeicher oder weniger.

  ☞ RAM-Speicher erhöhen, mindestens auf 1 MByte nach LIM-EMS.

⊕ Andere Programme sind speicherresistent geladen.

  ☞ Wenn letztere zu groß sind, müssen diese vor dem Starten des Programms ausgetragen werden (eventuell Rechner neu starten).

⊕ EMS-Treiber ist nicht installiert. Rufen Sie das mitgelieferte Testprogramm EMSTEST auf.

  ☞ Ergänzen Sie im CONFIG.SYS den EMS-Treiber, und starten Sie den Rechner neu. Im einfachsten Fall, wenn Ihr EMS-Treiber z.B. EMS.SYS heißt und im Hauptverzeichnis \ steht, brauchen Sie nur DEVICE = EMS.SYS ergänzen.

⊕ Sie benutzen noch ein älteres Betriebssystem, welches zu viel Platz im DOS-Bereich beansprucht, oder Sie haben das Betriebssystem und die Gerätetreiber im konventionellen Speicher bis 640 kByte geladen.

☞ Installieren Sie ein modernes Betriebssystem, wie z.B. MS-DOS 5.0, und laden Sie möglichst viele Gerätetreiber in die *High Memory Area* (HMA) und in den *Upper Memory Block* (UMB).

Hierzu bieten sich die Treiber HIMEM.SYS und EMM386.EXE an. So könnten für eine optimale Nutzung des Speichers im CONFIG.SYS folgende Zeilen stehen, wobei davon ausgegangen wird, daß alle benötigten Treiber im Hauptverzeichnis \ stehen:

```
HIMEM.SYS
EMM386.EXE  RAM  I=B000-B7FF  I=E000-EFFF
DOS=HIGH,UMB
```

Entsprechend müssen alle von Ihnen benötigten Treiber und speicherresistenten Programme im AUTOEXEC.BAT mit LOADHIGH (oder LH) geladen werden, also z.B. wie folgt:

```
LH  KEYB GR,,KEYBOARD.SYS
LH  LMOUSE
LH  SMARTDRV
LH  DOSKEY
```

☞ Bei einem 80386-System kann auch die Installation eines Memory-Managers, wie zum Beispiel 386MAX von Qualitas®, gewinnbringend sein.

Programm «Plotten» läßt sich nicht starten

Wenn alle anderen PROLIFE®-Programme laufen, nur das Programm «Plotten» läßt sich nicht starten, dann liegt dies höchstwahrscheinlich daran, daß zu wenig Hauptspeicher zur Verfügung steht. Für «Plotten» benötigen Sie nur 380 kByte freien Hauptspeicher. Überprüfen Sie, ob eine der unter *Hauptspeicher zu klein* genannten Gründe die Ursache für die Schwierigkeit ist.

Sie können auch die auf 5000 Werte reduzierte Version PLOT5000.EXE einsetzen, die nur 320 kByte benötigt. Hierzu müssen Sie das Programm PLOTTEN.EXE löschen und das Programm PLOT5000.EXE in PLOTTEN.EXE umbenennen:

```
DEL  PLOTTEN.EXE
REN  PLOT5000.EXE  PLOTTEN.EXE
```

Betrieb unter Windows nicht einwandfrei

Die Software ist voll lauffähig unter MS-DOS ab Version 3.0. Außerdem ist sie in den meisten Fällen lauffähig auf 80386-Systemen unter Windows 3.1 und MS-DOS 5.0. Für diese Fälle wurde die Software getestet. Für ältere Versionen (z.B. Windows 3.0, MS-DOS 4.0 und/oder 80286-Systemen) muß mit einem eingeschränkten Betrieb gerechnet werden.

Leider ist es - aus völlig ungeklärter Ursache - in einem einzigen Fall vorgekommen, daß PROLIFE auf einem 80386-System unter Windows 3.1 nicht lauffähig war und zu Rechnerabstürzen führte. Sollte dieser Fall wider Erwarten auch bei Ihnen auftreten, so müssen Sie PROLIFE von der DOS-Ebene aus starten.

4.7   Hilfe-Manager

Die Hilfe-Manager sind Dienstprogramme, die uns als Hersteller für das Erstellen der Hilfetafeln und für das Komprimieren zu speziellen Hilfedateien für unsere verschiedenen Produkte dienen. Die zuletzt genannte Funktion ist für Sie als Anwender uninteressant. Da es aber sein kann, daß Sie Hilfetafeln ändern oder ergänzen möchten, haben wir uns entschlossen, die Hilfe-Manager mitzuliefern.

Der Hilfe-Manager HILFEMA ist für die Auswahlhilfen notwendig. Da die Auswahl in den einzelnen Programmen unveränderlich vorgegeben ist und zu jedem Auswahlpunkt genau eine Hilfetafel gehört, können Sie zwar neue Hilfetafeln für die Auswahl ergänzen, aber Sie können diese nicht aufrufen. Somit ist die einzig sinnvolle Aufgabe von HILFEMA, die Texte der bestehenden Auswahlhilfen zu ändern. Die Auswahlhilfen haben Nummern zwischen 0000 und 0999. Ihr Format beträgt 21 Zeilen zu je 51 Zeichen.

Der Hilfe-Manager HILFEMP ist für die Programmhilfen vorgesehen. Diese besitzen Nummern zwischen 1000 und 9999. Sie besitzen 15 Zeilen zu je 67 Zeichen. Im Gegensatz zu den Auswahlhilfen macht es bei den Programmhilfen durchaus Sinn, neue Hilfetafeln zu ergänzen. Hierfür müssen Sie unbenutzte Hilfenummern verwenden. Im allgemeinen sind die Bereiche 1300-1579, 1600-2299 und 4000-9999 frei, darüber hinaus auch noch teilweise Nummern im Bereich 2300-3999. Vergewissern Sie sich, welche Hilfenummern frei sind, indem Sie alle Hilfetafeln durchblättern. Schließlich besitzt jede Programmhilfetafel eine Überschrift.

Zusammengefaßt leistet der Programm-Hilfe-Manager HILFEMP folgendes:

☐   Ergänzen neuer Hilfetafeln

☐   Änderung der Titel einzelner Hilfetafeln

☐   Änderung des Inhaltes (Textes) einzelner Hilfetafeln

> ☞   Diese Funktion können Sie auch interaktiv während Ihrer Arbeiten mit dem ErnährungsManager PROLIFE ausführen. Hierzu brauchen Sie nur ein zweites Mal die Funktionstaste < F1 > drücken, so daß Sie in den Editiermodus gelangen (siehe Kapitel 5.5).

Folgende zwei Tastenkombinationen haben eine besondere Bedeutung, die Ihnen bei der Erstellung und Änderung von Hilfetexten nützlich sein können:

< Ctrl > + < PgDn >   Leerzeile einfügen
< Ctrl > + < PgUp >   Zeile löschen (restliche Zeilen wandern hoch)

Bevor Sie den Hilfe-Manager verlassen, sollten Sie unbedingt den Auswahlpunkt « Sortierung » aufrufen.

Der Auswahlpunkt «Komprimierung» ist dafür vorgesehen, aus den bestehenden Hilfetafeln eine Untermenge auszuwählen. Hierzu werden alle gewünschten Hilfenummern in einer Liste angegeben, die bei HILFEMA als .KHA-Datei und bei HILFEMP als .KHP-Datei abgespeichert wird. Dabei kann der Name dieser Datei beliebig gewählt werden. Anschließend werden die zugehörigen Hilfedateien angelegt - und zwar wie folgt: Bei HILFEMA heißt die Textdatei .MNU und die Indexdatei .IDY. Bei HILFEMP besitzt die Textdatei für die Programmhilfen die Endung .PRG und die zugehörige Indexdatei mit den Nummern der Hilfetafeln die Endung .IDX. Im allgemeinen werden die Namen für die .KHA-Datei (.KHP-Datei) und für die .MNU-Datei (.PRG-Datei) bzw. .IDY-Datei (.IDX-Datei) gleich sein. Wichtig ist noch zu wissen, daß die Programme, die die Hilfetafeln nutzen sollen, diese nur laden können, wenn Sie den Dateinamen HILFE besitzen, also z.B. HILFE.PRG usw.

Beim Ändern der Hilfetafeln gelten die normalen Befehle wie für alle anderen Datensätze (Daten) auch. Lesen Sie hierzu Kapitel 5 aufmerksam durch, insbesondere die Unterkapitel 5.7 und 5.8.

5 BEDIENUNG

Verbraucher	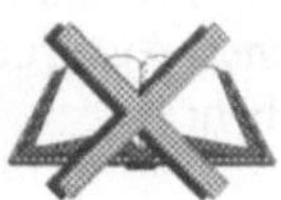	*Dieses Kapitel brauchen Sie erst zu lesen, wenn Sie die Software benutzen wollen.*
PC-Besitzer	5.1 bis 5.10	*Lesen Sie alle Abschnitte bitte sorgfältig durch.*
Fachleute	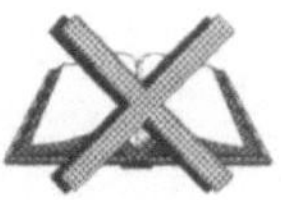	*Dieses Kapitel brauchen Sie erst zu lesen, wenn Sie die Software benutzen wollen.*

Vorbemerkung

Jedes Lebensmittel entspricht einem Datensatz. Dieser wird entweder

- ⊕ eröffnet (Neueintragung),
- ⊕ geändert (Änderung),
- ⊕ gelöscht (Löschung) oder einfach nur
- ⊕ angezeigt (Einzeldarstellung).

Jeder Datensatz wird auf einer (Bildschirm-)Seite dargestellt, wobei einige Daten unsichtbar im Hintergrund bleiben. Die Seiten enthalten wiederum Felder, in denen die einzelnen Daten (wie z.B. Protein) stehen.

Die Bearbeitung einer Seite, d.h. wie man von Feld zu Feld springt und wie man die Seite abschließt, wird in Kapitel 5.7 erläutert. Das Editieren eines Feldes wird in Kapitel 5.8 erklärt.

Für die Bearbeitung einzelner Arbeitspakete und für die Erstellung von Teillisten ist es zweckmäßig beziehungsweise notwendig, eine Untermenge aller Arbeitspakete (Datensätze) auszuwählen. Hierzu dient die Funktion « Suchen », die in Kapitel 5.9 besprochen wird.

Einige Felder werden nicht direkt beschrieben, sondern über sogenannte »Vorschlagslisten« besetzt. Über die Bedienung der Vorschlagslisten finden Sie in Kapitel 5.10 einige Hinweise.

In den Kapiteln 5.1 bis 5.5 werden die Funktionstasten, einige allgemein wichtige Tasten, die Pulldown-Menüs (SAA), die Mausbedienung und die Bedienung der Hilfe-Funktion erläutert.

Da die englischen Tastenbezeichnungen wesentlich kürzer sind als die deutschen Bezeichnungen, wurden die meisten Tasten mit englischen Ausdrücken bezeichnet. Im folgenden sind die deutschen Bedeutungen wiedergegeben:

< Right >	Pfeil nach rechts
< Left >	Pfeil nach links
< Up >	Pfeil nach oben
< Down >	Pfeil nach unten
< PgUp >	Bild nach oben
< PgDn >	Bild nach unten
< Ins >	Einfügen
< Del >	Entfernen
< CR >	Bestätigung (Wagenrücklauf, Enter)
< BS >	Rückschritt
< Ctrl >	Steuerung (Strg)

5.1   Funktionstasten

Die nachfolgenden Bilder geben eine Übersicht der Funktionstasten und ihrer Bedeutung. Eine genaue Erläuterung befindet sich in den jeweiligen Abschnitten, in denen die Funktionstasten von Bedeutung sind.

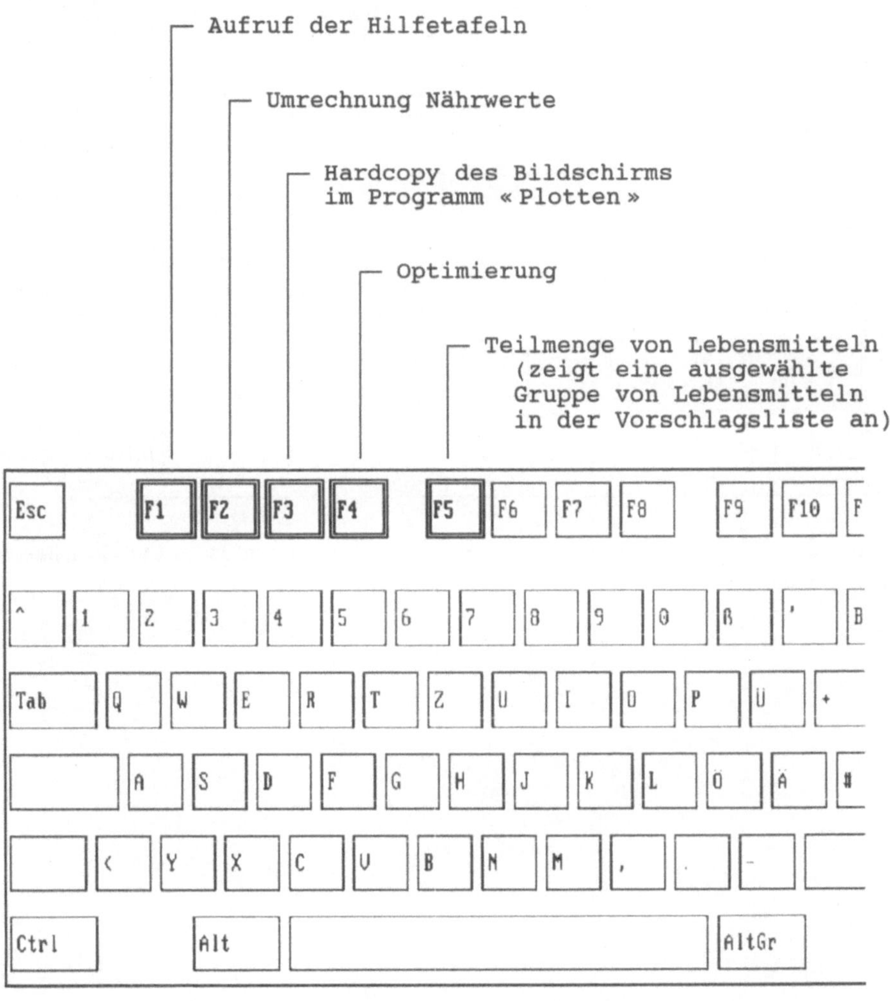

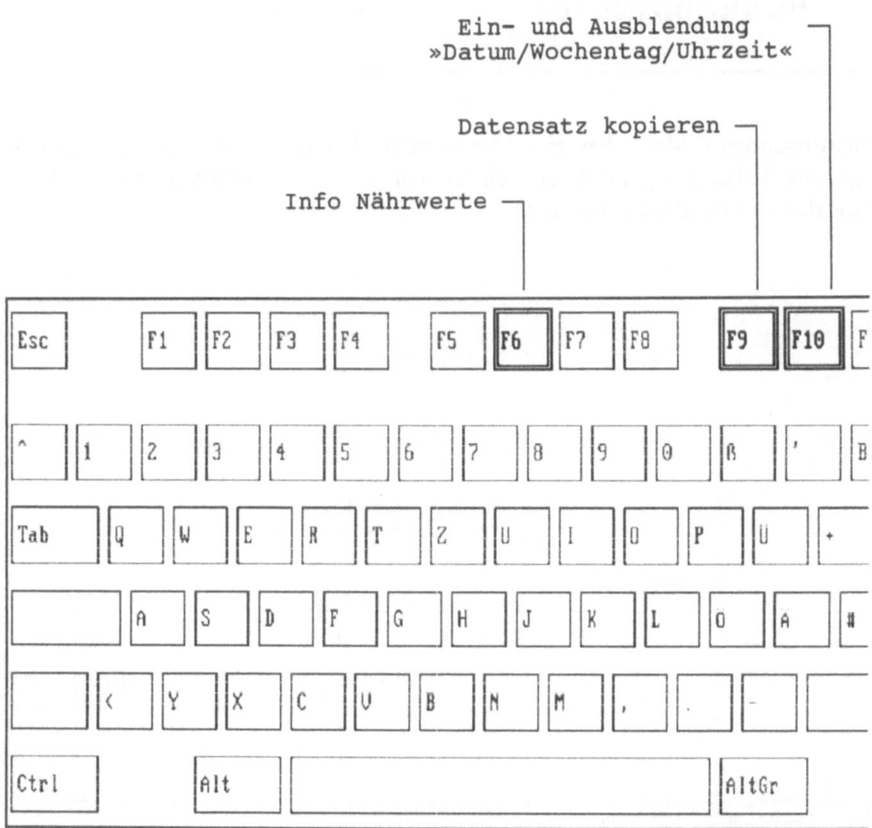

Mit Ausnahme der Tasten < F3 > und < F9 > erzeugen alle anderen Funktionstasten ein Overlayfenster.

5.2 Wichtige Tasten

Alle wichtigen Tasten und ihre Bedeutung werden in den nachfolgenden Abschnitten erläutert. Die wichtigsten von ihnen sollen hier noch einmal in ihrer grundsätzlichen Bedeutung zusammengefaßt werden.

```
┌─ Rückkehr um einen Schritt ohne Übernahme der Daten
│
│      ⊕   aus der Vorschlagsliste zurück zur Datenmaske
│      ⊕   aus der Datenmaske zurück zur Auswahl
│      ⊕   aus der Hilfetafel zurück ins Programm
│      ⊕   aus dem Pulldown-Menü zurück ins Programm
│      ⊕   aus der Auswahl zurück nach DOS
│
│   Esc = Escape bedeutet Flucht und ist bei Irrtum
│                 grundsätzlich die letzte Rettung
│
│
│           ┌─ Aufruf der Hilfetafeln
│           │
```



```
       └─ Ein- und Ausblendung
          »Pulldown-Menü«
```

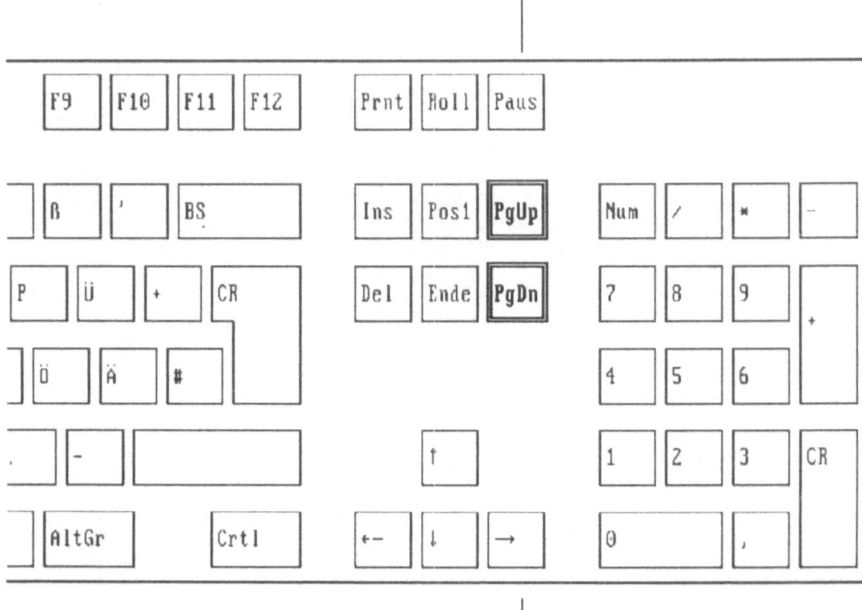

Bei folgenden Funktionen haben die Tasten < PgUp > und < PgDn > eine andere
Bedeutung:

⊕ Tabelle Bildschirm	→	seitenweise blättern
⊕ Suchen	→	Negierung des Kriteriums
⊕ Hilfetafeln	→	10 Tafeln zurück/vorwärts
⊕ editierbare Vorschlagsliste	→	Auswahl eines Befehles

5.3   Pulldown-Menü (SAA)

Die generelle Benutzung der Pulldown-Menüs (SAA) kann über die Installation (siehe Kapitel 4.2) ein- und ausgeschaltet werden.

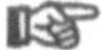

Das SAA-Menü besteht aus einer Menüleiste und maximal zwei Pulldown-Menüs:

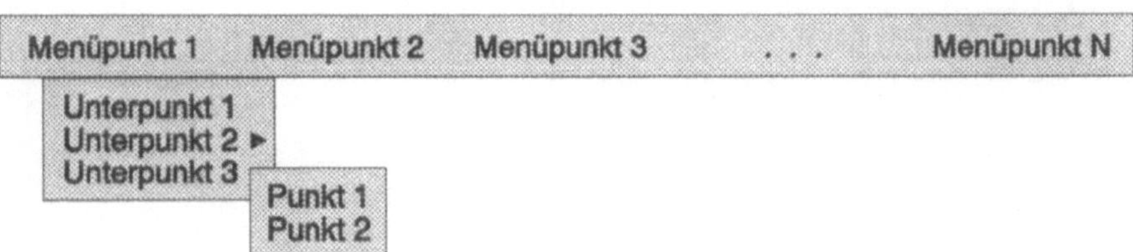

Wenn ein Pulldown-Menü 1 ein weiteres Pulldown-Menü 2 enthält, ist dieses durch das Symbol ► gekennzeichnet.

Mit Hilfe der Cursortasten < Right > und < Left > kann zwischen den einzelnen Menüpunkten gewandert werden. Mit < Down > wird ein eventuell vorhandenes Pulldown-Menü 1 eingeblendet. Innerhalb dieses Menüs kann mit < Up > und < Down > gewandert werden, wobei im ►-Falle automatisch das Pulldown-Menü 2 erscheint. Wird ein Pulldown-Menü 1 aktiviert und dann mit < Right > und < Left > in der Menüleiste gewandert, so werden vorhandene Pulldown-Menüs 1 bei den anderen Menüpunkten automatisch angezeigt. Passive Menüpunkte werden automatisch übersprungen.

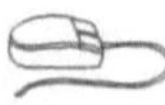

Die vorgenannten Funktionen können auch mit der Maus bei gedrückter Maustaste ausgeführt werden. Aktiviert wird das SAA-Menü, indem die Maus in die linke obere Ecke gefahren wird und eine Maustaste gedrückt wird.

Alle Programmteile besitzen ein eigenes SAA-Menü, welches nur die notwendigen Funktionen enthält. In wenigen Fällen erscheinen der besseren Übersicht wegen einige Menüpunkte ausgeblendet (deaktiviert). Dadurch hat der Benutzer kein ständig wechselndes Erscheinungsbild des Menüs, sondern bekommt lediglich die deaktivierten Menüpunkte in einer anderen Farbe dargestellt (z.B. dunkelgrau).

Als Informationszentrum stehen dem Benutzer in allen Programmteilen die beiden Menüpunkte *Hilfe* und *Info* zur Verfügung, welches wiederum in *Datum/Zeit, Ressourcen* und *Hotline* unterteilt ist. Ressourcen enthält die für das jeweilige Programm wichtigen Parameter, 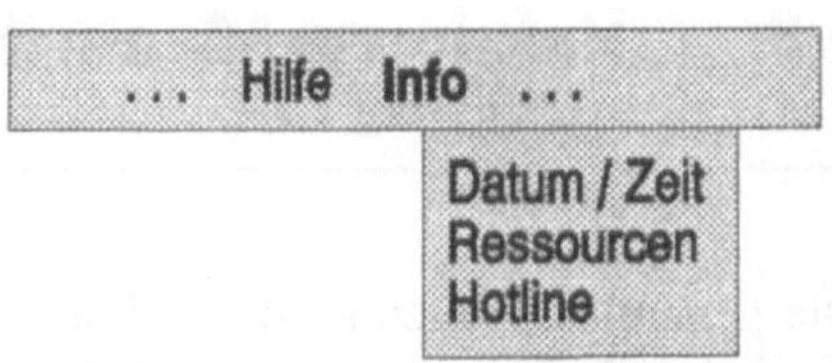

wie zum Beispiel die maximale Anzahl von Datensätzen, die aufgrund des Speicherausbaus möglich ist, die Anzahl der bereits definierten Datensätze oder die maximale und aktuelle Anzahl von Vorschlägen.

5.4 Mausunterstützung

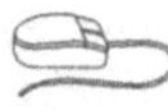 Es werden alle Maustypen unterstützt, egal ob mit zwei oder drei Tasten. Wichtig ist lediglich, daß der zur Maus passende Maustreiber auf Betriebssystemebene ordnungsgemäß installiert wurde.

Die Mausunterstützung ist so ausgelegt, daß außer den normalen Texteingaben (fast) alle wichtigen Funktionen mit der Maus getätigt werden können. So kann beispielsweise die Bildschirmtabelle mit der Maus gerollt werden, aber nicht seitenweise geblättert werden, wie es mit den Tasten < PgUp > und < PgDn > möglich ist.

Im folgenden finden Sie Hinweise für die Benutzung der Maus in den verschiedenen Programmteilen. Wenn in diesem Zusammenhang von Taste und Cursor gesprochen wird, ist immer der Mauscursor (farbiges Rechteck) und eine beliebige Maustaste gemeint.

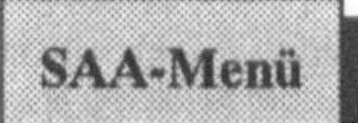 Einblendung durch Anklicken der linken oberen Ecke. Dazu ist mit der Maus der Cursor ganz nach oben und ganz nach links in die Ecke zu bewegen und eine beliebige Taste der Maus zu drücken (Klick).

Innerhalb der Menüleiste kann ein Menüpunkt angefahren und mit einem Klick aufgerufen werden. Besitzt dieser ein Pulldown-Menü, so wird es sichtbar. Innerhalb des Pulldown-Menüs gilt analoges.

Es ist auch möglich, mit gedrückter Taste alle Punkte der Menüleiste abzufahren. In diesem Falle werden alle vorhandenen Pulldown-Menüs automatisch sichtbar. Innerhalb eines solchen können mit weiterhin gedrückter Taste die Unterpunkte angefahren werden. Sobald die Taste losgelassen wird, wird der betreffende Menüpunkt ausgeführt.

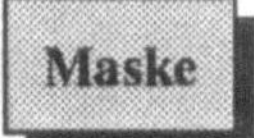 Die einzelnen Felder einer Maske können mit der Maus direkt angesprungen werden. Dazu ist der Cursor auf das betreffende Feld zu setzen und eine Taste zu betätigen (Feld anklicken). Als Feld akzeptiert die Maus das im Eingabemodus farbig hinterlegte Gebiet des Bildschirmes.

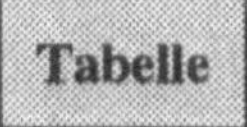 Sofern die Tabelle länger ist als auf dem Bildschirm darstellbar, erscheinen im rechten Rand der Tabelle die Symbole ▲ und ▼ zum Rollen der Tabelle. Solange der Cursor auf einem dieser Symbole steht und eine Taste gedrückt wird, rollt die Tabelle in die entsprechende Richtung.

Es können beide möglichen Kennbuchstaben (meistens J/N) direkt angeklickt werden. Hierzu muß der Cursor allerdings exakt auf den Buchstaben positioniert werden.

Vorschlagsliste

Die Vorschläge können genauso wie bei einer Tabelle mit Hilfe der Symbole ▲ und ▼ nach oben und unten gerollt werden. Durch direktes Anklicken des gewünschten Vorschlages kann dieser auch direkt ausgewählt werden.

Bei der editierbaren Vorschlagsliste können zusätzlich noch die Befehle in der unteren Befehlszeile durch Anklicken direkt aufgerufen werden. Der angeklickte Befehl gilt dann für den gerade markierten Vorschlag (insbesondere bei *Ändern* und *Löschen*), und wird sofort ausgeführt. Möchte man anschließend einen anderen Vorschlag auf die gleiche Art und Weise bearbeiten (z.B. *Ändern*), genügt es, den neuen Vorschlag anzuklicken, da der Befehl solange aktiv bleibt, bis ein anderer aktiviert wird. Hierin liegt aber auch eine gewisse Schwierigkeit im Umgang mit der Maus bei der editierbaren Vorschlagsliste. Wichtig ist zu wissen, daß ein Befehl oder ein Vorschlag in dem Moment markiert wird, wo die Taste niedergedrückt wird, und in dem Moment aktiviert wird, wo die Taste wieder losgelassen wird. So kann man also auf *Ändern* wandern und die Taste niederdrücken und festhalten. Mit gedrückter Taste bewegt man dann die Maus auf den zu ändernden Vorschlag, wartet, bis dieser markiert erscheint, und läßt die Taste los. Möchte man lediglich den Befehl *Ändern* auswählen, ohne daß er für irgendeinen Vorschlag ausgeführt werden soll, muß man die Maus in das Gebiet außerhalb der Vorschlagsliste führen und dort die Taste loslassen.

5.5 Hilfetafeln

> 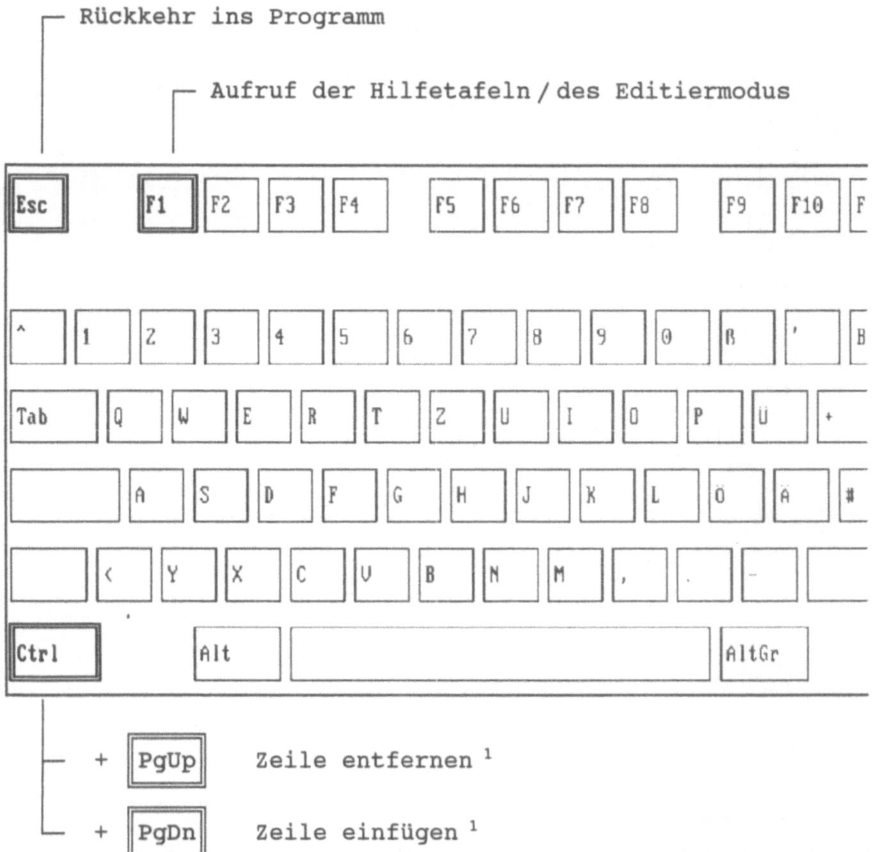 Die Hilfe-Funktion kann an beliebiger Stelle im Programm aufgerufen werden.

Erfolgt der Aufruf innerhalb einer Datenmaske, so erscheint automatisch die zum jeweiligen Feld gehörige Hilfetafel. Innerhalb spezieller Funktionen wie *Suchen* oder *Vorschlagsliste* erscheinen Hilfetafeln zur Bedienung dieser Funktionen. Sofern bei bestimmten Funktionen keine besondere Hilfetafel vorgesehen ist, erscheint bei Aufruf die Tafel 1000 (Bedienung der Hilfe-Funktion).

[1] nur im Editiermodus

Befindet man sich in der Hilfe-Funktion, so kann man mit den nachstehend erläuterten Tasten weitere Hilfetafeln aufrufen.

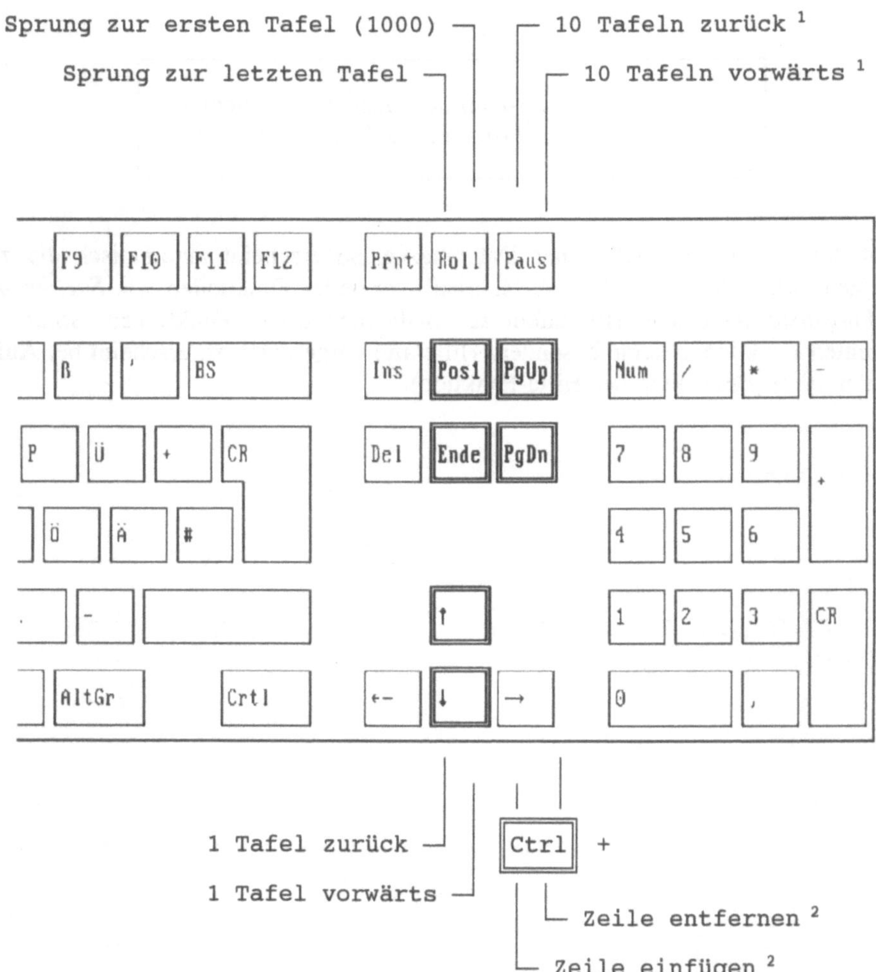

---

[1] bzw. Verlassen des Editiermodus mit gleichzeitigem Abspeichern der Hilfetafel

[2] nur im Editiermodus

5.6   Auswahl

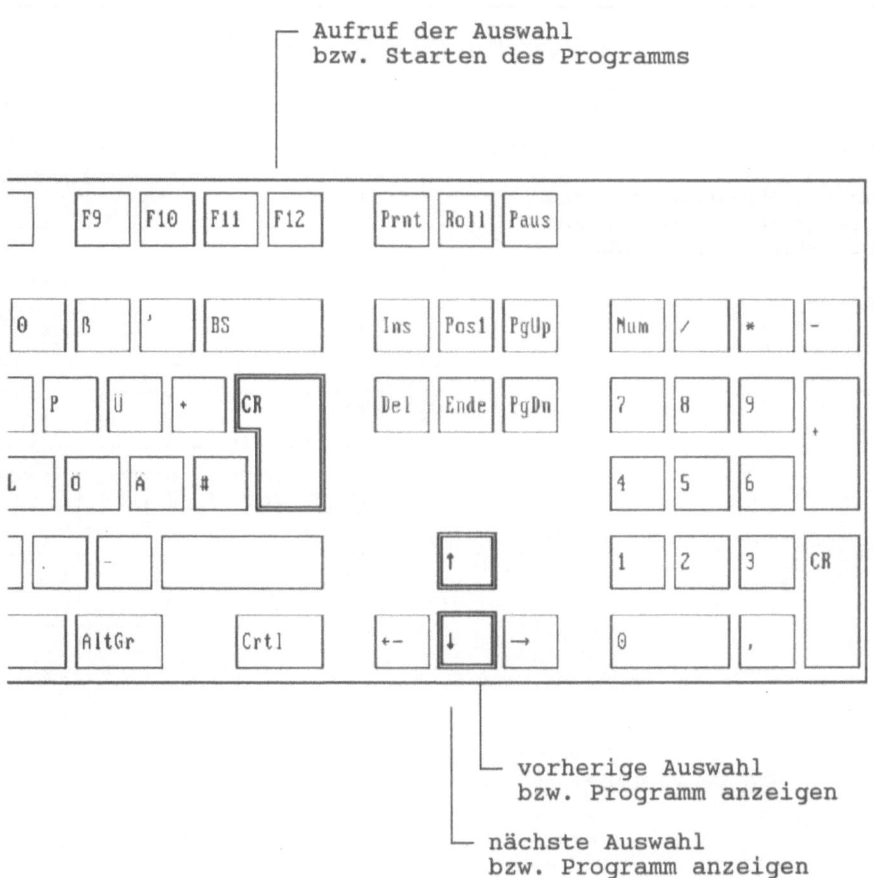

☞   Die durch die Cursortasten angefahrenen Positionen leuchten hell auf und werden nebenstehend ausführlich erläutert.

 Statt durch < CR > kann auch durch direktes Drücken des *Kennbuchstabens* die Auswahl aufgerufen bzw. das Programm gestartet werden.

zurück zur vorherigen Auswahl ————

Von der Hauptauswahl aus
erfolgt die Rückkehr zum
Betriebssystem MS-DOS.

5.7 Bearbeitung einer Seite (Datensatz)

Alle Daten einer Bildschirmseite ergeben einen Datensatz. So sind beispielsweise alle Daten der Arbeitspaketmaske im Programm « Arbeitspakete » einschließlich der Overlays *Nachfolger* und *Tätigkeiten* und einiger unsichtbarer Hilfsdaten zu einen Datensatz zusammengefaßt.

Mit Hilfe der nachfolgend erläuterten Tasten kann innerhalb einer Seite von Feld zu Feld gesprungen werden, die Seite abgeschlossen, auf Wunsch kopiert oder ohne Datenübernahme abgebrochen werden. Die Bearbeitung der Seiten (Datensätze) erfolgt grundsätzlich mit den Auswahlpunkten « Neueintragung » und « Änderung ».

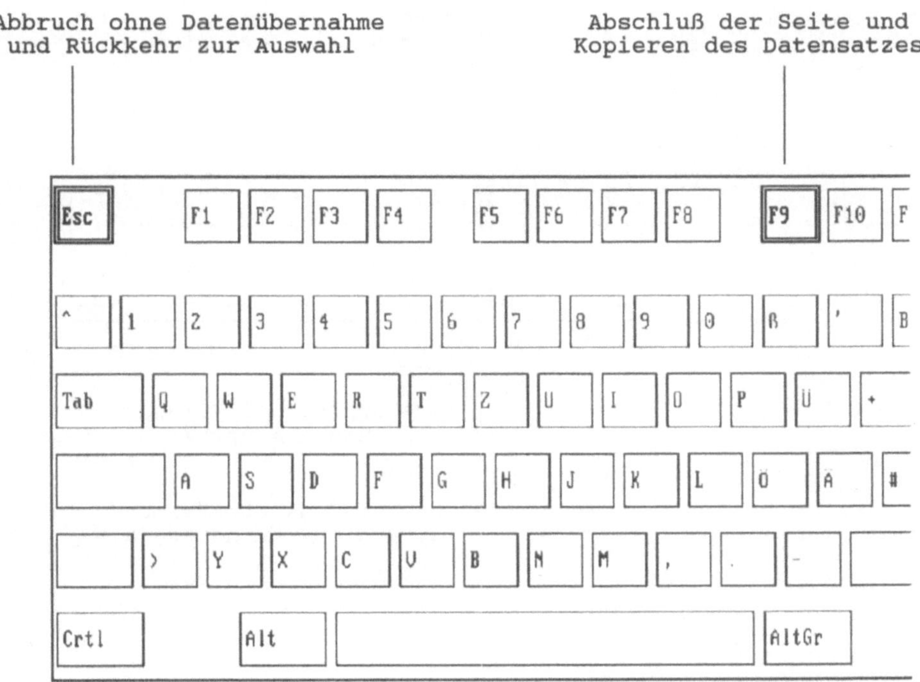

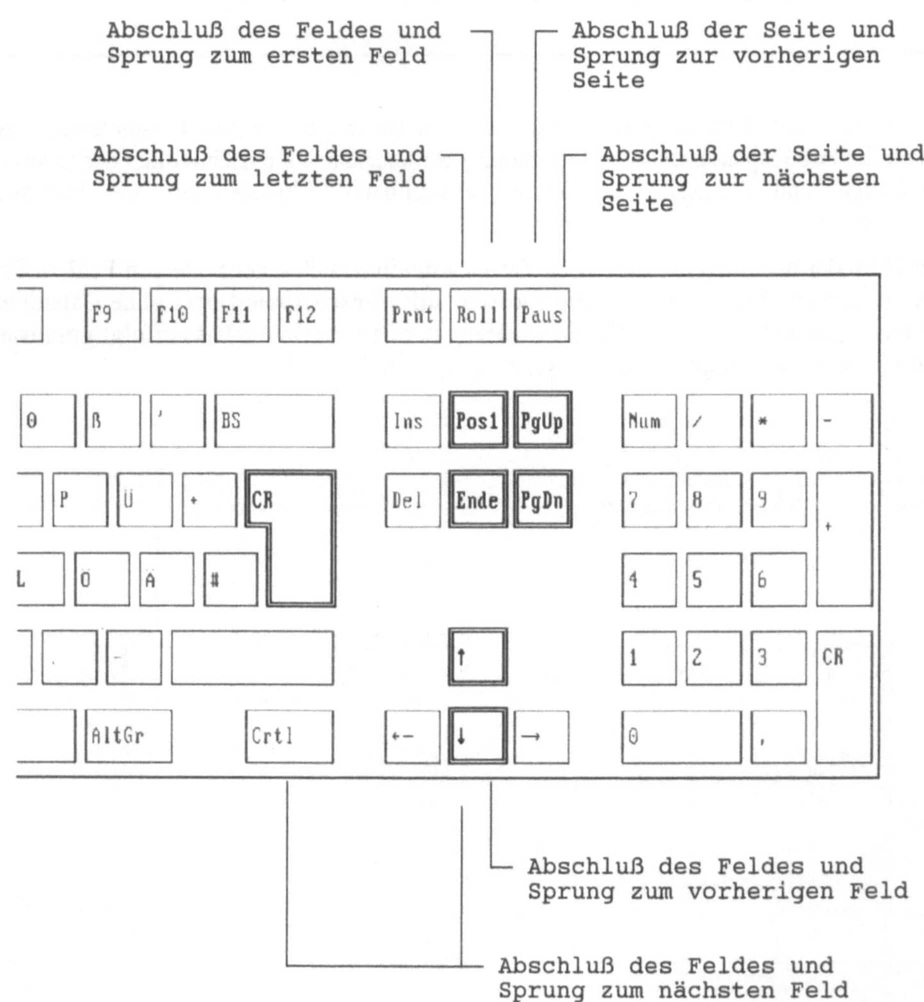

Abschluß des Feldes und
Sprung zum ersten Feld

Abschluß der Seite und
Sprung zur vorherigen
Seite

Abschluß des Feldes und
Sprung zum letzten Feld

Abschluß der Seite und
Sprung zur nächsten
Seite

F9   F10   F11   F12   Prnt   Roll   Paus

0   ß   '   BS   Ins   Pos1   PgUp   Num   /   *   -

P   Ü   +   CR   Del   Ende   PgDn   7   8   9   +

L   Ö   Ä   #   4   5   6

.   -   ↑   1   2   3   CR

AltGr   Crtl   ←   ↓   →   0   ,

Abschluß des Feldes und
Sprung zum vorherigen Feld

Abschluß des Feldes und
Sprung zum nächsten Feld

5.8   Editieren eines Feldes (Datum)

Zum Editieren eines Feldes stehen folgende Tasten zur Verfügung. Dabei ist zu beachten, daß es nur den Überschreibmodus gibt. Um ein Wort in einen bestehenden Text einzufügen, muß zuvor mit der Taste < Ins > der entsprechende Platz geschaffen werden.

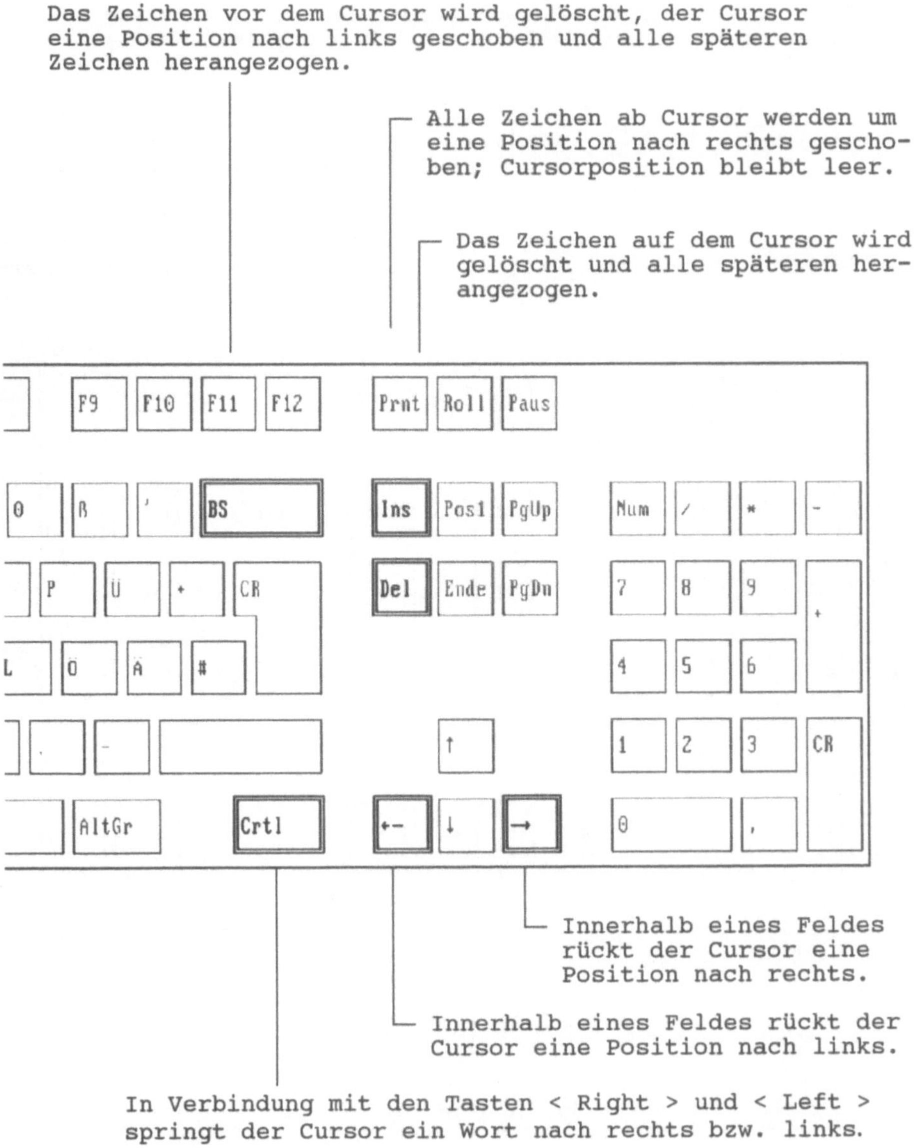

5.9 Suchfunktion

Für die Auswahl einer Untermenge von Datensätzen steht die Funktion « Suchen » zur Verfügung, bei der die meisten Daten (Felder) eines Datensätzes als Suchkriterium verwendet werden können.

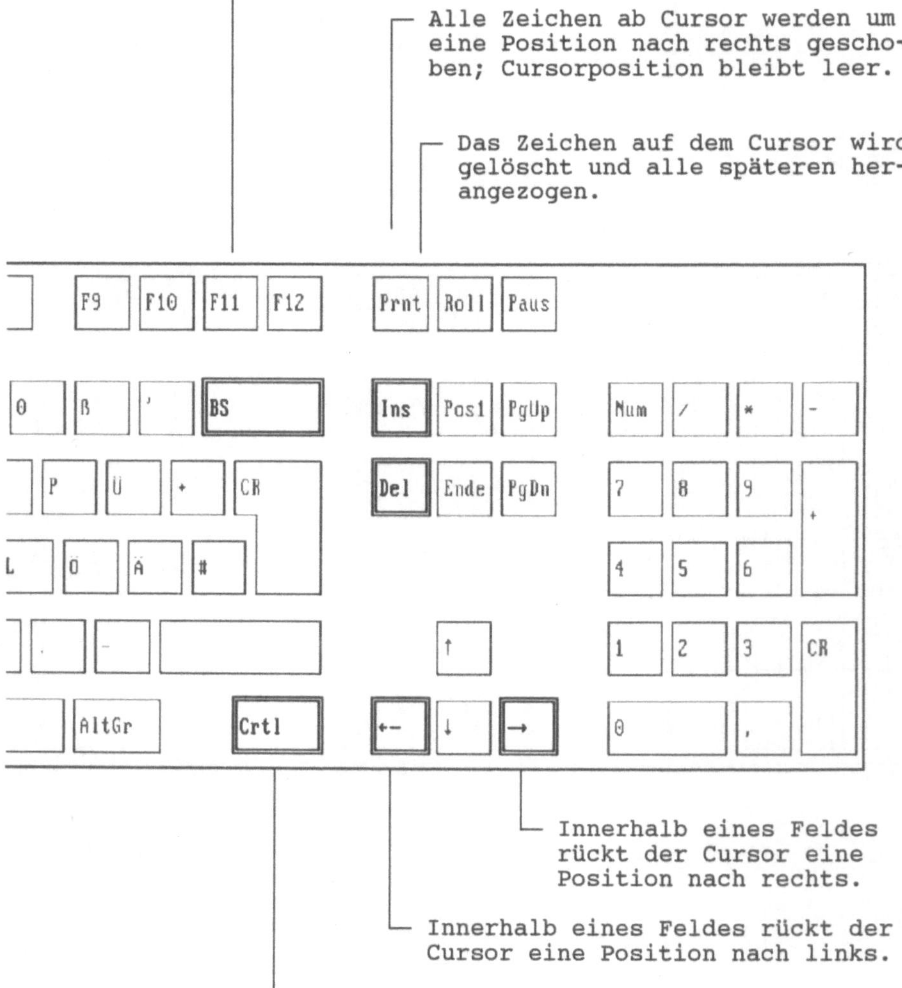

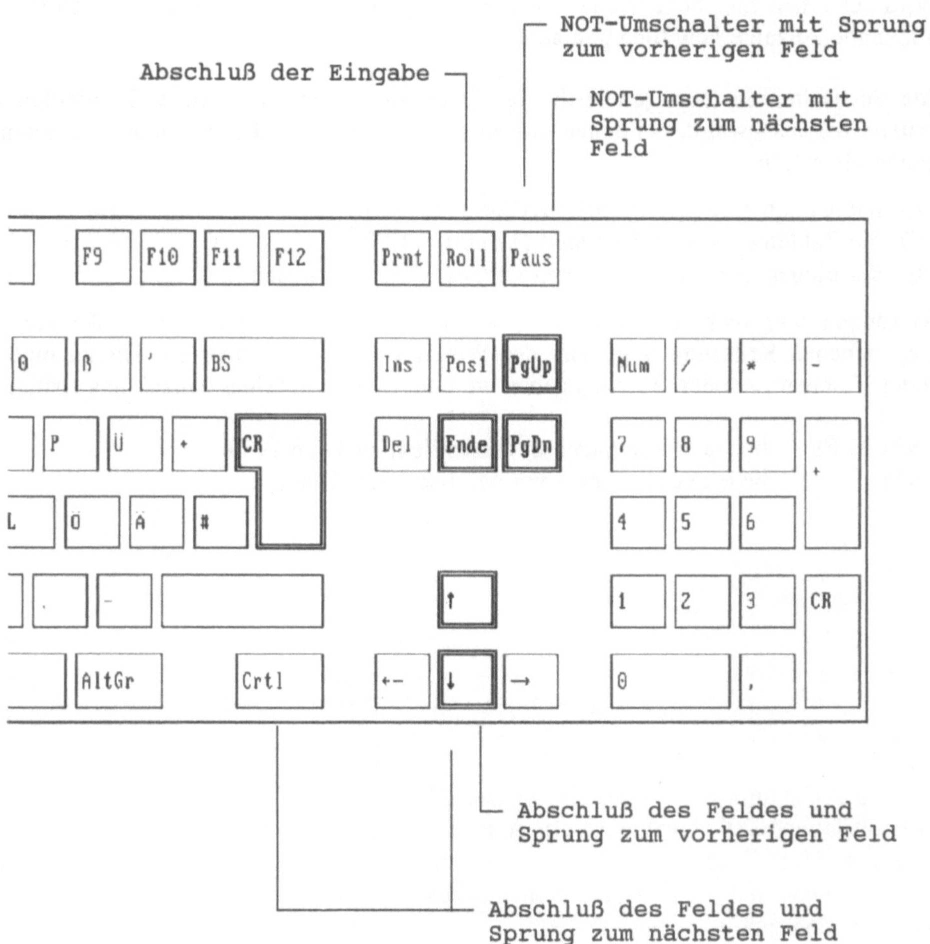

Für jedes Datum (Feld) können bis zu fünf ODER-verknüpfte Suchbegriffe eingegeben werden. Werden für mehrere Daten (Felder) gleichzeitig Suchbegriffe angegeben, dann werden diese miteinander UND-verknüpft.

Die Eingabe erfolgt in umgekehrter Reihenfolge:

⊕ Die einzelnen ODER-Ebenen werden seitenweise eingegeben. Zunächst wird für alle gewünschten Daten der erste Suchbegriff eingegeben. Anschließend erfolgt eine Abfrage, ob (weitere) ODER-Bedingungen folgen sollen. Wenn ja, wird in die nächste Suchmaske der zweite Suchbegriff eines Datums angegeben, usw.

⊕ Nach erfolgter Suche kann bei mehr als einem gefundenen Datensatz dieser Vorgang beliebig oft wiederholt werden, um aus den gefundenen Datensätzen weitere herauszusuchen.

Wird für einen Suchbegriff eine NOT-Verknüpfung gewählt, so wird dies durch eine blinkende Anzeige kenntlich gemacht.

Als Suchkriterium kann jede beliebige Eintragung gemacht werden. Es werden alle Datensätze ausgewählt, bei denen das Kriterium erfüllt ist (die Beispiele in Klammern gelten als erfüllt):

- ⊕ das Datum identisch ist (01.01.1988 = 1.1.88)
- ⊕ die Zahlenwerte identisch sind (123.00 = 123)
- ⊕ der eingegebene Text enthalten ist ("omp" in "Computer").

Es können aber auch alle solche ausgewählt werden, deren Datum nach oder vor dem eingegebenen Kriterium liegt oder der Wert größer bzw. kleiner ist. Hierzu muß als erstes Zeichen > oder < eingegeben werden, und unmittelbar danach das Kriterium:

>31.12.88   bedeutet alle Daten ab einschließlich 1.Jan.1989
<M   bedeutet alle Texte vor M, also Brot, Land, ...

Abbruch der Eingabe ——————

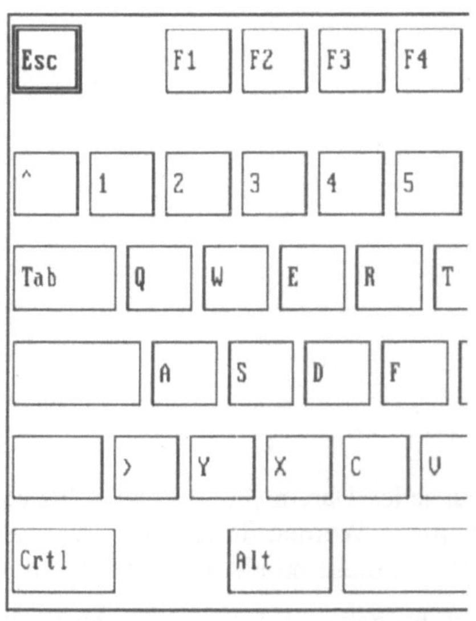

Nach Abbruch mit < Esc > stehen wieder alle Datensätze zur Bearbeitung zur Verfügung, d.h. die ausgewählte Datenreihe (gefundene Datensätze) ist wieder auf die Gesamtheit aller Datensätze zurückgesetzt worden.

☞ Findet das Programm keinen Datensatz mit dem eingegebenen Kriterium, dann stehen wieder alle Datensätze zur Verfügung.

5.10 Vorschlagsliste

In einigen Fällen wird ein Feld nicht direkt, sondern über eine Vorschlagsliste beschrieben. Dabei sind zwei Arten von Vorschlagslisten zu unterscheiden: die *fest einprogrammierte* Vorschlagsliste und die *editierbare* Vorschlagsliste.

Die **feste Vorschlagsliste** wird beispielsweise für die Auswahl der Gruppe verwendet. Ob ein Feld mit einer festen Vorschlagsliste versehen ist, kann man erstens daran erkennen, daß kein blinkender Cursor zu sehen ist, und zweitens daran, daß keine Eingabe über die Tastatur möglich ist.

```
Aufschnitt            Brotwaren
Eis                   Fertiggerichte
Fisch                 Geflügel
Gemüse                Getränke
Getreide              Kartoffeln
Käse                  Kekse
Kuchen                Lamm und Pferd
Milchprodukte         Nudeln und Teigwaren
Nüsse                 Obst
Öle und Fette         Rind und Kalb
Saucen                Schwein
Suppen                Süßwaren
Verschiedenes         Wild
```

Bild 2: Vorschlagsliste

Wird beim Editieren eines mit der **editierbaren Vorschlagsliste** versehenen Feldes ein neues Datum eingegeben, so wird die Liste um dieses automatisch ergänzt. Außerdem besitzt die editierbare Vorschlagsliste eine Befehlszeile, die das Wählen, Ergänzen, Ändern und Löschen eines Vorschlages erlaubt. Eine editierbare Vorschlagsliste ist in diesem Programm nicht vorhanden.

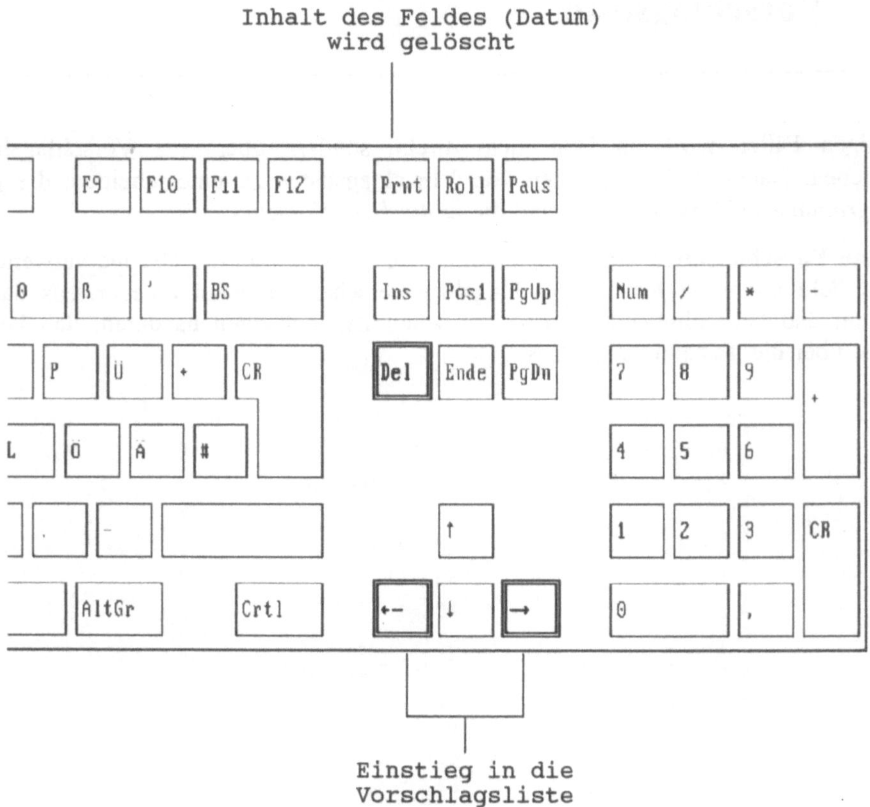

> ☞ Der Aufruf der Vorschlagsliste erfolgt mit den
> Cursortasten < Right > oder < Left >.

Es erscheint ein Overlayfenster mit den Vorschlägen. Innerhalb des Overlayfensters
(Vorschlagsliste) kann mit den Cursortasten in alle vier Richtungen beliebig gewandert
bzw. nach unten oder oben gerollt werden. Der jeweils markierte Begriff steht zur
Bearbeitung zur Verfügung. Bei der festen Liste genügt es, die Taste < CR > zu drücken,
um den Vorschlag in das Feld des Datensatzes zu übernehmen. Gleichzeitig verschwindet
das Overlayfenster. Bei der editierbaren Liste wird der markierte Begriff entsprechend
der in der Befehlszeile stehenden Anweisung bearbeitet.

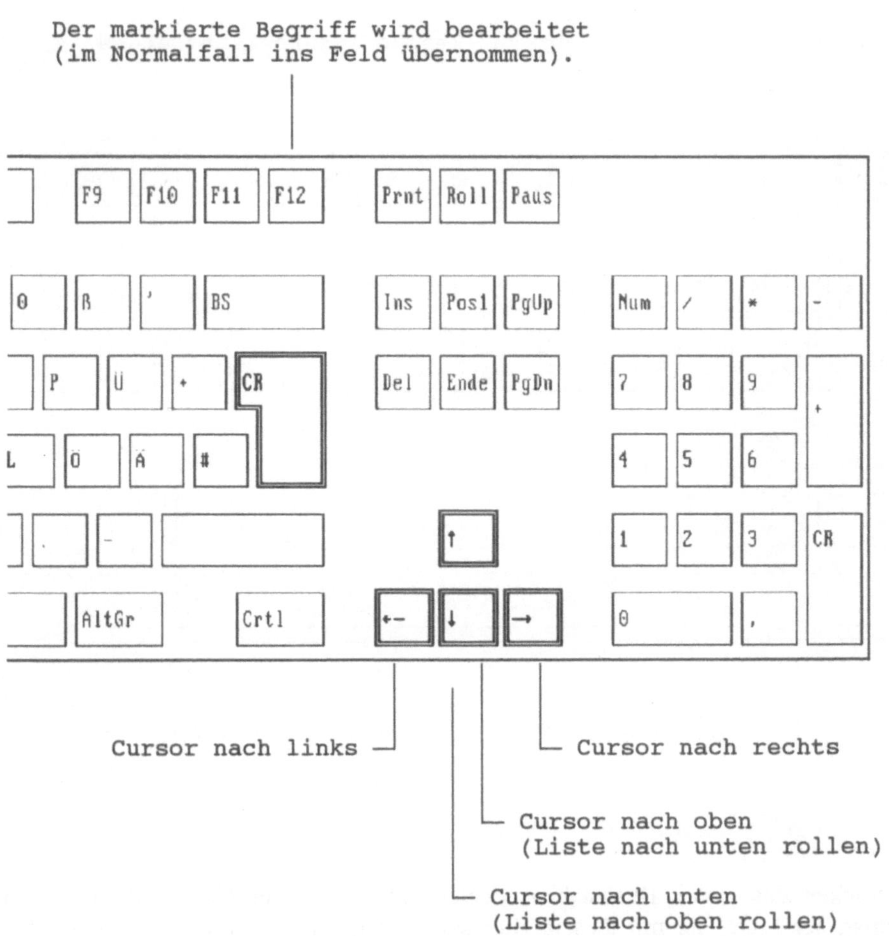

Innerhalb des Fensters läuft der Cursor von oben nach unten und umgekehrt. Falls die Liste länger ist als das Fenster, wird die Vorschlagsliste nach oben gerollt, wenn der Cursor unten anstößt, und nach unten gerollt, wenn der Cursor oben anstößt. Kommt der Cursor bei seitlicher Bewegung an die Grenzen des Fensters, so springt er bei Bewegung nach links in die vorherige und bei Bewegung nach rechts in die nächste Zeile.

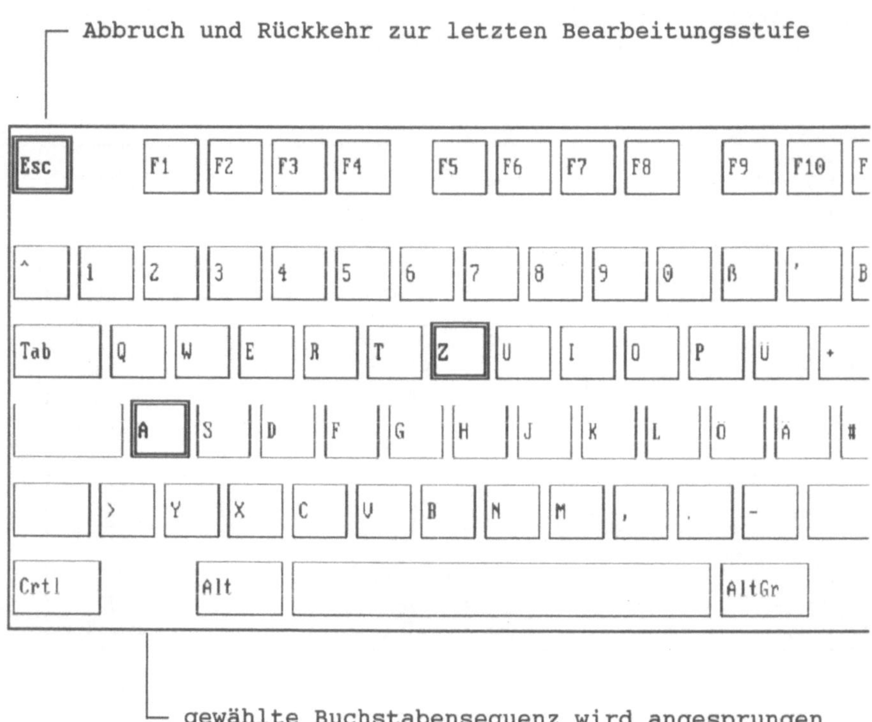

Mit Drücken des ersten Buchstabens (Zeichens) springt der Cursor auf den ersten Vorschlag der Liste, der mit diesem Buchstaben beginnt (z.B. K). Beim Drücken des zweiten Buchstabens springt der Cursor zum ersten Vorschlag mit der bisherigen Buchstabensequenz (z.B. Kr), usw. Ist eine bestimmte Buchstabensequenz nicht vorhanden, so geschieht nichts. Zwischen Groß- und Kleinschrift wird nicht unterschieden.

>  Eine falsch eingegebene Buchstabensequenz
> wird durch Drücken einer Pfeiltaste gelöscht.

6 Bewußte Ernährung als Vorsorgeprinzip

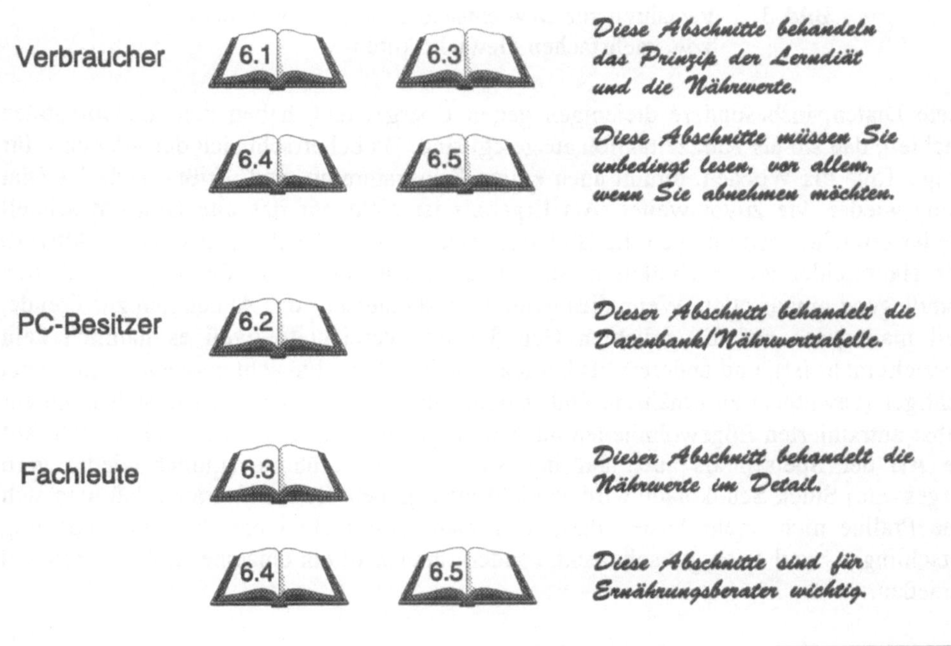

6.1 Lerndiät statt Kurdiät

Versteht man unter Diät eine auf besondere Belange ausgerichtete Ernährung, im Gegensatz zum »alles soviel wie man mag essen«, dann ist auch die in diesem Buch vorgestellte »bewußte Ernährung« eine Diät. Unabhängig aber von dem Begriff der Diät muß man den Zeitraum sehen, über den eine solche kontrollierte Ernährung - oder meinetwegen auch Diät - durchgeführt wird. Kurzzeitige Kuren führen zu keinen dauerhaften Erfolgen. Stattdessen sollten langfristig angelegte Diätpläne oder eine diätetische Verhaltensweise bevorzugt werden. Bild 3 zeigt dieses Prinzip am Beispiel einer Gewichtsreduktion. Gleiches gilt natürlich auch für andere Faktoren wie etwa dem Cholesterinspiegel oder Glucosespiegel (Blutzucker).

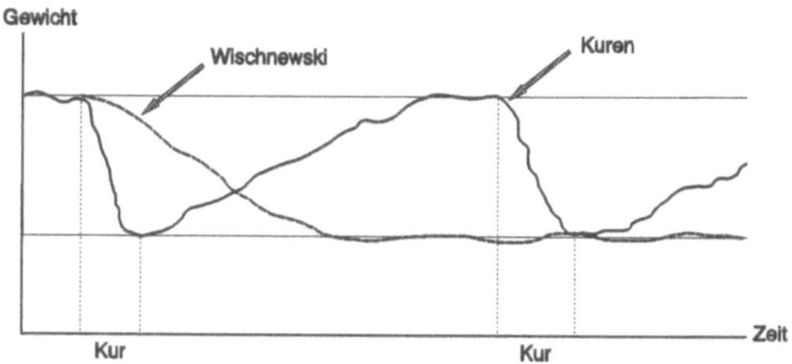

Bild 3:   Verfahren zur Gewichtsabnahme nach Wischnewski
bzw. mehrfachen Gewichtskuren

Viele Diäten, insbesondere diejenigen gegen Übergewicht, haben den fundamentalen Nachteil, daß sie als Kurzzeitaktion ausgelegt sind. Da beherrscht sich der »Patient« für einige Tage bis Wochen, nimmt auch einige Kilogramm ab, und »frißt« nach der Diät (Kur) wieder wie zuvor weiter. Als Ergebnis ist nicht nur das alte Gewicht schnell wieder erreicht, sondern auch die Blutwerte erreichen wieder ihren miserablen Altwert. Der Hauptfehler dieser Diätkuren ist, daß sie nicht versuchen, die Eßgewohnheiten grundlegend umzustellen. Wenn dies gelingt, wird einerseits das Abnehmen zur Freude, weil man gerne auf die geliebten Genußmittel »verzichtet« (weil es nämlich kein Verzicht mehr ist), und andererseits hat man die wirkliche Einsicht gewonnen, sich jetzt richtiger (bewußter) zu ernähren, und gewinnt dadurch die Kraft, diese sich nunmehr selbst antrainierten Eßgewohnheiten auch beizubehalten. Dies bezieht sich sowohl auf die Art der Speisen als auch auf die Menge. Das berühmte (immer wieder gern vergessene) Stück Schokolade wird es nicht mehr geben. Das heißt nicht, daß man sich eine Praline nicht mehr leisten darf, aber man wird nicht mehr die halbe Packung verschlingen, weil es so gut schmeckt, sondern man wird ein einzelnes Stück regelrecht genießen.

Es kommt also nicht darauf an, in einer »Ausnahmezeit«, die man dann Kur nennt, das Gewicht oder den Blutwert herunter zu bringen, um der Ernährung dann anschließend wieder freien Lauf zu lassen, sondern die Verhaltensweise so zu ändern, daß das Gewicht oder der Blutwert dauernd unten bleibt.

Die *Lerndiät* kennt also drei Phasen:

- ☐ die bisherige unbewußte Ernährung
- ☐ die etwa viermonatige Lernphase
- ☐ die anschließende bewußte Ernährung

Die *Kurdiät* könnte wie folgt charakterisiert werden: unbewußte Ernährung - Zwangsphase - unbewußte Ernährung - Zwangsphase - und so weiter.

Wir gehen in diesem Buch von dem Konzept der Lerndiät aus. Ein Weg, dem wir auch den Begriff der »sanften« Diät zuordnen können, da abrupte Änderungen der Eßgewohnheiten nicht erforderlich sind. Der Organismus soll über eine längere Zeit (mehrere Wochen) an die Umstellung der Nahrung gewöhnt werden. Diese sanfte Umstellung wird auch nicht von außen diktiert, sondern mit Hilfe der beiliegenden Software PROLIFE durch persönliche Einsicht und durch mehrfaches Ausprobieren erreicht. Aber auch ohne die Software kann sich jeder unter Zuhilfenahme der Nährwerttabellen seinen Ernährungsplan erstellen. Dieser Plan wird abwechslungsreich sein und auf Ihre geschmacklichen Wünsche Rücksicht nehmen, denn Sie selbst haben ihn aufgestellt. Ganz langsam, so werden Sie bemerken, ernähren Sie sich auf diese Weise bewußter.

6.2 Erstellung der Nährwerttabelle/Datenbank

6.2.1 So entstand die Datenbank von PROLIFE

Bei der Auswahl der Nährwerte, die in die Datenbank übernommen werden sollen, wurden zwei Kriterien angewendet. Zum einen sollten auf jeden Fall alle Nährwerte enthalten sein, die für die menschliche Ernährung besonders wichtig sind. Dies zu entscheiden ist unter Berücksichtigung der großen Lücken, die bezüglich der Bedeutung und Zusammenhänge der einzelnen Substanzen im menschlichen Körper noch existieren, recht schwierig. So wurde im wesentlichen auf die in der Literatur gängigsten Nährwerte zurückgegriffen. Hierzu zählen die Hauptnährwerte *Protein, Fett* und *Kohlenhydrate* sowie die *Energie* (Brennwert). Weiterhin müssen die *Ballaststoffe*, das *Cholesterin*, die Mineralien *Natrium, Kalium, Calcium, Magnesium* und *Eisen* sowie die *Vitamine A, B_1,* *B_2* und *C* dazugezählt werden. Zum anderen sollten aber auch möglichst viele andere Nährwerte berücksichtigt werden, bei denen sich lediglich das Problem ergibt, geeignete (und das heißt vor allem umfangreiche) Nährwerttabellen hierfür zu finden. So konnten die *gesättigten* und *mehrfach ungesättigten Fettsäuren*, die Mineralien *Phosphor, Fluor* und *Jod* sowie die *Vitamine B_6, B_{12}, Niacin, D* und *E* ergänzt werden. Weil das Programm vor allem hinsichtlich der Herzkreislaufkrankheiten und der Hyperlipoproteinämien (zu hoher Blutfettgehalt) eingesetzt werden soll, wurden auch noch die *Omega-3-Fettsäuren* und die *Eicosapentaensäure* hinzugenommen, die in Quelle /2/ aufgeführt sind. Wegen der besonderen Bedeutung von *Alkohol,* sowohl hinsichtlich Alkoholismus als auch in Hinblick auf die Fettwerte im Blut wurde dieser Wert mit aufgenommen. Für weitere Nährwerte wie z.B. das Vitamin K fehlen hinreichende Quellen. Andere wie z.B. Zink oder Folsäure wurden nicht mit aufgenommen, weil entweder nicht ausreichend Untersuchungsergebnisse vorliegen oder auch die Bedeutung für den Menschen nicht so vordergründig ist. Auch spielte es eine gewisse Rolle, daß das Programm nicht zu umfangreich werden sollte, um noch bequem gehandhabt werden zu können. Die *Säure/Base-Balance* sollte allerdings unbedingt Bestandteil des Programms werden. Leider gibt es hierzu keine Tabellenwerte. So wurde auf Basis der Broschüre /7/ ein Schema entwickelt, welches einen ungefähren Anhaltspunkt für die Säure/Base-Balance der täglichen Ernährung darstellt.

Hinsichtlich Verwertbarkeit sind nahezu alle Nährwerte nochmals zu differenzieren. Hierauf wurde aber verzichtet, weil einerseits zu wenig Untersuchungsergebnisse vorliegen und andererseits das Programm sonst zu mächtig geworden wäre und die Vielfalt von Daten nicht mehr hätte gehandhabt werden können. So sollte aber jedem klar sein, daß Protein nicht gleich Protein und Ballaststoffe nicht gleich Ballaststoffe sind. Es gibt Fischproteine und andere ebenso wie es wasserlösliche Ballaststoffe und nicht wasserlösliche sowie bei den Kohlenhydraten Mono-, Di- und Polysaccharide gibt.

Bei der Erstellung der Datenbank ergaben sich folgende Herausforderungen:

☐ Die Nährwerte sind in unterschiedlichen Quellen durchaus nicht identisch. So zeigen sich einerseits in zeitlich auseinander liegenden Tabellen Unterschiede, die auf neuere Untersuchungsergebnisse zurückzuführen sind (z.B. Eisen in Spinat oder Schnittlauch). Es gibt aber auch unterschiedliche Ausgangssituationen des jeweiligen Lebensmittels (z.B. beim Fettgehalt von Fleisch). Letztlich aber gibt es schlichtweg einfach auch nur verschiedene Werte unter sonst gleichen Bedingungen.

☐ Viele Nährwerte sind bei zahlreichen Lebensmitteln nicht untersucht worden, so daß die entsprechenden Angaben in den Tabellen fehlen. Dies bedeutet natürlich nicht, daß der Nährwert Null ist. Vielmehr mußte versucht werden, einen Näherungswert zu ermitteln.

☐ Alle Packungsangaben sind mit Vorsicht zu genießen, denn ihnen ist nicht anzusehen, welche Ausgangstabellen für die Berechnung verwendet wurden. In den wenigsten Fällen dürften die Lebensmittelchemiker der betreffenden Firmen eine eigene Analyse durchgeführt haben. Sie werden stattdessen die Rezeptur in den einschlägigen Werken, die auch diesem Buche zugrundeliegen, nachgeschlagen haben. Hier aber gibt es - wie unsere Recherchen ergeben haben - sehr unterschiedliche Ergebnisse.

Zur Lösung der ersten Schwierigkeit, wurde grundsätzlich der zeitlich neuere Wert verwendet. Weiterhin wurden die Voraussetzungen bezüglich der Art des Lebensmittels überprüft und gegebenenfalls umgerechnet. Letztlich wurden die Angaben in folgender Reihenfolge den Quellen entnommen:

Souci-Fachmann-Kraut, Lebensmitteltabelle für die Praxis
Ibrahim Elmadfa, Die große GU Nährwert-Tabelle
Willi Wirths, Kleine Nährwert-Tabelle der DGE
Helmut Oberritter, Die aktuelle Fettabelle

Wenn also ein bestimmtes Lebensmittel oder ein bestimmter Nährwert in der ersten Tabelle nicht zu finden war, dann wurde die zweite verwendet, und so weiter. Insbesondere das oben genannte Vollständigkeitspostulat warf eine Menge Probleme auf, die wie folgt beschrieben, gelöst wurden:

Sofern ein ähnliches Lebensmittel bereits mit Nährwerten den Tabellen entnommen werden konnte, wurde dieses Lebensmittel kopiert und die vorhandenen Nährwerte des neuen Lebensmittels eingetragen, die fehlenden Nährwerte wurden vom alten Lebensmittel übernommen. So gibt es zum Beispiel sehr ähnliche Lebensmittel, bei denen aber nur in einigen Fällen Analyseergebnisse für einen bestimmten Nährwert vorliegen, die dann auch noch alle identisch sind. Für einige Nährwerte (Fette) war teilweise auch die Quelle /8/ sehr nützlich. Für bestimmte Produkte konnten auch die Herstellerangaben herangezogen werden. Mit Hilfe der Zutatenliste und des Auswahlpunktes «Lebensmittelanalyse» wurden für diese Lebensmittel die fehlenden Nährwerte bestimmt. Nur in wenigen Fällen mußten die Felder für die Nährwerte freigelassen werden, weil absolut kein plausibler Näherungswert gefunden werden konnte. Unter Näherungswert wird in diesem Zusammenhang eine Genauigkeit von 5-10%, in wenigen Fällen bis 30%, verstanden. Dies liegt durchaus im Rahmen der oben erwähnten Unterschiede der im Literaturverzeichnis angegebenen Tabellen.

Anhand einiger Beispiele soll die Problematik verdeutlicht werden. Nachstehend sind einige typische Widersprüche in den Tabellen und Nährwertangaben der Hersteller wiedergegeben:

a)   Kelloggs Müsli Schoko und VieleFrüchte haben seit 1991 neue Angaben, die sich von den früheren deutlich unterscheiden. Die Zutatenliste ist geblieben. Hat sich nun die mengenmäßige Zusammensetzung geändert, oder wurden die Berechnungen mit neueren Basiswerten neu durchgeführt?

b)   Bofrost Hühnerbrustfilet (»jetzt neu - noch mehr Fleisch«). Die Angaben lassen vermuten, daß weniger Paniermehl verwendet wird und dadurch beispielsweise die Kohlenhydrate zurückgingen.

c)   Die GU-Tabelle enthält alkoholische Getränke mit Alkoholangaben in Vol% ($°$). Die Wassermenge wurde vom Verfasser aus der Differenzberechnung errechnet. Bei dieser Berechnung wurde der Alkohol nicht in g, sondern in Vol% subtrahiert.

      Weinbrand mit 38 Vol% enthält gemäß GU-Tabelle 1 g Kohlenhydrate und 62 g Wasser. Subtrahiere ich also von 100 g den Wasseranteil, so erhalte ich 38 g für Alkhol und Kohlenhydrate. Die Rechnung stimmt also vorne wie hinten nicht. Vermutlich wurde das eine Gramm Kohlenhydrate vergessen und der Alkohol statt in Gramm in Vol% abgezogen. Richtig wäre gewesen:
$$100 \text{ g} - 32.2 \text{ g} - 1 \text{ g} - \text{Mineralien} \approx 67 \text{ g Wasser}$$

      Whisky mit 43 Vol% soll 57 g Wasser besitzen. Da 1 Vol% Alkohol aber nur 0.8 g wiegt, hätte von 100 g nicht 43 g, sondern nur 35 g abgezogen werden dürfen, der Wasseranteil müßte 65 g betragen.

      Sekt mit im Mittel 11.5 Vol% und 3.5 g Kohlenhydrate soll 85 g Wasser besitzen. Die richtige Rechnung aber ergibt:
$$100 \text{ g} - 9.2 \text{ g} - 3.5 \text{ g} = 87 \text{ g Wasser}$$

d)   Gerade die Weine werden hinsichtlich Alkoholgehalt und Restzuckergehalt nicht differenziert. Deutsche Qualitätsweine liegen aber im Bereich 7.5 Vol% (6 g) bis 13 Vol% (10.5 g) und zwischen 0 g Zucker (trocken) bis über 6 g Zucker (süß).

e)   Auf der Packung von »Harry Sonnenkern« steht ein Gehalt an Ballaststoffen von 7.8%, während eine neuere Untersuchung der Stiftung Warentest /15/ einen Ballaststoffgehalt von 12.6% ergeben hat.

f)   Die Dotter von Hühnereiern enthalten sehr unterschiedliche Mengen an Cholesterin. So hatten die Eier vor etlichen Jahren noch erheblich mehr Cholesterin als heute, weil durch eine Verbesserung der Zuchteinrichtungen und der Futtermischung der Cholesteringehalt der Dotter gesenkt werden konnte. Außerdem besitzen braune Eier etwa 11% weniger Cholesterin als weiße Eier /18/.

      Nach /2/ enthalten die Dotter von Hühnereiern auch α-Linolensäure. Der Gehalt dieser Omega-3-Fettsäure ist in den Hühnereiern sehr unterschiedlich. Bei Eiern von Hühnerfarmen enthalten die Dotter beispielsweise nur 175 mg Omega-3-Fettsäuren, während bei freilaufenden Hühnern eine Gehalt von 1700 mg in 100 g Eidotter gemessen werden konnte.

6.2.2 Ergänzung neuer Lebensmittel

Sollte ein bestimmtes Lebensmittel nicht in der Tabelle enthalten sein, so gibt es drei Wege, es einzutragen:

☐ Das neue Lebensmittel befindet sich in einer der erwähnten und/oder Ihnen zugänglichen Nährwerttabelle. Dann brauchen Sie es nur mit dem Auswahlpunkt « Neueintragung » eingeben. Allerdings müßten dann auch *alle* Werte vorhanden sein, wie z.B. Omega-3-Fettsäuren, Jod und Vitamin B_{12}.

☐ Das neue Lebensmittel ist in einer Nährwerttabelle enthalten, es fehlen aber einige Nährwertangaben. Dann sollten Sie ein ähnliches Lebensmittel aus der Datenbank wählen, es mit « Änderung » aufrufen und mit < F9 > kopieren. Nun ändern Sie die Bezeichnung und die Nährwerte, die Sie in Ihrer Liste finden. Die übrigen lassen Sie unverändert, in der Hoffnung, daß Sie hiermit eine bessere Näherung erzielt haben, als wenn die Werte gar nicht eingetragen sind (also Null sind).

☐ Das neue Lebensmittel ist in gar keiner Tabelle enthalten. Es handelt sich aber um ein gekauftes Produkt, welches alle enthaltenen Zutaten aufgeführt hat (Deklarationspflicht). Dann können Sie mit Hilfe des Auswahlpunktes « Lebensmittelanalyse » die Nährwerte bestimmen. Wenn zusätzlich auf der Packung auch noch die Hauptnährwerte Protein, Fett und Kohlenhydrate sowie der Brennwert angegeben ist, haben Sie es um so leichter.

Wir wollen uns im weiteren Teil dieses Kapitels mit der Bestimmung der Nährwertes mit Hilfe des Auswahlpunktes « Lebensmittelanalyse » beschäftigen und dabei kennenlernen, wie wir die Angaben auf der Packung interpretieren müssen.

Die Zutaten eines Lebensmittels müssen auf der Packung angegeben sein, und zwar in der Reihenfolge ihrer Mengen.

Dabei ist zu beachten, daß **Zucker** beispielsweise sowohl als Zucker, Rohzucker, Glucosesirup oder Zuckerkulör angegeben sein kann und demzufolge einzelnd bezüglich ihrer Menge berücksichtigt werden. Das führt dazu, daß diese Zuckerstoffe oftmals erst an späterer Stelle stehen und dadurch den Eindruck erzeugen, als sei in dem Produkt nicht allzu viel Zucker enthalten.

Zucker aber nun ist nicht unbedingt erwünscht. Vor allem dann nicht, wenn es sich um Raffinade handelt, da dieses Produkt durch den Herstellungsprozeß zusätzliche Stoffe beinhaltet, die einerseits säuernd wirken und andererseits auch Depressionen, leichte Erregbarkeit und Magen-Darm-Beschwerden hervorrufen. Hiervon abgesehen ist Zucker ohnehin ungesund und ist ein starker Säurebildner, der Magengeschwüre und Sodbrennen erzeugen kann. Wenn also unbedingt Zucker sein muß, dann sollte es natürlicher Zucker sein, also z.B. brauner Rohzucker, Zuckerrübensirup, Ahornsirup oder am besten Honig. Honig enthält den Fruchtzucker und Traubenzucker in etwa gleichen Teilen, was für eine ausgewogene Energieproduktion (Muskeltätigkeit) sehr wichtig ist, und enthält außerdem eine Reihe von Enzymen und anderen wichtigen Stoffen zur Verdauung des Zuckers. Allerdings muß es sich um kaltgeschleuderten und nicht erhitzten Honig handeln. Anderenfalls reduziert sich der Vorteil von Honig. Schließlich hat Honig sogar eine ausgewogene Säure/Base-Balance. Allerdings:

Honig ist für Diabetiker (diabetis mellitus) verboten.

Weiterhin sind zahlreiche Zutaten als Trockenprodukt angegeben und stehen deshalb an späterer Stelle. Zusammen mit dem oftmals weiter vorne stehenden Wasser, ergeben sie das entsprechende Normalprodukt, wie z.B. Milch oder Eier.

Zunächst tragen Sie die Zutaten in die rechte Spalte der Eingabemaske für die Lebensmittelanalyse ein. Wenn die Aufstellung vollständig ist, ergänzen Sie die Mengen, die bei Einhaltung der Reihenfolge, wie sie auf der Verpackung steht, abnehmen muß.

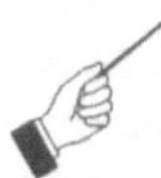 Die eingegebenen Zutaten müssen in der Summe 1000 g ergeben. Bei der späteren Übernahme als Lebensmittel in die Datenbank wird das Analyseergebnis durch 10 geteilt und somit auf 100 g normiert.

Keine Regel ohne Ausnahme. So darf die Summe der Zutaten durchaus auch von 1000 g abweichen.

☐ Das Lebensmittel enthält eingedickte Zutaten. Zum Beispiel besitzt Eis eingedickte entrahmte Milch. In diesem Fall wird man z.B. die doppelte oder dreifache Menge angeben, wobei der Überschuß Wasser ist, den man im weiteren außer acht läßt.

☐ Das Lebensmittel enthält Wasser. Zum Beispiel enthalten Brotwaren einen gewissen Anteil an Wasser. So wird man in diesen Fällen beispielsweise nur auf typischerweise 800 g kommen.

Wenn die Hauptnährwerte auf der Packung angegeben sind, kann man das jeweilige Ergebnis der Analyse damit vergleichen und die Mengen so lange variieren, bis die Hauptnährwerte stimmen. Hierbei sollte man sich nur auf Protein, Fett und Kohlenhydrate konzentrieren. Der Brennwert ergibt sich automatisch und wird bei übereinstimmenden Hauptnährwerten höchstens um einige kcal abweichen. Es ist leider nicht immer möglich, die angegebenen Werte zu erreichen. Das kann einerseits daran liegen, daß andere Substanzen verwendet wurden, als einem in der Datenbank bzw. in einer Tabelle zur Verfügung stehen, oder daß der Hersteller bei den Zutaten selbst von anderen Nährwerten ausgegangen ist (also andere Quellen verwendet hat).

Sofern auf der Packung die Hauptnährwerte angegeben sind, können Sie die Mengen auch durch das Programm berechnen lassen. Mit Hilfe der Sonderfunktion « Optimierung » (→ Kapitel 7.8.2) kann zumindest eine erste Näherung erzielt werden.

6.3 Bedeutung der Nährwerte

6.3.1 Energie

Die Energie (auch Brennwert eines Lebensmittels genannt) wurde früher in kcal (Kilokalorie) angegeben. Seit Einführung eines weltweit einheitlichen Maßsystems ist die Energie in kJ (Kilojoule) anzugeben. Der Umrechnungsfaktor ist in der Literatur nicht ganz einheitlich. Es wurde der in der Physik übliche Faktor verwendet:

$$1 \; kcal = 4.1868 \; kJ$$

6.3.2 Protein

Proteine heißen auch Eiweiße und bestehen aus Aminosäuren. Einige von Ihnen sind essentiell, d.h. sie können nicht vom menschlichen Körper selbst synthetisiert (hergestellt) werden, und müssen daher mit der Nahrung zugeführt werden. Der physiologische Brennwert von Proteinen beträgt im Mittel:

$$1 \; g \; Protein \equiv 4.1 \; kcal$$

6.3.3 Kohlenhydrate

Die Kohlenhydrate unterteilen sich in

- ☐ Monosaccharide (Einfachzucker)
- ☐ Disaccharide (Doppelzucker)
- ☐ Polysaccharide (Mehrfachzucker)

Weiterhin muß eine Unterscheidung nach verwertbar und nicht verwertbar getroffen werden. Die (energetisch/enzymatisch) nicht verwertbaren Kohlenhydrate nennt man Ballaststoffe, weil man früher glaubte, daß sie unnütz seien, weil aus ihnen ja keine Energie gewonnen werden kann.

Ein süßlich schmeckender Zuckeraustauschstoff ist das Sorbit, welches chemisch zu den Zuckeralkoholen gezählt wird. Sorbit darf auch von Diabetikern unbedenklich verzehrt werden, da es im Körper zu Fructose gewandelt und wie dieses weiterverarbeitet wird.

Verwertbare Kohlenhydrate

☐   Monosaccharide:

>   Glucose (Traubenzucker)
>   Fructose (Fruchtzucker)

☐   Disaccharide:

>   Saccharose (Rohrzucker/Ahornzucker)
>   Maltose (Malzzucker)
>   Lactose (Milchzucker)

☐   Polysaccharide:

>   Glygogen (tierische Stärke)
>   Stärke (pflanzlich)

Stärke wird zum Teil nicht verwertet. Näheres hierzu siehe unter Ballaststoffe. Der physiologische Brennwert von Kohlehydraten (KH) beträgt im Mittel:

$$1 \; g \; KH \; \equiv \; 4.1 \; kcal$$

Ballaststoffe

Nach chemischer Definition sind Ballaststoffe alle Nicht-Stärke-Polysaccharide:

>   Cellulose
>   Hemicellulose
>   Pektin
>   Lignin

Diese Definition wurde früher auch ernährungstechnisch verwendet. Nachdem man aber festgestellt hat, daß auch Stärke nicht vollständig »verbrannt« wird, hat man die Definition angepaßt. Seither haben alle kohlenhydrathaltigen Lebensmittel einen höheren Ballaststoffgehalt.

Je nach Art des Lebensmittels und nach Art der Zubereitung ist der nicht verwertbare Anteil an Stärke unterschiedlich groß. So besitzen frisch gekochte Kartoffeln beispielsweise 3% ballastartige Stärke, während dieselben Kartoffeln abgekühlt immerhin schon 12% unverdauliche Stärke beinhalten. Weiße Mehle (Type 405) besaßen nach früheren Angaben kaum Ballaststoffe, weil sie vorwiegend Stärke beinhalteten. Heute ist der Anteil der verwertbaren Kohlenhydrate (wegen des nicht verwertbaren Anteils an Stärke) von etwa 73 g auf 71 g gesunken und der Anteil der nicht verwertbaren Kohlenhydrate - also die Ballaststoffe - von etwa 2 g auf 4 g gestiegen.

Ursprünglich drückte der Name *Ballaststoffe* aus, daß diese Stoffe für den Körper nur wertloser Ballast sind. Heute weiß man, daß die Ballaststoffe eine wichtige Rolle spielen, nicht nur für die Verdauung, sondern auch für den Abtransport unerwünschter Substanzen, wie z.B. LDL-Cholesterin. Daher kann man den Begriff auch wie folgt interpretieren:

>   Ballaststoffe sind Stoffe, die den Ballast im Körper abbauen

6.3.4 Alkohol

Alkohole sind chemisch verwandt mit den Fetten. Im menschlichen Körper erfüllen sie zahlreiche Funktionen, nicht nur solche mit negativem Ergebnis (Alkoholismus, Beeinträchtigung des Reaktions- und Urteilsvermögens, usw.), sondern auch positiv regulierende Funktionen wie beispielweise die schlaffördernde und die cholesterin-begünstigende Wirkung. Auch in energetischer Hinsicht ist Alkohol günstig, da es nach zahlreichen Untersuchungen (→ Kapitel 8.2) zwar Energie liefert, sich aber bezüglich einer Gewichtszunahme neutral verhält. Sein physiologischer Brennwert beträgt:

$$1 \; g \; Alkohol \equiv 7.1 \; kcal$$

6.3.5 Fette

Fette sind - chemisch gesehen - Ester. Ester sind in der organischen Chemie wiederum das, was in der anorganischen Chemie die Salze sind. Während ein Salz ein einer anorganischen Säure und einer Lauge (Base, Metall) besteht, besteht ein Ester aus einer organischen Säure und einem Alkohol, der einer Lauge hinsichtlich der OH-Gruppe ähnlich ist. Fette sind Ester aus Fettsäure und dem dreiwertigen Alkohol Glycerin. Wenn alle drei OH-Gruppen des Glycerins auch tatsächlich mit einer Fettsäure besetzt sind, dann spricht man von Triglyceriden, die üblicherweise im Blut gemessen werden und die auch im allgemeinen in der Natur vorkommen.

Die *Fettsäuren* unterscheiden sich in:

☐ gesättigte Fettsäuren
☐ einfach ungesättigte Fettsäuren
☐ mehrfach ungesättigte Fettsäuren

Diese Unterscheidung betrifft nun wiederum die Kohlenstoffverbindungen innerhalb der Fettsäuren. Je mehr Doppelverbindungen vorliegen, um so ungesättigter ist die Fettsäure. Je gesättigter die Fettsäure ist, um so härter ist auch das Fett und umso schwerer vom Darm zu verarbeiten.

Zu den *gesättigten Fettsäuren* gehören unter anderem:

☐ Stearinsäure
☐ Palmitinsäure

Zu den *einfach gesättigten Fettsäuren* gehört beispielsweise:

☐ Ölsäure

Zur Gruppe der *mehrfach ungesättigten Fettsäuren* gehören vor allem:

☐ Linolsäure ω-6
☐ Linolensäure ω-3 (α-L.) ω-6 (γ-L.)
☐ Arachidonsäure ω-6
☐ Eicosapentaensäure ω-3
☐ Docohexaensäure ω-3

Die Linolsäure ist die verbreitetste Fettsäure, die gerade zwei ungesättigte Verbindungen besitzt. Sie gehört - wie auch die γ-Linolensäure - zu den Omega-6-Fettsäuren (ω-6). Die α-Linolen-, die Eicosapentaen- und die Docosahexaensäure besitzen drei, fünf bzw. sechs ungesättigte Verbindungen und gehören der Familie der *Omega-3-Fettsäuren* (ω-3) an, die für den Cholesterinspiegel im Blut eine günstige Wirkung haben. Dies scheint insbesondere für die Eicosapentaensäure zu gelten. Die α-Linolensäure wird im Körper zu einem sehr geringen Anteil in Eicosapentaensäure umgewandelt.

Das Verhältnis aus mehrfach ungesättigten Fettsäuren zu gesättigten Fettsäuren wird als P/S-Quotient bezeichnet:

$$P/S = \frac{\textit{mehrfach ungesättigte Fettsäuren}}{\textit{gesättigte Fettsäuren}}$$

Ernährungstechnisch ist ein Quotient von 1 oder größer wünschenswert.

Der physiologische Brennwert von Fett beträgt im Mittel:

$$1 \; g \; Fett \; \equiv \; 9.3 \; kcal$$

6.3.6   Mineralien

Natrium

Wird zum Wasserhaushalt des Menschen benötigt (Regulation des osmotischen Drucks der Zellen). Die übermäßige Aufnahme von Natrium stellt bei Menschen mit erhöhtem Blutdruck einen besonderen Risikofaktor dar.

$$1 \; g \; Kochsalz \; = \; 391 \; mg \; Natrium \; + \; 609 \; mg \; Chlor(id)$$

Kalium

Wird zum Wasserhaushalt des Menschen benötigt (Natrium/Kalium-Kreislauf). Es ist wichtig für Muskeln und Nervensystem sowie für die Regulation der Säure/Base-Balance.

Calcium

Wichtige Funktionen bei der Bildung und Stabilisierung der Zähne und Knochen sowie bei der Blutgerinnung. Es ist an der Erregbarkeit der Muskeln und des Nervensystems beteiligt. Bei Calciummangel nimmt sich der Körper die benötigte Menge aus dem Skelettsystem, außerdem führt er zur erhöhten Erregbarkeit der Muskelatur und des Nervensystems.

Phosphor

Wichtiger Bestandteil beim Stoffwechsel, insbesondere bei der Energiegewinnung. Im Normalfall benötigt der Mensch gleiche Mengen an Phosphor und Calcium. Ein größerer Überschuß an Phosphor muß vermieden werden.

Magnesium

Ist am Aufbau von Knochen und Sehnen beteiligt und spielt eine Rolle beim Stoffwechsel sowie der Muskel- und Nervenreizbarkeit.

Eisen

Notwendiger Baustein zur Bildung der roten Blutkörperchen (Hämoglobin) und somit bedeutend für den Sauerstofftransport.

Fluor

Erhöht die Stabilität der Zähne und Knochen.

Jod

Verantwortlich für die Bildung (und Aktivierung der Vorstufe) des Schilddrüsenhormons Thyroxin (Tetrajodthyronin [1] T_4) und des Schilddrüsenhormons Trijodthyronin T_3. Die Hormone T_3 und T_4 sind für die Entwicklung der körperlichen und geistigen Leistungsfähigkeit des Menschen von großer Wichtigkeit.

Wird Jod(id) nicht ausreichend mit der Nahrung zugeführt, so können diese Hormone nicht im erforderlichen Maße gebildet werden. Der Körper verlangt eine Produktionssteigerung, die die Schilddrüse dazu veranlaßt, ihre »Fabrik« zu vergrößern. Es bildet sich eine *Struma* (Kropf) aus, die natürlich ohne das benötigte Jod keinen Nutzen bringt, so daß sich die Situation höchstens noch weiter verschlimmern kann. Zur Vermeidung einer solchen organischen Fehlentwicklung und zur Aufrechterhaltung der vollen körperlichen und geistigen Leistungsfähigkeit oder deren Erhöhung ist eine ausreichende Jodzufuhr von größter Bedeutung. Übrigens ist der Jodgehalt der Luft in Norddeutschland (vor allem in Schleswig-Holstein) so hoch, daß die Atemluft einen bedeutenden Teil des täglichen Bedarfs deckt (etwa die Hälfte).

---

[1] Die Bezeichnung ..**jod**thyronin drückt bereits aus, daß Jod enthalten ist. Die jeweilige Anzahl der Jodatome steht in der aus dem griechischen abgeleiteten Vorsilbe: Treta... bedeutet 4 und Tri... heißt 3. Die Abkürzungen setzen sich aus dem T für Thyronin und der Anzahl der Jodatome zusammen: T_3 bzw. T_4.

6.3.7   Vitamine

A (Retinol)

Retinol ist fettlöslich und in größeren Mengen (ab dem 15fachen der Empfehlung) toxisch (giftig). Retinol kommt im tierischen Gewebe vor. Pflanzen enthalten das Provitamin A, vor allem das ß-Carotin. Letzteres ist wasserlöslich und kann unbegrenzt aufgenommen werden, da der Überschuß wieder ausgeschieden wird.

Aus 6 mg ß-Carotin wird 1 mg Retinol (= 1 mg Retinol-Äquivalent = 3333 IE) im Körper synthetisiert.

$$6 \ \mu g \ \beta\text{-}Carotin \equiv 1 \ \mu g \ Retinol$$

$$1 \ IE = 0.3 \ \mu g \ Retinol$$

Vitamin A ist für den Aufbau und die Erhaltung des Epithelgewebes der Haut und der Schleimhaut (Schwangerschaft!) wichtig, es ist außerdem an der Bildung von Sehpurpur im Auge beteiligt.

B_1 (Thiamin)

Thiamin ist wasserlöslich und wichtig für Herz, Hirn, Nervenzellen und Muskeln. Es reguliert den Kohlenhydratstoffwechsel.

$$1 \ IE = 3 \ \mu g \ Thiamin$$

B_2 (Riboflavin)

Riboflavin ist das wichtigste Vitamin des B_2-Komplexes. Sofern nur von Vitamin B_2 gesprochen wird, ist immer Riboflavin gemeint. Es ist wasserlöslich und hat besondere Bedeutung für den Stoffwechsel, für die Haut und für die Blutbildung.

B_6 (Pyridoxin)

Neben Pyridoxin gehören auch Pyridoxal und Pyridoxamin zur B_6-Gruppe. Sie sind alle wasserlöslich und gleichen einander in ihrer Wirkung. Ihre Bedeutung haben sie beim Proteinstoffwechsel, also beim Auf- und Abbau der Aminosäuren.

B_{12} (Cobalamin)

Vitamin B_{12} kommt nur in tierischen Geweben und Organen vor. Es ist als Coenzym vieler Enzyme anzusehen und wird deshalb von jeder Körperzelle benötigt. Es ist für die Bildung der roten Blutkörperchen und anderer Blutzellen wichtig.

Niacin

Niacin gehört zur B_2-Gruppe. Es wird auch als Nicotinsäureamid oder kurz als Nicotinsäure bezeichnet. Niacin spielt beim Stoffwechsel eine entscheidende Rolle. Ebenso ist es für die Erhaltung der Haut und des Nervensystems wichtig.

C (Ascorbinsäure)

Vitamin C wird in erster Linie zur Stimulanz des körpereigenen Abwehrsystems (Immunsystems) benötigt. Darüber hinaus hat es wichtige Aufgaben bei der Bildung und Funktionserhaltung von Zähnen, Knochen und Blut.

$$1 \; IE \; = \; 0.05 \; mg$$

D (Calciferol)

Calciferol ist ein fettlösliches Vitamin zur Regulation des Calcium- und Phosphatstoffwechsels. 1 µg Vitamin-D-Äquivalente entspricht 1 µg Vitamin D_2 (bzw. 1 µg Vitamin D_3) oder 40 IE. Bei mehr als etwa dem 20fachen des täglichen Bedarfs wirkt das Vitamin D toxisch.

$$1 \; IE \; = \; 0.025 \; \mu g$$

E (Tocopherol)

Diese Gruppe vereinigt mehrere fettlösliche Substanzen (α-, ß-, γ- und δ-Tocopherol), deren Bedeutung für den menschlichen Körper noch unklar ist. Es scheint aber eine wesentliche Rolle bei der Verhinderung der Oxydation ungesättigter Stoffe zu spielen. So wird pro Gramm mehrfach ungesättigter Fettsäuren etwa 0.5 mg Vitamin E benötigt. Aus diesem Grunde haben die Hersteller hochwertiger Öle wie z.B. Distelöl, eine geeignete Menge des Vitamins zugesetzt. Angegeben wird das Vitamin E als α-Tocopherol-Äquivalent. 1 mg α-Tocopherol entspricht 2 mg ß-Tocopherol bzw. 4 mg γ-Tocopherol bzw. 100 mg δ-Tocopherol bzw. 1.4 IE.

$$1 \; IE \; = \; 0.7 \; mg \; \alpha - Tocopherol$$

Die folgende Tabelle enthält für die vorgenannten Vitamine die Internationalen Einheiten (IE) für 1 mg:

Vitamin	1 mg =
A	3333 IE
B_1	333 IE
C	20 IE
D	40000 IE
E	1.4 IE

Tabelle 1: Internationale Einheiten der Vitamine (bezogen auf 1 mg)

6.3.8 Säure/Base-Balance

Für den menschlichen Körper und sein Wohlbefinden (Sodbrennen, Depressionen, usw) ist ein ausgewogenes Verhältnis von Säure und Base im Magen-Darm-Trakt besonders wichtig. Leider gibt es kein offizielles System zur Überwachung dieser Balance. Lediglich steht die Literaturquelle /7/ zur Verfügung, in der die Lebensmittel in drei Gruppen eingestuft werden:

- Basenspender
- Säurespender
- Säurebildner

Zu den Basenspendern zählen z.B. Obst und frischgepreßte Säfte (auch Orangen), Kartoffeln, Blattgemüse, Joghurt und Kräuter. Zu den Säurespendern zählen z.B. Fleisch, Eier und Käse. Zu den Säurebildnern zählen z.B. weißer Zucker, helles Mehl, gehärtete Fette, schwarzer Bohnenkaffee, schwarzer Tee, Schokolade und Alkohol.

Die verzeichneten Lebensmittel sind in stark basenüberschüssig (bb), basenüberschüssig (b), im ungefähren Gleichgewicht (sbg), leicht säureüberschüssig (ls), säurespendend - oder bildend (s) und stark säurespendend oder -bildend (ss) unterteilt.

Die Berechnungen dieses Programmes basieren nun darauf, daß für die oben genannten qualitativen Bewertungen Zahlenwerte eingesetzt werden, und zwar in Anlehnung an den ph-Wert für basisch wirkende Lebensmittel positive Zahlen und für sauer wirkende Lebensmittel negative Zahlen. Dabei wurden folgende Äquivalente gewählt:

	Wirkung	Maßzahl
bb	starker Basenspender	+4
b	Basenspender	+2
sbg	Säure-Basen-Gleichgewicht	0
ls	leichter Säurespender	-1
s	Säurespender oder -bildner	-2
ss	starker Säurespender oder -bildner	-4

Tabelle 2:   Bewertungsschema für die Säure/Base-Balance nach Erik Wischnewski und Hedy Bircher-Rey

Bei der Berechnung des Tagesmittelwertes (oder Tagesgesamtwertes) muß die aufgenommene Menge mit der Maßzahl multipliziert werden. Diese Werte werden aufsummiert und wieder durch die Gesamtmenge des Tages geteilt. So ergibt sich ein gewichteter Mittelwert.

$$S/B\text{-}Balance_{Tag} = \frac{\sum Menge_{Lbm} \cdot S/B\text{-}Balance_{Lbm}}{\sum Menge_{Lbm}}$$

6.4 Erfassung der täglichen Nahrungsaufnahme

6.4.1 Ziele der Nahrungserfassung

Bevor wir uns daran machen, die ungewohnte und anfangs sicherlich auch mühevolle Erfassung der täglichen Nahrungsaufnahme im Detail zu besprechen, wollen wir uns über die damit verbundenen Ziele im klaren sein.

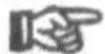

> Alle unsere Maßnahmen dienen vor allem dem einen Ziel, unser Leben möglichst lange und beschwerdefrei zu erhalten.

Neben zahlreichen Risiken im Unfallbereich, die jeder einzelne - dank Vorsicht - selbst in der Hand hat (zumindest überwiegend), gibt es zahlreiche Erkrankungen, denen man oftmals persönlich nichts entgegensetzen kann. Dann ist der Mediziner gefragt, der in den meisten Fällen die Krankheit heilen oder zumindest die Beschwerden reduzieren kann. Es gibt aber eine Krankheit, die immerhin die Hälfte aller Todesursachen darstellt, die jeder einzelne bestens in den Griff bekommen kann, und zwar im wesentlichen ohne die Hilfe eines Arztes. Gemeint sind die Herzkreislaufkrankheiten, also insbesondere der Herzinfarkt. Die Risiken für eine solche Erkrankung sind mannigfaltig und in → Kapitel 8.1 beschrieben. Das wesentlichste Risiko ist aber eine übermäßige und falsche Ernährung. Der Deutsche ißt im Durchschnitt viel zu viel Fett und Cholesterin. Dies führt zu derart katastrophalen Blutfettwerten, daß der Arzt sich schon gar nicht mehr traut, Sie über die volle Bedeutung Ihrer Werte aufzuklären. Bei Werten, die in der Nähe festgesetzter Grenzwerte liegen oder nur knapp darüber, wird dem Patienten meistens ein »alles in Ordnung« bescheinigt, um ihn nicht weiter zu beunruhigen. Grenzwert aber bedeutet, daß der normale Wert eigentlich *deutlich* darunter liegen sollte. Dies ist wohl bei kaum einem Menschen der Fall - auch nicht bei mir. Deshalb habe ich meine Eßgewohnheiten umgestellt. Über meine eigenen Ergebnisse wird in → Kapitel 8.3 berichtet.

Der Grenzwert ist der Wert zum Handeln. Nichts tun darf man nur, wenn der Meßwert *deutlich* unter dem Grenzwert liegt.

Ein weiterer Risikofaktor für Herzinfarkt ist Übergewicht. Beide Punkte sind aber eigentlich identisch. Denn das Übergewicht kommt ja im Normalfall nur durch die zu hohe Fettaufnahme zustande (von wenigen anderen Krankheiten einmal abgesehen). Ißt man weniger Fett, so nimmt man im allgemeinen auch ab. Wir werden also als eines unserer Hauptziele erachten, das Idealgewicht zu erreichen und dabei gleichzeitig die Blutfette auf normale Werte zu senken.

Eine Umstellung der Ernährungsgewohnheiten sollte aber auch gleichzeitig so erfolgen, daß keine (wesentlichen) Mangelerscheinungen an anderer Stelle auftreten. Dies ist einerseits insofern sehr schwierig, als daß beim Weglassen bestimmter Nahrungsmittel auch gleichzeitig andere sehr wichtige Nährwerte wegfallen, z.B. beim Weglassen von Schweinefleisch würde auch gleichzeitig das sehr wichtige Vitamin B_1 wegfallen. Wenn man schon seine Ernährung umstellen möchte, dann wird man parallel dazu dafür sorgen, daß andere Nährwerte wie z.B. Omega-3-Fettsäuren oder wichtige Mineralien und Vitamine in ausreichender Menge zu sich genommen werden.

6.4.2   Richtig einkaufen

Um die vorgenannten Ziele erreichen zu können, müssen wir auch ernährungsbewußt einkaufen. Wir werden also lernen müssen, beim Kauf auf Packungsangaben zu achten. Die Packungen enthalten grundsätzlich eine Zutatenliste und oftmals auch schon die Hauptnährwerte. Wir werden den Fleischer nach genauen Angaben fragen. So werden wir uns nicht mehr von der Salami-Werbung »Du darfst - 40% weniger Fett« irritieren lassen. Die normale Salami hat 60% Fett absolut. 40% weniger ist immer noch 36% Fett absolut. Der gleiche Fleischer hatte aber auch eine Rindersalami mit nur 10% Fett absolut. Wenn diese auch noch sehr dünn geschnitten wird, haben wir eine 5 g Scheibe mit 10% Fett statt einer 10 g Scheibe mit 60% oder auch nur 36% Fett. Das macht unter dem Strich nur 0.5 g Fett statt 6 g Fett, welches immerhin das Zwölffache ist. Man wird nach kurzer Zeit feststellen, daß auch weniger Aufschnitt gut schmeckt. Vor allem ist eine Salami ohnehin im Geschmack sehr kräftig.

Sie müssen grundsätzlich auf die Angaben der Hersteller, wie sie auf den Packungen angegeben sind, achten. Sie werden sich zukünftig ohnehin mehr für die Nährwerte der eingekauften Ware interessieren. Sie sollten beispielsweise auf die Kekspackungen schauen, ob Eier (Eiklar, Eigeld, Vollei, Eipulver, etc) verwendet wurde, der den Cholesterinwert des Lebensmittels prägt. Sie werden unterscheiden, ob Butter oder Margarine verwendet wurde. Sie werden darauf achten, ob Sahne enthalten ist. Alles dieses ist wichtig für den Cholesteringehalt. Brötchen gibt es für Sie dann nicht mehr. Entweder sind es Weizenvollkornbrötchen oder Roggenmischbrötchen oder Vierkornbrötchen. Sie werden sich beim Bäcker auch dafür interessieren, ob die Weizenvollkornbrötchen wirklich zu 100% aus Weizenvollkornmehl bzw. Type 1700 besteht, oder nur zu 20% und der Rest dann normales weißes Mehl (Type 405) ist. Das ist nämlich für die Mineralien und die Ballaststoffe sehr wichtig.

Ein anderer Aspekt ergibt sich beim Preis mancher Lebensmittel. Wer würde glauben, daß Heidelbeeren preiswerter sind als Äpfel? Geht man vom durchschnittlichen Jahrespreis aus, so kostet ein kg Äpfel etwa 5.- bis 6.- DM, während Heidelbeeren je nach Angebot (frisch, in Dosen oder tiefgefroren) etwa 7.- bis 13.- kostet. Ißt man diese Obstsorten nun der Ballaststoffe wegen, so erhält man bei Äpfeln für im Mittel 5.50 DM 22 g Ballaststoffe, bei Heidelbeeren aber für einen mittleren Preis von 10.- DM immerhin 49 g. So kostet also ein Gramm Ballaststoffe bei Äpfeln 25 Pf und bei Heidelbeeren nur 20 Pf. Nun haben aber Heidelbeeren noch weitere gute Seiten wie z.B. ihr Fettgehalt. Sie haben richtig gelesen, Heidelbeeren haben - wie fast alles Obst - auch Fett und zwar hauptsächlich die sehr gesunden Omega-3-Fettsäuren. 1 kg Äpfel besitzen nur 190 mg davon, während 1 kg Heidelbeeren immerhin schon 2200 mg beinhalten. Somit kosten 100 mg Omega-3-Fettsäuren bei Äpfeln immerhin 2.90 DM und bei Heidelbeeren nur 45 Pf.

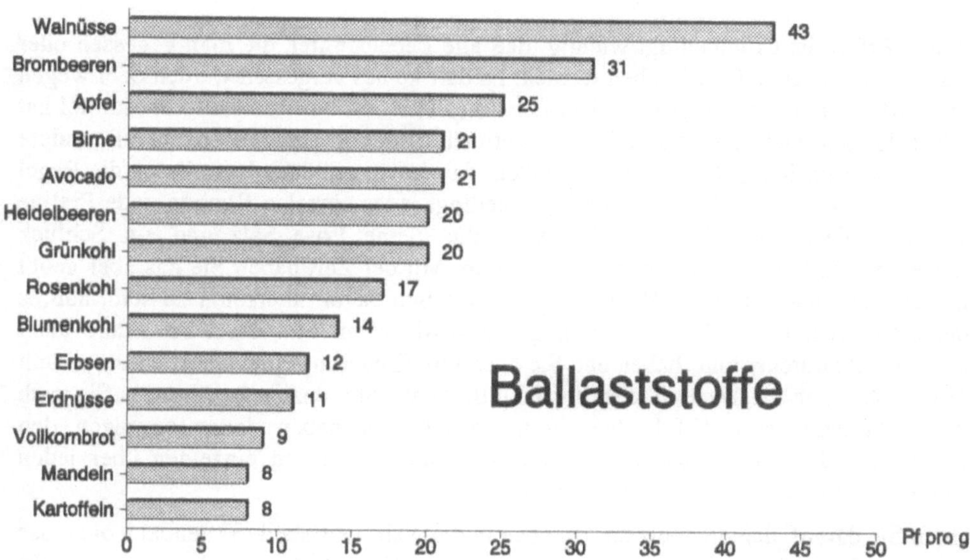

Bild 4: Preis in Pf pro Gramm Ballaststoffe verschiedener Lebensmittel

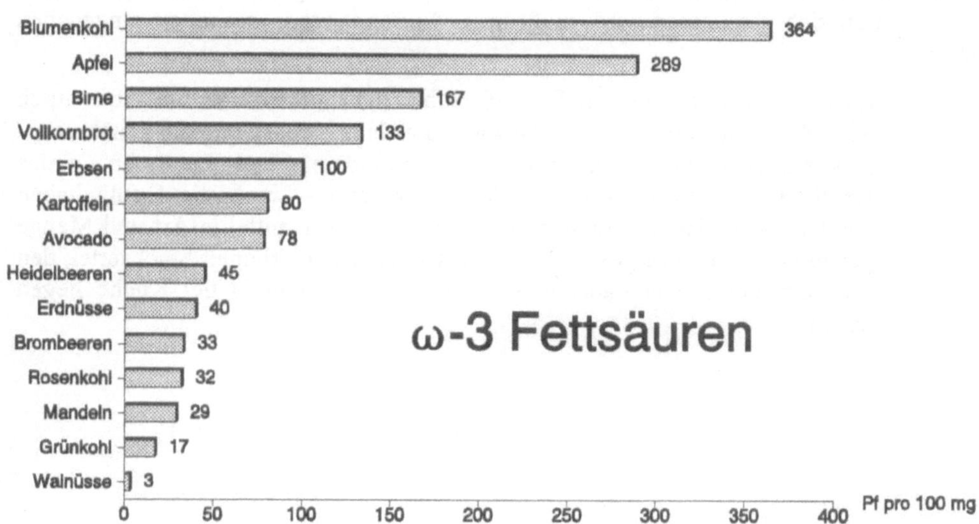

Bild 5: Preis in Pf pro 100 mg Omega-3-Fettsäuren verschiedener Lebensmittel

6.4.3   Was muß alles berücksichtigt werden?

Für den Erfolg ist es unbedingt wichtig, daß alle Lebensmittel, die man gegessen oder genascht hat, genau aufgeschrieben werden. Es darf keines vergessen werden oder wegen kleiner Mengen unterschlagen werden. Die Annahme, ein bestimmtes Lebensmittel hat ja ohnehin nicht viel Fett, darf nicht zum Vernachlässigen führen. Es könnte z.B. andere wichtige oder unsinnige Substanzen enthalten. Außerdem gilt auch beim Essen die Regel »Kleinvieh macht auch Mist!«. So muß unbedingt jedes einzelne Bonbon, jede Praline und jede Salzstange erfaßt werden. Auch die kleine Prise Salz und ein Schluck Orangensaft dürfen nicht unterschlagen werden. Mit der Zeit haben Sie das aber geübt und ganz automatisch im Griff. Wichtig ist, wirklich davon überzeugt zu sein, daß es ohne diese Genauigkeit keinen Erfolg geben wird. Wenn Sie dieses Prozedere dann einige Monate durchgeführt haben und Sie auch Ihre Ernährungsgewohnheiten umgestellt haben, wobei sich natürlich gleichzeitig auch Ihr Gewicht reduziert hat, werden Sie auch ohne Pedanterie Ihren Erfolg bewahren können. Sie haben dann sozusagen den Führerschein des Essens geschafft und denken nicht mehr im einzelnen über jeden Handgriff nach - so wie in der Fahrschule.

Achten Sie darauf, daß die meisten Angaben in der Nährwerttabelle/Datenbank ohne das Brat- oder Fritierfett sind. Dies ist bewußt so gewählt worden, weil es hierbei sehr unterschiedliche Möglichkeiten gibt. Sie können viele Lebensmittel (z.B. Frikadellen) in einer beschichteten Pfanne braten, ohne Fett zuzugeben. Oder Sie können sehr wenig Fett oder auch sehr viel Fett nehmen. Sie können das sehr wertvolle Distelöl, die normale Margarine, die geschmackvolle, aber cholesterinreiche Butter oder auch Kokosfett verwenden. Da je nach Art der Kochkunst zwischen 0 g und 20 g Fett und zwischen 0 mg und 50 mg Cholesterin und zwischen 0 g und 12 g mehrfach ungesättigter Fettsäuren zu sich genommen wird, muß dieses Extrafett schon gesondert eingegeben werden.

Zusammenfassend müssen Sie sich unbedingt merken, daß Sie hinsichtlich aller oben genannter Ziele wie Gewichtsabnahme, Umstellung der Ernährungsgewohnheiten und Verbesserung der Blutfettwerte und damit Abbau des Herzinfarktrisikos nur - und wirklich nur dann - langfristig Erfolg haben werden, wenn Sie alle zu sich genommenen Lebensmittel in Art und Menge genau notieren. Dies geschieht am besten auf einem kleinen Spickzettel, den Sie entweder immer dabei haben oder zum Beispiel in der Küche liegen haben.

6.4.4 Bestimmung der Mengen

Wie schon zuvor ausgeführt wurde, ist die Bestimmung der Mengen, die man ißt, sehr wichtig. Daher muß an dieser Stelle einiges zum Thema Messen gesagt werden. Es hat sich in eigenen Versuchen gezeigt, daß man - zumindest anfangs - kaum in der Lage ist, die Menge eines Lebensmittels genau genug zu schätzen. Meistens wird zu wenig geschätzt und zwar oftmals nur die Hälfte. Daß das natürlich bei einer bewußten und kontrollierten Ernährung nicht geht, ist wohl jedem klar.

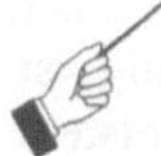

Es ist anfänglich unbedingt erforderlich, die Lebensmittel genau zu wiegen. Dabei ist eine Digitalwaage mit Grammteilung (1g- oder 2g-Teilung) von großem Vorteil. Ungenaue Analogwaagen, die bestenfalls 10 g oder 20 g Genauigkeit erwarten lassen, sollten nur unter größtem Vorbehalt verwendet werden. Es muß unbedingt eine Genauigkeit von mindestens 5 % angestrebt werden.

Wenn man also beispielsweise 160 g Gemüse ißt, dann genügt es, die Menge auf 5-10 g genau zu bestimmen. Dies genügt auch vor dem Hintergrund, daß die Nährwerte nicht genauer als 5-10 % bekannt sind und durch die Verarbeitung (z.B. Erhitzen) weitere Substanzen verlieren. Wenn aber die Buttermenge auf dem Brot nicht genau bekannt ist, macht sich dies in der Fettbilanz schon stark bemerkbar. So nimmt eine warme Scheibe Toast wesentlich mehr Fett auf als ein helles Brötchen. Das Toast nimmt 4-10 g pro Scheibe und das Brötchen 2-6 g pro Hälfte auf, je nach Dicke. Wenn nun auch noch ein Schätzfehler von 50 % hinzukommt, dann klaffen die Möglichkeiten weit auseinander. Bei zwei Scheiben Toast im Vergleich zu einem ganzen Brötchen hätten wir dann unter Berücksichtigung des Schätzfehlers (von der Hälfte bis zum Doppelten) von 2 g bis 40 g alles drin. Während die erste Angabe ganz normal und unkritisch ist, wäre die zweite schon äußerst bedenklich. Deshalb ist es sehr wichtig, die Mengen genau zu bestimmen.

Die genaue Mengenbestimmung gilt im allgemeinen für eine bestimmte Person. So hatte ich selbst früher etwa 6 g Butter auf ein halbes Brötchen gestrichen, heute verbrauche ich nur noch 2 g Halbfettmargarine. Der Unterschied im Fett für ein ganzes Brötchen liegt also bei 9.6 g zu 1.6 g, also schon eine deutliche Besserung. Mittlerweile weiß ich durch zahlreiche Messungen, wieviel Fett ich benötige. Ich wiege heutzutage natürlich nicht mehr jede mir bekannte Scheibe Brot ab oder die Menge an Fett. Innerhalb der erlaubten Grenzen von ± 5 % liege ich auf jeden Fall.

Bei einer Waage mit einer 2g-Teilung - und erst recht bei einer 5g-Teilung - ist die genaue Erfassung der Buttermenge einer Scheibe Brot (z.B. 3 g) sehr schwierig. Wer sich in der Messung genauer auskennt, kann mit kleinen Zusatzgewichten (½ g) arbeiten. Leichter ist allerdings, einmalig größere Mengen abzuwiegen und auf die kleine Portion umzurechnen. So könnte man zum Beispiel drei Scheiben Brot trocken wiegen, dann mit Butter oder Margarine beschmieren und nochmals wiegen. Die Differenz ist durch drei zu teilen und entspricht der Menge Streichfett für eine Scheibe Brot. Die meisten Digitalwaagen erlauben auch ein Nullen der drei trockenen Scheiben (Tara), so daß beim Wiegen der bestrichenen Scheiben direkt die Fettmenge angezeigt wird. Das erspart den Taschenrechner und schont die grauen Zellen.

Die einfachste Lösung für genaues Wiegen dürfte allerdings die Anschaffung einer sehr ganauen Digitalwaage sein. Es werden im Handel durchaus zahlreiche Waagen angeboten, die 1 g genau wiegen. Eine Waage wiegt sogar bis 100 g auf 0.5 g genau. Die meisten dieser Waagen reichen bis 2 kg, so daß Sie auch bequem Gefäße zum Abwiegen verwenden können, ohne daß die Waage gleich in den Überlaufbereich gelangt. Solche Digitalwaagen, die allesamt auch ein Zuwiegen erlauben, kosten heutzutage zwischen 70.- und 120.- DM. Erhältlich sind sie in Kauf- und Versandhäusern, im Bürobedarf (als Briefwaage) und im Elektronikbedarf (als Meßgerät). Zum Abwiegen von größeren Mengen, z.B. Mehl und anderen Backzutaten, ist es sinnvoll, eine Waage mit großer Auflagefläche zu verwenden - eventuell sogar gleich mit einer Schale dabei. Zum Abwiegen kleiner Portionen, z.B. Brötchen mit Butter und Honig, ist eine kleine Ausführung, die noch auf dem Frühstückstisch Platz findet, am geeignetsten.

Sie müssen bei der Bestimmung der Menge auch unbedingt darauf achten, ob die in der Nährwerttabelle enthaltenen Angaben für rohe Ware, gekochte Ware oder sonst welche Ware gilt. Bei Fleisch und Gemüse zum Beispiel ist immer das Rohgewicht zu messen und anzugeben. Das gegarte Produkt wiegt weniger, weil es Wasser verloren hat. Bei Nudeln, Reis und anderen zu kochenden Lebensmitteln, die Wasser aufnehmen, ist entweder das Rohgewicht oder das Fertiggewicht anzugeben. Hier tritt durchaus ein Faktor zwei bis drei auf.

6.5   Wie nehme ich ab?

6.5.1   Prinzip der Lerndiät

Es gibt zwei Methoden, eine Gewichtsdiät durchzuführen (→ Kapitel 6.1). Entweder nach der berühmten goldenen Regel all jener Diäten, die in Zeitschriften, Fachzeitschriften, Büchern usw. angeboten werden (Kurdiäten) oder nach der hier beschriebenen Methode (Lerndiät). Die allgemein üblichen Gewichtsdiäten haben den Nachteil, daß man ganz genau vorgeschrieben bekommt, was man Essen darf und wieviel. Da heißt es beispielsweise: zum Frühstück ein Apfel, zum Mittagessen ein Salat bestehend aus ..., als Nachtisch eine halbe Joghurt Magerstufe usw, usw. Wer all diese Dinge aber nicht mag, und wer sich diese auch nicht unbedingt immer kaufen will, der nicht hinterherlaufen will, sie sich zu beschaffen, der wird solche Diäten ablehnen, spätestens mittendrin abbrechen, auf keinen Fall aber nach erfolgreicher Durchführung, weiterbeachten. Er wird dann wieder in den alten Trott zurückfallen und zunehmen, denn daß diese Diät ja nur für eine gewisse Zeit galt, ist ihm ja logischerweise klar gewesen, und er glaubt somit wieder »fressen« zu können, wie er möchte.

Nach meiner Diät, die auch nichts mit dem Motto »FdH - Friß die Hälfte« zu tun hat, denn dabei würden auch die lebenswichtigen Stoffe wie Mineralien, Vitamine und andere Dinge nur halb soviel zu sich genommen werden, gilt das Grundprinzip: iß alles was du magst, iß auch soviel wie du magst, nur unter dem Strich muß die Tagesbilanz wieder stimmen (beim ErnährungsManager muß die Tagesanalyse also alles Häkchen enthalten).

Weder bei den energiespendenden Nährwerten wie Fett, Kohlenhydrate und Eiweiß dürfen + oder gar ++ Zeichen erscheinen, noch bei den Vitaminen und Mineralien sollten nicht allzuviel Minuszeichen stehen. Was jeder einzelne ißt, kann jeder für sich entscheiden, wieviel kann er ebenfalls entscheiden. So kann man beispielsweise Dinge, auf die man bestimmt nicht verzichten möchte oder die man zufällig im Hause hat oder die man zufällig bei Gästen ißt oder in einem Restaurant, so kann man diese getrost zu sich nehmen; man muß lediglich auf die Menge achten, die darf dann nicht zu groß sein, da sonst das Gesamtergebnis des Tages nicht erreicht wird. Andererseits darf man von Lebensmitteln, die im Sinne der Diät sehr günstig sind, auch ruhig größere Mengen essen, so daß auch hier kaum eine Beschränkung vorhanden ist. Lediglich darf man von ungünstigen Lebensmitteln keine Unmengen essen, also beispielsweise fünf Stück Sahnetorte. Es spricht aber nichts dagegen, eine kleine Sahneschnitte zu essen, wenn diese in der Gesamttagesbilanz möglich ist. Das aber findet jeder einzelne Patient sofort heraus, wenn er mit Hilfe des ErnährungsManagers, täglich - und das muß wirklich täglich geschehen, am bestens abends oder noch besser mit Zwischenstand nach dem Mittagessen - seine Werte überprüft. Aus diesem Grunde nenne ich meine Diät auch gerne Lerndiät, weil man lernt, sich dem Ziele förderlich richtig zu ernähren.

Im Laufe der ersten Wochen bekommt er schnell ein Gefühl dafür, wie er sich ernährungstechnisch verhalten muß. Die ersten Tage werden natürlich besonders schwer fallen, weil man einfach nicht wahrhaben will, daß all das, was man ißt, bereits zuviel des Guten ist, so daß man schlagartig nachmittags um 16 Uhr auf weitere Dinge verzichten muß, außer vielleicht noch auf Obst, so daß natürlich ein gewisses Unwohlbefinden eintritt. Man wird dann aber im Laufe der Zeit lernen, daß das Hungergefühl durch Zunahme von Ballaststoffen, die mit an Sicherheit grenzender Wahrscheinlichkeit bis zu dem Zeitpunkt viel zu wenig zu sich genommen wurden, gemeistert werden kann, und so wird man sich in den ersten Tagen - vielleicht auch Wochen - auf eine Ernährung einpendeln, die man dann mit Leichtigkeit auch Monate und dann später Jahre durchhalten kann. Dabei ist der ErnährungsManager so konstruiert, daß es den Patienten bei der Entscheidung, was er und wieviel er essen darf, unterstützt. Während also eine Diät herkömmlicher Art eine Strapaze hinsichtlich der Dinge, die man essen darf, und der Menge, die man essen darf, mit sich bringt, bringt die zweite Methode die Strapaze mit sich, alles genau aufschreiben zu müssen und in den Rechner eingeben zu müssen, um dann ein- bis zweimal im Laufe des Tages einen Zwischenstand und abends gar den Endstand zu erhalten. Allerdings hat man hierdurch - und nur hierdurch -auch die Chance, selbst die Wirkung von Ernährungsgewohnheiten zu erfahren, kennenzulernen und dann nach einigen Monaten seine Ernährung vollends darauf umgestellt zu haben.

Wenn ich somit beispielsweise zu Besuch eingeladen bin, kann ich es mir durchaus leisten, ein Stück Kuchen zum Kaffeetrinken zu essen. Mittlerweile weiß ich, daß ich natürlich keine Sahnetorte essen sollte, sondern stattdessen lieber Bisquit- oder besser noch Hefekuchen mit Obstbelag. Auf der anderen Seite weiß ich dann, daß ich vermutlich an diesem Tag etwas zuviel Fett zu mir genommen habe, und werde es durch rechnergestützte Auswahl der Speisen am nächsten Tag wieder ausgleichen, werde mir also am nächsten Tag beispielsweise fettarme Lebensmittel auswählen, die dann auch noch reich an mehrfach ungesättigten Fettsäuren sind, so daß hier ein Ausgleich erfolgt. In der Regel fällt einem dies auch relativ leicht, weil vom Vortag noch ein guter Sättigungseffekt vorhanden ist. Ich habe selbst immer wieder die Erfahrung gesammelt, daß das Frühstück und Mittagessen zusammen bei weitem noch nicht die Tageswerte ergibt, daß selbst das Kaffeetrinken noch längst nicht die notwendigen Werte oder Maximalwerte erreichen läßt, und daß oftmals sogar ein normales Abendbrot nicht einmal einen Überschuß ergibt. Oftmals sind es nämlich gerade die nach dem Abendbrot noch zu sich genommenen Kleinigkeiten an schokoladenartigen Süßigkeiten, Knabbersachen, Eis usw., die die Bilanz völlig zerstören. Wer tagsüber eine interessante Arbeit durchführt, und deshalb nicht aus Langeweile oder Streß zum Naschen greift, wird tagsüber keine Probleme mit seiner Nährwertbilanz haben.

Ich habe mich selbst allzuoft dabei erwischt, daß die Fettbilanz bis zum Abend hervorragend war, ich aber aufgrund der fettarmen Ernährung ein wenig das Gefühl hatte, daß mir etwas fehlt. Ich hatte sogenannten »Kohldampf« auf Schokolade oder ähnliches, und habe mir dann beispielsweise auf der Heimfahrt an der Tankstelle noch schnell einen Marzipanriegel herausgeholt. Diese »Fettbombe« hat dann die gesamte Tagesbilanz total zerstört. Ein einziges Mal sich sagen »Nein, das macht alles kaputt« hätte genügt, und die Bilanz wäre in Ordnung geblieben. So habe ich aber insbesondere in den ersten Wochen nach Ersatzbefriedigungen gesucht, die eine weniger katastrophale Vernichtung der Bilanz bewirkt, wie beispielsweise kohlenhydrathaltige Naschereien. Dazu zählen beispielsweise Salzstangen. Würde man solche Salzstangen als Stangen bekommen, sprich also ohne Salz oder mit sehr wenig Salz, dann wäre eigentlich überhaupt nichts gegen sie einzuwenden, insbesondere dann nicht, wenn es sich sogar noch um Vollkornstangen handeln würde. Hier muß man ganz einfach den Markt beobachten, was angeboten wird, gegebenenfalls selber welche backen oder das Salz abkratzen. Auch ist das Ausweichen auf Süßigkeiten ohne Schokolade und Nüsse, wie beispielsweise Lakritz, bis zu einem gewissen Grade durchaus sinnvoll, weil sie das Naschgefühl befriedigen und trotzdem Fette und Proteine nicht erhöhen.

6.5.2   Idealgewicht

Am Anfang aller Überlegungen steht die Frage nach dem persönlichen Idealgewicht. Hier gibt es mehrere Formeln, die im folgenden auch vorgestellt werden sollen. Das Idealgewicht ergibt sich aus dem Normalgewicht. Dieses hängt vom Lebensalter (ab etwa 25. unabhängig davon), vom Körperbau, von der Körperlänge und vom Geschlecht ab. Die wohl bekannteste Formel nach Broca berücksichtigt nur die Körperlänge:

$$Normalgewicht = Körperlänge - 100$$

wobei sich das Normalgewicht in kg ergibt und die Körperlänge in cm anzugeben ist. Das Idealgewicht ergibt sich nun durch Multiplikation mit einem Faktor F aus dem Normalgewicht:

$$Idealgewicht = Normalgewicht \cdot F$$

Der Faktor F beträgt bei Männern 0.9 (entsprechend einem Abzug von 10%) und bei Frauen 0.85 (entsprechend einem Abzug von 15%). Bei zierlichem Körperbau sollte der Wert nochmals um 0.05 reduziert und bei kräftigem Körperbau um 0.05 erhöht werden, so daß Männer also zwischen 0.85 und 0.95 und Frauen zwischen 0.80 und 0.90 liegen.

Eine völlig andere Methode benutzt den Body-Mass-Index (BMI):

$$BMI = \frac{Gewicht}{Körperlänge^2}$$

wobei das Gewicht in kg und die Körperlänge in m (nicht cm) angegeben wird. Liegt der BMI im Bereich von 20 bis 25, so ist dies als normal zu bezeichnen. Bei Männern sollte der BMI 24 und bei Frauen 22 betragen. Liegt der BMI über 30, so hat die Person ein kritisches Übergewicht.

Aus der BMI-Formel läßt sich mit den Normalwerten von 24 bzw. 22 umgekehrt das Normalgewicht berechnen:

$$Normalgewicht = 24\ (22) \cdot Körperlänge^2$$

wobei die Körperlänge wieder in m anzugeben ist und der Wert in Klammern für Frauen gilt. Hinsichtlich des Idealgewichtes gilt die oben genannte Formel, die bereits Anwendung auf die Broca-Formel gefunden hat.

Eine dritte Methode wurde von Bornhard vorgestellt:

$$Gewicht = \frac{K\ddot{o}rperl\ddot{a}nge \cdot Brustumfang}{240}$$

wobei die Körperlänge und der Brustumfang in cm anzugeben ist. Das Gewicht ergibt sich in kg, wobei der Literatur nicht zu entnehmen ist, ob es sich um das Normal- oder Idealgewicht handelt. Die Zahlenbeispiele deuten auf ein Idealgewicht hin.

Beispiel: Mann, 173 cm, 63 kg, 88 cm Brustumfang (zierlicher Körerbau)

Normalgewicht nach Broca:	73.0 kg
Normalgewicht nach BMI:	71.8 kg
Idealgewicht nach Broca:	62.4 kg
Idealgewicht nach BMI:	61.0 kg
Gewicht nach Bornhard:	63.4 kg

6.5.3   Diätgewicht

Von dem so errechneten Idealgewicht ausgehend errechnet sich der tägliche Bedarf an Energie, Protein, Fett, usw. Hat man in der Vergangenheit mehr gegessen, dann leidet man an Übergewicht. Um abzunehmen, muß man sich ein sogenanntes Diätgewicht errechnen:

$$Di\ddot{a}tgewicht = 2 \cdot Idealgewicht - Realgewicht$$

Hiernach errechnet sich der zugelassene tägliche Energiebedarf, und damit auch Bedarf an Protein, Kohlenhydraten und Fett.

Beispiel: Ein Mann ist 175 cm groß. Sein Idealgewicht beträgt dann bei normalem Körperbau 67.5 kg. Sein Realgewicht ist 90 kg. Daraus ergibt sich ein Diätgewicht von 45 kg. Somit darf dieser Mann während der ersten Tage nur 1500 kcal, 40 g Protein, 45 g Fett und 225 g Kohlenhydrate zu sich nehmen (Alter 36-50 Jahre, leichte Arbeit). Hat sich das Realgewicht dann nach einigen Tagen schon reduziert, erhöht sich damit auch das Diätgewicht. In diesem Fall wird sich das Körpergewicht in sechs Tagen um ein Kilogramm reduzieren. Der gesamte Abnahmevorgang wird ein knappes halbes Jahr dauern, ist aber dann von anhaltender Wirkung, weil gleichzeitig ein Umdenken in der Ernährung stattgefunden hat.

Ich selbst habe mein Gewicht von 68 kg auf knapp unter 63 kg innerhalb von vier Monaten reduziert (Bild 6). Das entspricht einer tatsächlichen täglichen Abnahme von 44 g. Nach der obigen Formel wäre mein Diätgewicht 57 kg, so daß ich bei dem für mich spezifischen Energiebedarf von 36 kcal/kg einen Unterdeckung von 400 kcal hatte, woraus sich eine theoretische Gewichtsabnahme von 43 g errechnet (Abbau von Fett, welches einen Brennwert von 9.3 kcal/g besitzt) - in guter Übereinstimmung mit den genauen Werten.

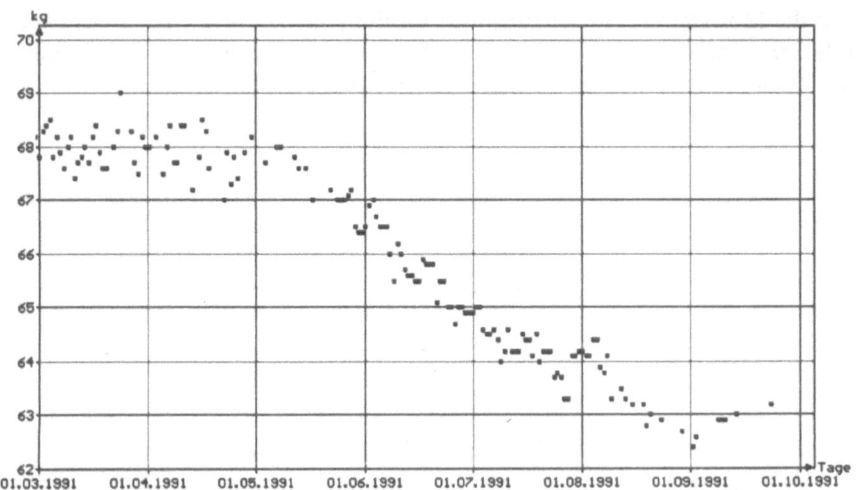

Bild 6: Gewichtsabnahme des Verfassers

Die Zeit für die Gewichtsabnahme beträgt:

$$t = \frac{4650}{E_0}$$

wobei E_0 der in kcal/kg ausgedrückte Energiebedarf zu Beginn der Diät ist. Bei E_0 zwischen 33 und 52 kcal/kg ergibt sich 140^d bis 90^d also 3-5 Monate. Im allgemeinen liegt der Energiebedarf im unteren Bereich zwischen 33 und 40 kcal/kg, so daß sich hieraus üblicherweise ein t von 140 bis 120 Tage ableiten läßt (ca. 4-4½ Monate). Die Gewichtsdiät endet bei Erreichen des Idealgewichtes, dann wird wieder das normal berechnete E zu sich genommen.

Der ErnährungsManager erlaubt eine beliebige Vorgabe der Grenzwerte. Es empfiehlt sich daher, für die Zeit der Gewichtsreduktion die benötigten/erlaubten Grenzwerte einzugeben und separat als DIAET.GRW abzuspeichern. Nähere Informationen zur Berechnung der Grenzwerte finden Sie in → Kapitel 7.7.2 (Voreinstellung des Nährwertbedarfs).

Das nach obiger Formel berechnete Diätgewicht bedeutet, daß das gewünschte Endgewicht nach vier Monaten erreicht wird, unabhängig davon, wie hoch das Übergewicht anfänglich gewesen ist. Eine Verkürzung dieses Zeitraumes, wie es beispielsweise bei speziellen Gewichtsdiätkuren angestrebt wird, ist aus zwei Gründen nicht sinnvoll. Erstens ist die durch eine weitere Straffung eintretende Beschränkungen in der Ernährung zu gewaltig, als daß sich der Patient dabei noch wohlfühlen könnte. Die Diät wird zum Krampf, der Wille zum Durchhalten sinkt. Das persönliche Wohlbefinden, die Psyche und alle anderen mit der Ernährung gekoppelten Erscheinungen werden negativ beeinflußt. Zweitens kann über einen kürzeren Zeitraum kein Lernerfolg hinsichtlich der langfristigen Umstellung der Ernährungsgewohnheiten eintreten. Aus diesem Grunde sollte kein kürzerer Zeitraum, eher ein längerer Zeitraum erwogen werden. Dauert aber die Gewichtsabnahme länger als vier Monate, dann hat dies auch wieder auf die Motivation einen ungünstigen Einfluß, da man ja in einer absehbaren Zeit den Erfolg sehen möchte, und da sind vier Monate bereits eine ausreichend lange Zeit, die man warten muß, bis das gewünschte Endgewicht erreicht wird.

7 ANALYSE DER ERNÄHRUNGS-GEWOHNHEITEN

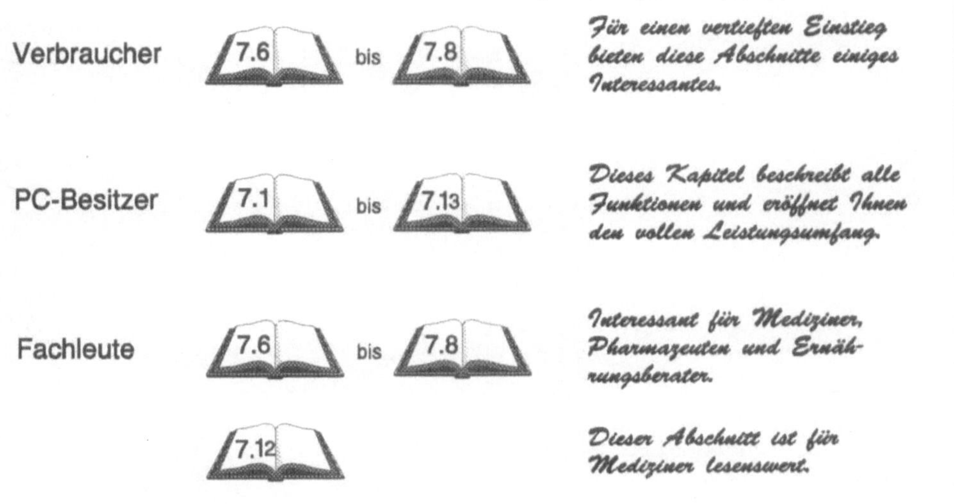

7.1 Schnell-Lehrgang

Mit Hilfe des Schnell-Lehrganges können Sie einen ersten Eindruck von der Funktionalität der Software erhalten. Es wird ein Übungsbeispiel schrittweise durchlaufen. Halten Sie sich dabei strikt an die Anweisungen für Eingaben und vergleichen Sie, ob bei Ihnen dieselbe Reaktion daraufhin eintritt wie unter *Ereignis* angegeben.

In diesem Lehrgang sollen das SAA-Pulldown-Menü und die Maus nicht benutzt werden, weil diese eigentlich selbsterklärend sind. Es sollen vielmehr die Tasten in ihrer Bedeutung geübt werden, zumal mit ihnen später ein schnelleres Arbeiten möglich ist.

Die Übungen enthalten nur die wichtigsten Funktionen, die für eine Analyse notwendig sind. Weiterführende Features wie etwa die Freie Liste werden nicht behandelt. Nach einer gewissen Einarbeitungszeit ergeben sich diese Anwendungen automatisch.

Die Angaben in geschweiften Klammern auf der Eingabeseite stellen Anweisungen dar, die Sie bitte befolgen mögen.

Voraussetzung für die Durchführbarkeit des Lehrganges ist die ordentliche Installation und der Start des Programmes gemäß Kapitel 4.

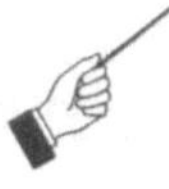

Sie müssen die mitgelieferte Nährwertdatei LEHRGANG.DAT benutzen. Die Datei ist standardisiert und bleibt von zukünftigen Aktualisierungen verschont, so daß der Schnell-Lehrgang nicht bei der Änderung angepaßt werden muß. Zum Start des Lehrgangs geben Sie bitte folgende Zeilen auf der DOS-Ebene ein:

```
CD \PROLIFE
PROLIFE SYSTEM LEHRGANG
```

Eingabe	Ereignis
G (Grenzwertvorgabe)	Es erscheint eine Info-Meldung und die Abfrage »Grenzwerte aus Datei oder Voreinstellung (D/V) ?«
D	Es erscheint eine Vorschlagsliste mit allen zur Verfügung stehenden Grenzwertdateien.
F3	F36-50L ist markiert.
<CR>	F36-50L wird ausgewählt und geladen. Cursor steht im Feld *Energie*.
36 <CR>	Cursor steht im Feld *Protein*. Energie in kJ wurde neu berechnet (151 kJ).
<CR> {dreimal}	Cursor steht im Feld *Alkohol*.
0.2 <CR>	Cursor steht im Feld *Fett*.
<CR> {fünfmal}	Cursor steht im Feld *Cholesterin*.
2.0	Vergleichen Sie mit Bild 7.
<PgDn>	»Sollen Grenzwerte abgespeichert werden (J/N) ?«
J	»Name der Datei: F36-50L «
UEBUNG <Del> <CR>	»Die Daten werden abgespeichert !«

```
┌─ Grenzwerte UEBUNG ─────────────────────────────────────────────┐
│ Energie:        36    kcal    Fett:                     1.05  g  │
│                 151   kJ         gesättigte Fettsäuren:  0.35  g  │
│ Protein:        1.0   g          mehrf.unges.Fettsäuren: 0.35  g  │
│ Kohlenhydrate:  4.6   g          Omega-3-Fettsäuren:     14    mg │
│ Ballaststoffe:  0.4   g          Eicosapentaensäure:     2.9   mg │
│ Alkohol:        0.2   g        Cholesterin:              2.0   mg │
├─────────────────────────────────┬───────────────────────────────┤
│ Mineralien                      │ Vitamine                      │
│   Natrium:     40     mg         │   A (Retinol):       12    µg │
│   Kalium:      57     mg         │   B1 (Thiamin):      18    µg │
│   Calcium:     13     mg         │   B2 (Riboflavin):   25    µg │
│   Phosphor:    12     mg         │   B6 (Pyridoxin):    26    µg │
│   Magnesium:   4.8    mg         │   B12 (Cobalamin):   0.08  µg │
│   Eisen:       0.29   mg         │   Niacin:            0.25  mg │
│   Fluor:       17     µg         │   C (Ascorbinsäure): 1.2   mg │
│   Jod:         2.9    µg         │   D (Calciferol):    0.08  µg │
│                                  │   E (Tocopherol):    0.19  mg │
├─────────────────────────────────┴───────────────────────────────┤
│ Wasser:             0.02   ltr                                   │
│ Säure/Base-Balance: 0                                            │
│ P/S-Quotient:       1                                            │
└─────────────────────────────────────────────────────────────────┘
```

Bild 7: Grenzwerte für Übung

Eingabe	Ereignis
W (Nährwertanalyse)	Es erscheint eine Info-Meldung und die Abfrage »Sollen Lebensmittel geladen werden (J/N) ?«
<Esc>	Es erscheint eine Info-Meldung und die Abfrage »Grenzwerte aus Datei oder Voreinstellung (D/V) ?«
D	Es erscheint eine Vorschlagsliste mit allen zur Verfügung stehenden Grenzwertdateien.
U <CR>	»Körpergewicht:　　　«
62.5 <CR>	Es erscheint eine Leermaske. Cursor steht im 1.Feld.
300 <CR>	Cursor steht im 2.Feld.
<Right> O	*Orangensaft* ist markiert.
<CR>	*Orangensaft* wird ausgewählt und steht im 2.Feld. Cursor steht im 3.Feld.
250 <CR>	Cursor steht im 4.Feld.
<Right> KAS	*Kassler* ist markiert.
<CR>	*Kassler* wird ausgewählt und ins Feld geschrieben. Cursor steht im 5.Feld der Maske.
95 <CR>	Cursor steht im 6.Feld der Maske.
<F5> B	Es erscheint ein Overlay mit der Vorschlagsliste für die Gruppen. *Brotwaren* ist markiert.
<CR>	Das Overlay für die Gruppe verschwindet. Es erscheint ein Overlay mit der Vorschlagsliste für die gewählte Teilmenge *Brotwaren*. *Brötchen, Mehrkorn* ϕ ist markiert.
R	*Roggenmischbrot* ist markiert.
<CR>	*Roggenmischbrot* wird ausgewählt und ins Feld geschrieben. Cursor steht im 7.Feld der Maske.
26 <CR>	Cursor steht im 8.Feld der Maske.
<F5> Ö	Es erscheint ein Overlay mit der Vorschlagsliste für die Gruppen. *Öle und Fette* ist markiert.
<CR>	Das Overlay für die Gruppe verschwindet. Es erscheint ein Overlay mit der Vorschlagsliste für die gewählte Teilmenge *Öle und Fette*. *Butter* ist markiert.
M <CR>	*Margarine, Rau Deli Reform* wird ausgewählt und ins Feld geschrieben. Cursor steht im 9.Feld der Maske.

Eingabe	Ereignis
180 <CR>	Cursor steht im 10.Feld der Maske.
<Right> W	*Walnüsse, ohne Schale* ist markiert.
<Right>	*Weißwein, lieblich (10 %Vol)* ist markiert.
<CR>	*Weißwein, lieblich (10 %Vol)* wird ausgewählt und ins Feld geschrieben. Cursor steht im 11.Feld der Maske.
80 <CR>	Cursor steht im 12.Feld der Maske.
<Right> EIS	Es erscheint ein Overlay mit der Vorschlagsliste für die Lebensmittel. *Eiskrem* ist markiert.
<CR>	*Eiskrem* wird ausgewählt und ins Feld geschrieben. Vergleichen Sie mit Bild 8.
<Up> <F6>	Es erscheint ein Overlay mit den Nährwerten der Eiskrem.
<Esc>	Overlay ist verschwunden.
<PgDn>	»Sollen Lebensmittel abgespeichert werden (J/N) ?«
J	»Name der Datei: «
UEBUNG <CR>	Vergleichen Sie mit Bild 9.

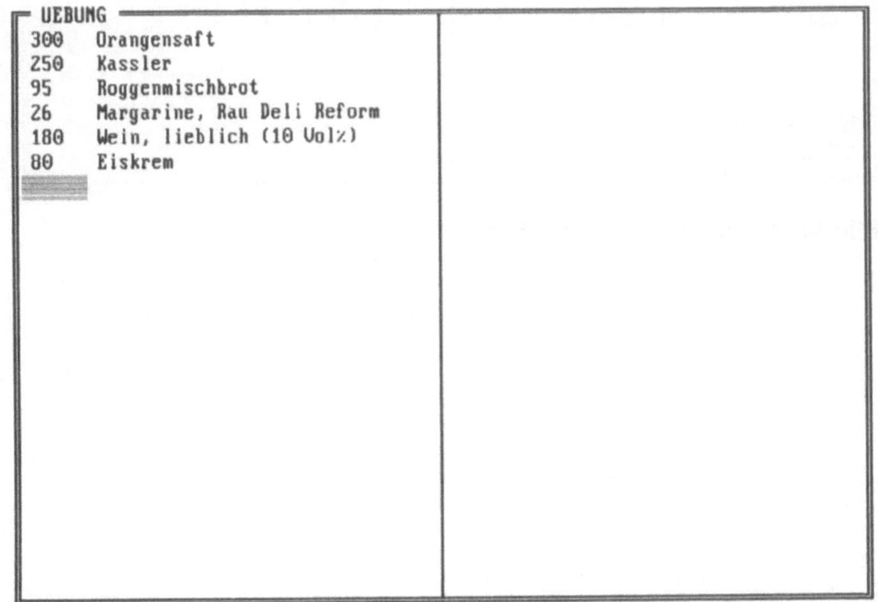

Bild 8: Eingabe der Nahrungsmittel für Übung

Eingabe	Ereignis
<Esc>	»Name der Plotdatei: «
UEBUNG <CR>	»Datei nicht vorhanden - neu eröffnen (J/N) ?«
J	»Welches Datum: 00.00.0000« {mit aktuellem Datum}
15.01.1993 <CR>	»Soll Ausgabe auf Drucker erfolgen (J/N) ?«
<Esc>	Es erscheint die Auswahl.

```
┌ Analyse UEBUNG ════════════════════════════════════ 62.5 kg ┐
  Energie:           1155  kcal --    Fett:                   43  g  -
                     4838  kJ   --       gesättigte Fettsäuren:  14  g  √
  Protein:             67  g    √       mehrf.unges.Fettsäuren: 13  g  -
  Kohlenhydrate:       95  g    --      Omega-3-Fettsäuren:    370  mg --
  Ballaststoffe:        7  g    --      Eicosapentaensäure:      0  mg --
  Alkohol:             14  g    √    Cholesterin:             200  mg ++

  Mineralien                         Vitamine
    Natrium:         2821  mg   +       A (Retinol):          359  µg --
    Kalium:          1875  mg   --      B1 (Thiamin):        2085  µg √
    Calcium:          208  mg   --      B2 (Riboflavin):      714  µg --
    Phosphor:         732  mg   √       B6 (Pyridoxin):      1840  µg √
    Magnesium:        170  mg   --      B12 (Cobalamin):        3  µg --
    Eisen:             11  mg   --      Niacin:                11  mg -
    Fluor:            254  µg   --      C (Ascorbinsäure):    141  mg +
    Jod:               56  µg   --      D (Calciferol):         3  µg -
                                        E (Tocopherol):        13  mg √

  Wasser:               0.7  ltr  --
  Säure/Base-Balance:  -0.3       √
  P/S-Quotient:         0.9       √
└──────────────────────────────────────────────────────────────┘
```

Bild 9: Nährwertanalyse für Übung

Eingabe	Ereignis
W (Nährwertanalyse)	Es erscheint eine Info-Meldung und die Abfrage »Sollen Lebensmittel geladen werden (J/N) ?«
J	Es erscheint ein Overlay mit der Vorschlagsliste für die Lebensmitteldatei.
U <CR>	Es erscheint eine Info-Meldung und die Abfrage »Grenzwerte aus Datei oder Voreinstellung (D/V) ?«
<Esc>	»Körpergewicht: «
<Esc>	Vergleichen Sie nochmals mit Bild 8.
<F2>	Es erscheint ein Overlay mit der Vorschlagsliste für den Nährwert. *Energie* ist markiert.
F <CR>	*Fett* steht oben rechts im Maskenrand. Die Zahlenwerte wurden in die Fettanteile geändert.
<Esc>	Es steht wieder der alte Inhalt in der Maske (Bild 8).
<Esc>	»Soll wirklich abgebrochen werden (J/N) ?«
J	Es erscheint die Auswahl.
<Esc>	Sie befinden sich auf MS-DOS Ebene.

Eingabe	Ereignis
PLOTTEN <CR>	Es erscheint die Auswahl.
P (Parameter laden)	Es erscheint ein Overlay mit der Vorschlagsliste vorhandener Parameterdateien.
{Markieren Sie mit Hilfe der Cursortasten die NWA-...Datei, die Ihrer Graphikkarte entspricht. Bei s/w ist NWA-HERC zu markieren, bei modernen Farbmonitoren NWA-VGA versuchen.}	Vorschlag ist markiert.
<CR>	Vorschlag wird ausgewählt, Parameter werden geladen. Es erscheint die Auswahl.
W (Wertedatei ändern)	»Alter Text:　　　　«
X <CR>	»Neuer Text:　　　«
UEBUNG <CR>	Es erscheint die Auswahl.
E (Einzeldarstellung)	Vergleichen Sie mit Bild 10.
<Esc>	Es erscheint die Auswahl.
T (Plot erzeugen)	Vergleichen Sie mit Bild 11.
<Esc>	Es erscheint die Auswahl.
Z (Zurück)	»Name der Datei: NWA-....« {entsprechend Ihrer Wahl}.
UEBUNG <Del> <CR>	»Die Daten werden abgespeichert !« Sie befinden sich auf MS-DOS Ebene.

```
Nummer des Blattes:      1                    X-Achse      Y-Achse
Nummer des Diagramms:    1
                              Länge:          250          105
Achsenschnittpunkt X:   30    Titel:          Zeit         kg
Achsenschnittpunkt Y:   140   Teilungszahl:   6            4
Umrandung:              mit   Beschriftung:   Min-Max      Min-Max
Null-Linie:             ohne  ab Wert:        01.01.1993   50
Rasterung:              mit   bis Wert:       01.01.1994   80
Farbe Achsen/Schrift:   weiß  Faktor:

Überschrift:       Gewicht                              Pos:  M
Untertitel 1:                                           Pos:
Untertitel 2:                                           Pos:

           Symbol  Farbe     Polygon   Dateiname      Σ-Sp   X-Sp   Y-Sp

1.Kurve:
2.Kurve:     ·     rot                 UEBUNG.PNT      34     1      2
3.Kurve:     ·     grün      grün      UEBUNG.PNW      34     1      2
4.Kurve:
5.Kurve:
6.Kurve:
7.Kurve:
```

Bild 10: Eingabemaske für Plotparameter (Beispiel NWA-VGA)

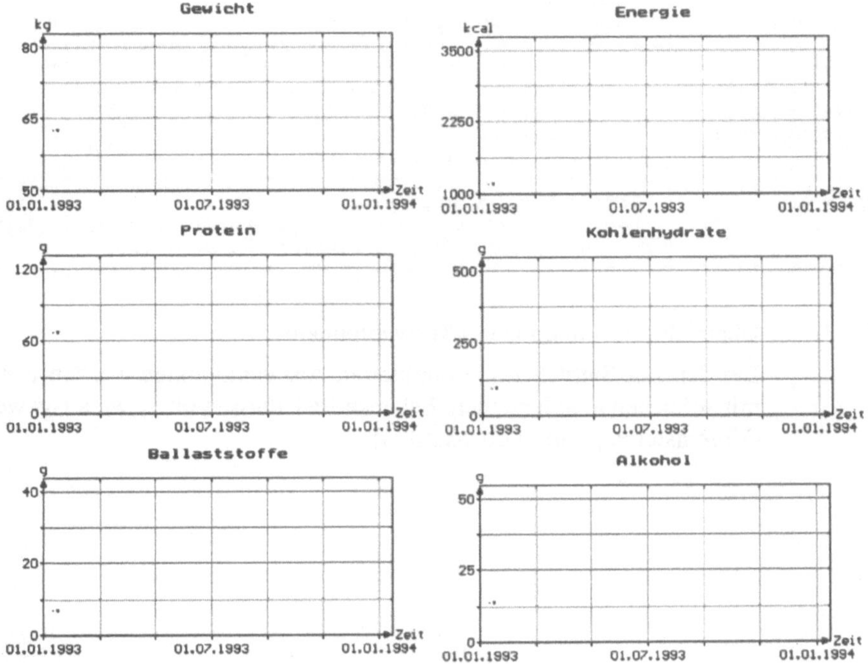

Bild 11: Diagramme der Übung

7.2 Funktionen des Programms (Übersicht)

Die nachstehenden Absätze behandeln die einzelnen Felder eines Datensatzes. Zusätzlich werden einige Erläuterungen zum Verständnis gegeben, insbesondere bei automatischen Berechnungen durch das Programm. Des weiteren werden die Nährwertquotienten und die Grenzwerte sowie die für die Analysen erforderlichen Eingaben erklärt. Schließlich wird die Suchfunktion anhand von Beispielen besprochen. Es folgen Beispiele für die Tabellen, Zusammenfassungen und Diagramme. Zum Schluß wird auf das Abspeichern und Löschen von Projekten eingegangen.

Auswahlpunkt	Kurzbeschreibung
Suchen	Auswahl einer Untermenge der Arbeitspakete
Einzeldarstellung	Darstellung einzelner Arbeitspakete (*)
Neueintragung	Eröffnung neuer Arbeitspakete (Datensätze)
Änderung	Änderung der Arbeitspakete (*)
Löschung	Löschung von Arbeitspaketen (*)
Tabelle Bildschirm	Unterauswahl (siehe unten)
Tabelle Drucker	Ausgabe aller Nährwerte auf dem Drucker (*)
Freie Liste	Erstellung eigener Tabellen
Nährwertquotienten	Berechnung von Nährwertquotienten und Bildschirmausgabe
Grenzwertvorgabe	Eingabe und Änderung von Grenzwerten für die Analyse
Nährwertanalyse	Eingabe der täglichen Nahrungsaufnahme für eine Analyse
Lebensmittelanalyse	Eingabe der Zutaten für eine Lebensmittelanalyse
Zusammenfassung	Wöchentliche und jährliche Zusammenfassung der Analyse
Erfassungsbogen	Liste aller Nahrungsmittel zum Eintragen der Mengen
Blutanaylse	Unterauswahl (siehe unten)
Datei löschen	Löschen eines Projektes (alle Dateien)
Abspeichern	Abspeichern der Daten (anschließend weiterarbeiten)
Zurück	Abspeichern der Daten und Rückkehr zur Hauptauswahl
Tabelle Hauptwerte	Bildschirmtabelle mit den Haupt-Nährwerten (*)
Tabelle Fette	Bildschirmtabelle mit den Haupt-Nährwerten (*)
Tabelle Mineralien	Bildschirmtabelle mit den Haupt-Nährwerten (*)
Tabelle Vitamine	Bildschirmtabelle mit den Haupt-Nährwerten (*)
Eingabe	Eingabe neuer Blutmessungen
Ausdruck	Ausdruck aller Blutmessungen mit effektiven Nährwerten
Analyse	Berechnung der Nährwert-Blutwert-Korrelation

Tabelle 3: Übersicht der Funktionen (Auswahlpunkte)

Bei den mit Sternchen (*) markierten Auswahlpunkten werden nur die mit « Suchen » gefundenen Lebensmittel dargestellt bzw. ausgewertet (Voreinstellung: alle Lebensmittel).

7.3   Datenbeschreibung

Bezeichnung des Lebensmittels (Lbm)

Beliebiger Text als Bezeichnung für ein Lebensmittel. Der Text sollte Begriffe wie Filet, verzehrfertig, gekocht, roh, fettarm usw. enthalten.

```
┌─────────────────────────────────────────────────────────────────────┐
│ Lbm:   Apfel, ganz                        Gruppe:  Obst              │
│                                                                       │
│ Bem:   mit Kerngehäuse, ungeschält                      Abfall:  4  % │
├───────────────────────────────────────────────────────────────────── │
│ Energie:         52    kcal    Fett:                        0.4   g   │
│                  218   kJ        gesättigte Fettsäuren:     0.1   g   │
│ Protein:         0.3   g         mehrf.unges.Fettsäuren:    0.2   g   │
│ Kohlenhydrate:   11.3  g         Omega3-Fettsäuren:         19    mg  │
│ Ballaststoffe:   2.2   g         Eicosapentaensäure:        0     mg  │
│ Alkohol:         0.0   g       Cholesterin:                 0     mg  │
├────────────────────────────────┬──────────────────────────────────── │
│ Mineralien                     │ Vitamine                            │
│   Natrium:     3       mg       │   A (Retinol):         7      µg     │
│   Kalium:      139     mg       │   B1 (Thiamin):        34     µg     │
│   Calcium:     7       mg       │   B2 (Riboflavin):     29     µg     │
│   Phosphor:    11      mg       │   B6 (Pyridoxin):      43     µg     │
│   Magnesium:   6       mg       │   B12 (Cobalamin):     0.0    µg     │
│   Eisen:       0.5     mg       │   Niacin:              0.3    mg     │
│   Fluor:       7       µg       │   C (Ascorbinsäure):   11     mg     │
│   Jod:         2       µg       │   D (Calciferol):      0.0    µg     │
│                                 │   E (Tocopherol):      0.5    mg     │
├─────────────────────────────────────────────────────────────────────┤
│ Säure/Base-Balance:   +2                                             │
└─────────────────────────────────────────────────────────────────────┘
```

Bild 12: Eingabemaske für Nahrungsmittel

Gruppe

Jedes Lebensmittel ist einer Gruppe zuzuordnen. Hiernach sortiert wird die Druckertabelle ausgedruckt. Außerdem wird das Suchen bestimmter Lebensmittel erleichtert. Die gewünschte Gruppe kann aus einer Vorschlagsliste ausgewählt werden. Diese erscheint in einem Overlayfenster bei Drücken der Taste < Right >. Nähere Informationen siehe Kapitel 5.10.

Bemerkung

Dieses Feld darf einen beliebigen Text, der Hinweise auf die Zusammensetzung des Lebensmittels geben sollte, enthalten. Es empfiehlt sich, hier auch die Marke des Lebensmittels einzutragen, z.B. Iglo oder Bofrost.

Abfall

Angabe des nicht eßbaren Anteils in Prozent. Dieser Wert ist meistens Null, da die neueren Nährwertlisten Angaben bezogen auf 100% eßbaren Anteil enthalten, während ältere Listen oftmals von der eingekauften Ware ausgingen.

> ☞ Alle Nährwertangaben gelten für 100 g Ware inklusiv Abfall.

Energie

Die Angabe erfolgt in kcal (Kilokalorie). Die Berechnung in kJ (Kilojoule) erfolgt automatisch. Der Faktor beträgt

$$1 \ kcal = 4.1868 \ kJ$$

Protein

Die Angabe erfolgt mit einer Nachkommastelle in g, z.B. 13.3 (g). Da sich die Angabe auf 100 g bezieht, kann der eingetragene Wert auch als Prozent (%) gewertet werden. In diesem Beispiel hätte das Lebensmittel 13.3 % Proteine.

Kohlenhydrate

Die Angabe erfolgt mit einer Nachkommastelle in g. Bei alkoholischen Getränken ist der Extrakt den Kohlenhydraten zuzurechnen.

Ballaststoffe

Die Angabe erfolgt mit einer Nachkommastelle in g, z.B. 4.6 (g).

Alkohol

Die Angabe erfolgt mit einer Nachkommastelle in g. Im allgemeinen wird der Alkoholgehalt eines Getränkes in Vol% angegeben. Es gilt folgende Umrechnungsformel:

$$1 \ Vol\% = 0.806 \ g$$

Beispiele:		
10 Vol% =	8.1 g	
16 Vol% =	12.9 g	
25 Vol% =	20.2 g	
40 Vol% =	32.2 g	

Fett

Die Angabe des Gesamtgehaltes aller Fette erfolgt mit einer Nachkommastelle in g.

Gesättigte Fettsäuren

Die Angabe erfolgt mit einer Nachkommastelle in g.

Mehrfach ungesättigte Fettsäuren

Hierbei handelt es sich um die sogenannten essentiellen Fettsäuren, bei denen die Linolsäure und die Omega-3-Fettsäuren überwiegen. Die Angabe erfolgt mit einer Nachkommastelle in g.

Omega-3-Fettsäuren

Zu den Omega-3-Fettsäuren (ω-3) gehören vorwiegend die α-Linolensäure und die langkettigen Eicosapentaen- und Docosahexaensäure. Die Angabe erfolgt ganzzahlig in mg (Milligramm).

Eicosapentaensäure

Diese Fettsäure werden Sie nur bei Fischprodukten einzutragen haben. Die Angabe erfolgt ganzzahlig in mg.

Cholesterin

Die Angabe erfolgt ganzzahlig in mg.

Mineralien

Natrium	Na	Die Angabe erfolgt ganzzahlig in mg. Beachten Sie, daß folgende Beziehung gilt: 1 *g Kochsalz* = 391 *mg Natrium* + 609 *mg Chlor(id)* Einige Kochsalzmischungen (z.B. Meersalz, jodiertes Speisesalz) enthalten geringe Mengen an anderen Mineralien (z.B. Magnesium, Jod).
Kalium	K	Die Angabe erfolgt ganzzahlig in mg.
Calcium	Ca	Die Angabe erfolgt ganzzahlig in mg.
Phosphor	P	Die Angabe erfolgt ganzzahlig in mg.
Magnesium	Mg	Die Angabe erfolgt ganzzahlig in mg.
Eisen	Fe	Die Angabe erfolgt mit einer Nachkommastelle in mg.
Fluor	F	Die Angabe erfolgt ganzzahlig in µg (Mikrogramm).
Jod	J	Die Angabe erfolgt ganzzahlig in µg.

Vitamine

A (Retinol)

Die Angabe erfolgt ganzzahlig in µg als Retinol. Das Provitamin ß-Carotin ist im Verhältnis 6:1 anzusetzen.

$$6 \ µg \ \ \beta\text{-}Carotin = 1 \ µg \ \ Retinol$$

Sofern das Vitamin A in Internationalen Einheiten (IE) angegeben ist, müssen Sie diese Angabe in µg umrechnen:

$$1 \ IE = 0.3 \ µg \ \ Retinol$$

B₁ (Thiamin)

Die Angabe erfolgt ganzzahlig in µg. Sofern das Vitamin B₁ in Internationalen Einheiten (IE) angegeben ist, müssen Sie diese Angabe in µg umrechnen:

$$1 \ IE = 3 \ µg \ \ Thiamin$$

B₂ (Riboflavin)

Die Angabe erfolgt ganzzahlig in µg.

B₆ (Pyridoxin)

Die Angabe erfolgt ganzzahlig in µg.

B₁₂ (Cobalamin)

Die Angabe erfolgt mit einer Nachkommastelle in µg.

Niacin

Niacin gehört zum Vitamin B2-Komplex. Die Angabe erfolgt mit einer Nachkommastelle in mg.

C (Ascorbinsäure)

Die Angabe erfolgt ganzzahlig in mg. Sofern das Vitamin C in Internationalen Einheiten (IE) angegeben ist, müssen Sie diese Angabe in mg umrechnen:

$$1 \ IE = 0.05 \ mg$$

D (Calciferol)

Die Angabe erfolgt mit einer Nachkommastelle in µg. Sofern das Vitamin D in Internationalen Einheiten (IE) angegeben ist, müssen Sie diese Angabe in µg umrechnen:

$$1 \ IE = 0.025 \ µg$$

E (Tocopherol)

Die Angabe erfolgt mit einer Nachkommastelle in mg. Sofern das Vitamin E in Internationalen Einheiten (IE) angegeben ist, müssen Sie diese Angabe in mg umrechnen:

$$1 \ IE = 0.7 \ mg \ \ \alpha\text{-}Tocopherol$$

Säure/Base-Balance

Hierbei handelt es sich um eine bisher nicht in der Literatur verankerte Angabe, die der versäuernden Wirkung von Lebensmitteln Rechnung tragen soll. In Anlehnung an den pH-Wert bedeuten negative Zahlen eine saure Wirkung und positive Zahlen eine basische Wirkung.

Balance	Wirkungsweise
-4	sehr sauer
-2	mäßig sauer
-1	leicht sauer
0	neutral
+1	leicht basisch
+2	mäßig basisch
+4	sehr basisch

Tabelle 4: Säure/Base-Balance

Bei Lebensmittelanalysen können sich auch die Werte -3 und +3 ergeben.

7.4　Suchfunktion

Die komfortable Suchfunktion (→ Kapitel 5.9) ermöglicht die einfache und kombinierte Suche nach folgenden Kriterien:

Lebensmittel	Natrium
Gruppe	Kalium
Bemerkung	Calcium
Abfall	Phosphor
Energie (kcal)	Magnesium
Protein	Eisen
Kohlenhydrate	Fluor
Ballaststoffe	Jod
Alkohol	Vitamin A
Fett	Vitamin B1
gesättigte Fettsäuren	Vitamin B2
mehrfach ungesättigte Fettsäuren	Vitamin B6
Omega-3-Fettsäuren	Vitamin B12
Eicosapentaensäure	Niacin
Cholesterin	Vitamin C
Wasser	Vitamin D
Säure/Base-Balance	Vitamin E

Im folgenden sollen einige Beispiele zeigen, wie man typische Selektionswünsche mit der Funktion « Suchen » realisieren kann.

a) Es sollen alle Weine ausgewählt werden:

Eingabe Lebensmittel:	Wein		
		< Ende >	
ODER-Bedingung?		< N >	
weiter selektieren?		< N >	

b) Es sollen alle Lebensmittel der Gruppe *Schwein* ausgewählt werden:

Eingabe Gruppe:	Schwein		
		< Ende >	
ODER-Bedingung?		< N >	
weiter selektieren?		< N >	

c) Es sollen alle Lebensmittel mit weniger als 3 g Fett ausgewählt werden:

Eingabe Fett:	<3		
ODER-Bedingung?		< Ende > < N >	
weiter selektieren?		< N >	

d) Es sollen alle Lebensmittel mit mindestens 10 g Protein und weniger als 10 mg Cholesterin ausgewählt werden:

Eingabe Protein:	>9.99		
Eingabe Cholesterin:	<10	< CR >	bis Cholesterin
ODER-Bedingung?		< Ende > < N >	
weiter selektieren?		< N >	

e) Es sollen alle Lebensmittel der Firma *Bofrost* ausgewählt werden:

Eingabe Bemerkung:	Bofrost		
ODER-Bedingung?		< Ende > < N >	
weiter selektieren?		< N >	

f) Es sollen alle Lebensmittel der Gruppe *Brotwaren* mit mehr als 5 g Ballaststoffe ausgegeben werden:

Eingabe Gruppe:	Brotwaren		
Eingabe Ballaststoffe:	>5	<CR>	bis Ballaststoffe
ODER-Bedingung?		< Ende > < N >	
weiter selektieren?		< N >	

Die ausgewählte Teilmenge bleibt bei allen darstellenden Funktionen der Programme bis zum nächsten Aufruf von « Suchen » erhalten. Sie wird lediglich bei « Neueintragung », « Änderung » und « Löschung » auf die Gesamtmenge zurückgesetzt.

7.5   Tabellen

Die einzelnen Tabellen sind in den nachfolgenden Abschnitten näher erläutert. Alle Tabellen enthalten jeweils die mit « Suchen » gefundenen Lebensmittel.[1]

Zur Bedienung der Bildschirmtabellen stehen folgende Tasten zur Verfügung:

< Up >	Anzeige rollt rückwärts
< Down >	Anzeige rollt vorwärts
< PgUp >	Sprung um eine Seite rückwärts
< PgDn >	Sprung um eine Seite vorwärts
< Pos1 >	Sprung an den Anfang der Tabelle
< Ende >	Sprung an das Ende der Tabelle

Alle Tabellen (Bildschirm und Drucker) können mit < Esc > abgebrochen werden:

< Esc >   Abbruch und Rückkehr zur Auswahl

Tabelle Hauptwerte

Diese Tabelle wird auf dem Bildschirm ausgegeben und enthält die wichtigsten Nährwerte eines Lebensmittels.

Hauptnährwerte							
Nahrungsmittel	Ab %	Energ kcal	Prot g	Fett g	Khyd g	Ball g	Alk g	S/B
Kekse φ		390	7.7	11.4	64.3	3.0	0.0	-2
Kekse, Vollkorn φ		440	10.0	20.0	55.0	10.0	0.0	-2
Kemm'sche Braunekuchen		369	6.4	5.5	73.3	2.6	0.0	-2
Kirsch-Bomben		336	4.0	2.6	74.5	1.5	0.0	-3
Lebkuchen Contessa		433	8.0	17.4	61.0	2.9	0.0	-2
Lebkuchen Grandessa m.Schoko		415	6.3	12.1	70.3	2.2	0.0	-3
Lebkuchen Grandessa o.Schoko		397	5.4	8.3	75.2	2.3	0.0	-3
Müslikeks VK Brandt		470	11.7	22.7	54.7	6.8	0.0	-1
Pfeffernüsse		365	7.7	0.4	82.7	1.4	0.0	-3
Russisch Brot		388	6.6	1.0	88.2	3.0	0.0	-3
Schokokeks VK Brandt		473	8.2	23.0	58.3	5.8	0.0	-2
Spekulatius, Gewürz-		396	4.7	16.0	58.3	1.8	0.0	-2
Spekulatius, Vollkorn		415	6.1	16.2	60.7	5.7	0.0	-2

Tabelle 5: Tabelle Hauptwerte (Bildschirm)

---

[1]   Die in diesem Kapitel abgebildeten Beispiele sollen lediglich den Aufbau der jeweiligen Tabellen wiedergeben und entsprechen inhaltlich nicht dem jeweils neuesten Stand. Entnehmen Sie bitte die Nährwerte von Lebensmitteln nur den Nährwerttabellen im Anhang.

Tabelle Fette

Diese Tabelle wird auf dem Bildschirm ausgegeben und enthält alle Angaben zu den Fetten eines Lebensmittels.

Fette								
Nahrungsmittel	Energ kcal	Prot g	Fett g	gesF g	muF g	Ω3-F mg	Eico mg	Chol mg	Ball g
Kekse φ	390	7.7	11.4	1.8	2.2	122	0	15	3.0
Kekse, Vollkorn φ	440	10.0	20.0	3.1	0.2	12	0	15	10.0
Kemm'sche Braunekuchen	369	6.4	5.5	2.1	1.1	134	0	7	2.6
Kirsch-Bomben	336	4.0	2.6	1.2	0.2	31	0	1	1.5
Lebkuchen Contessa	433	8.0	17.4	3.0	2.7	98	0	1	2.9
Lebkuchen Grandessa m.Schoko	415	6.3	12.1	2.6	1.4	74	0	17	2.2
Lebkuchen Grandessa o.Schoko	397	5.4	8.3	0.7	1.2	47	0	16	2.3
Müslikeks VK Brandt	470	11.7	22.7	3.5	6.3	389	0	1	6.8
Pfeffernüsse	365	7.7	0.4	0.0	0.1	14	0	0	1.4
Russisch Brot	388	6.6	1.0	0.5	0.1	17	0	0	3.0
Schokokeks VK Brandt	473	8.2	23.0	5.9	4.7	468	0	4	5.8
Spekulatius, Gewürz-	396	4.7	16.0	3.1	5.0	476	0	2	1.8
Spekulatius, Vollkorn	415	6.1	16.2	3.1	5.3	496	0	1	5.7

Tabelle 6: Tabelle Fette (Bildschirm)

Tabelle Mineralien

Diese Tabelle wird auf dem Bildschirm ausgegeben und enthält alle Mineralien eines Lebensmittels.

Mineralien								
Nahrungsmittel	Na mg	K mg	Ca mg	P mg	Mg mg	Fe mg	F µg	J µg
Kekse φ	69	189	55	111	32	1.3	28	1
Kekse, Vollkorn φ	69	189	55	111	32	1.3	28	1
Kemm'sche Braunekuchen	161	73	16	50	6	0.8	18	0
Kirsch-Bomben	9	84	25	53	15	0.7	13	1
Lebkuchen Contessa	26	305	105	162	56	1.6	38	2
Lebkuchen Grandessa m.Schoko	15	189	64	109	34	1.3	23	1
Lebkuchen Grandessa o.Schoko	8	135	38	82	24	1.1	17	1
Müslikeks VK Brandt	212	341	52	244	96	2.2	47	5
Pfeffernüsse	3	42	11	27	4	0.7	13	1
Russisch Brot	45	117	13	53	16	1.0	18	1
Schokokeks VK Brandt	29	225	64	211	80	2.0	45	5
Spekulatius, Gewürz-	415	66	30	45	7	0.6	11	0
Spekulatius, Vollkorn	216	143	27	176	66	1.7	38	4

Tabelle 7: Tabelle Mineralien (Bildschirm)

Tabelle Vitamine

Diese Tabelle wird auf dem Bildschirm ausgegeben und enthält alle Vitamine eines Lebensmittels.

Vitamine									
Nahrungsmittel	A µg	B1 µg	B2 µg	B6 µg	B12 µg	Niac mg	C mg	D µg	E mg
Kekse φ	33	63	126	87	0.1	0.9	0	0.2	4.0
Kekse, Vollkorn φ	33	63	126	87	0.1	0.9	0	0.2	4.0
Kemm'sche Braunekuchen	48	39	20	116	0.0	0.5	0	0.0	0.7
Kirsch-Bomben	9	34	39	69	0.0	0.3	3	0.0	0.2
Lebkuchen Contessa	14	80	247	47	0.0	1.2	0	0.0	6.3
Lebkuchen Grandessa m.Schoko	22	74	119	98	0.0	0.6	0	0.0	3.4
Lebkuchen Grandessa o.Schoko	15	62	75	93	0.0	0.6	0	0.0	3.4
Müslikeks VK Brandt	95	289	85	230	0.0	3.6	0	0.0	5.5
Pfeffernüsse	5	21	12	63	0.0	0.2	0	0.0	0.1
Russisch Brot	7	31	41	82	0.0	0.4	0	0.0	0.1
Schokokeks VK Brandt	132	238	121	188	0.0	2.3	0	0.0	3.2
Spekulatius, Gewürz-	125	30	30	85	0.0	0.3	0	1.0	3.2
Spekulatius, Vollkorn	140	231	48	197	0.0	2.3	0	1.0	3.7

Tabelle 8: Tabelle Vitamine (Bildschirm)

Tabelle Drucker

Diese Tabelle wird über den Drucker im DIN A4 Querformat ausgedruckt und enthält alle Nährwerte eines Lebensmittels. Allerdings fehlen Bemerkung und Abfall. Die Ausgabe erfolgt nach Gruppen geordnet. Die Überschrift einer jeden Tabelle enthält die Bezeichnung der Gruppe, wie im folgenden Beispiel den Titel Kekse.

Kekse

Nahrungsmittel	Ab %	Ener kcal	Prot g	Fett g	gesF g	muF g	Ω3-F mg	Eico mg	Chol mg	Khyd g	Ball g	Alk g	Na mg	K mg
Kekse φ		390	7.7	11.4	1.8	2.2	122	0	15	64.3	3.0	0.0	69	189
Kekse, Vollkorn φ		440	10.0	20.0	3.1	0.2	12	0	15	55.0	10.0	0.0	69	189
Kemm'sche Braunekuchen		369	6.4	5.5	2.1	1.1	134	0	7	73.3	2.6	0.0	161	73
Kirsch-Bomben		336	4.0	2.6	1.2	0.2	31	0	1	74.5	1.5	0.0	9	84
Lebkuchen Contessa		433	8.0	17.4	3.0	2.7	98	0	1	61.0	2.9	0.0	26	305
Lebkuchen Grandessa m.Schoko		415	6.3	12.1	2.6	1.4	74	0	17	70.3	2.2	0.0	15	189
Lebkuchen Grandessa o.Schoko		397	5.4	8.3	0.7	1.2	47	0	16	75.2	2.3	0.0	8	13
Müslikeks VK Brandt		470	11.7	22.7	3.5	6.3	389	0	1	54.7	6.8	0.0	212	34
Pfeffernüsse		365	7.7	0.4	0.0	0.1	14	0	0	82.7	1.4	0.0	3	4
Russisch Brot		388	6.6	1.0	0.5	0.1	17	0	0	88.2	3.0	0.0	45	1
Schokokeks VK Brandt		473	8.2	23.0	5.9	4.7	468	0	4	58.3	5.8	0.0	29	2
Spekulatius, Gewürz-		396	4.7	16.0	3.1	5.0	476	0	2	58.3	1.8	0.0	415	
Spekulatius, Vollkorn		415	6.1	16.2	3.1	5.3	496	0	1	60.7	5.7	0.0	216	

Nahrungsmittel		Ca mg	P mg	Mg mg	Fe mg	F µg	J µg	A µg	B1 µg	B2 µg	B6 µg	B12 µg	Niac mg	C mg	D µg	E mg	S/B
Kekse φ		55	111	32	1.3	28	1	33	63	126	87	0.1	0.9	0	0.2	4.0	-2
Kekse, Vollkorn φ		55	111	32	1.3	28	1	33	63	126	87	0.1	0.9	0	0.2	4.0	-2
Kemm'sche Braunekuchen		16	50	6	0.8	18	0	48	39	20	116	0.0	0.5	0	0.0	0.7	-2
Kirsch-Bomben		25	53	15	0.7	13	1	9	34	39	69	0.0	0.3	3	0.0	0.2	-3
Lebkuchen Contessa		105	162	56	1.6	38	2	14	80	247	47	0.0	1.2	0	0.0	6.3	-2
Lebkuchen Grandessa m.Schoko	9	64	109	34	1.3	23	1	22	74	119	98	0.0	0.6	0	0.0	3.4	-3
Lebkuchen Grandessa o.Schoko	5	38	82	24	1.1	17	1	15	62	75	93	0.0	0.6	0	0.0	3.4	-3
Müslikeks VK Brandt	1	52	244	96	2.2	47	5	95	289	85	230	0.0	3.6	0	0.0	5.5	-1
Pfeffernüsse	42	11	27	4	0.7	13	1	5	21	12	63	0.0	0.2	0	0.0	0.1	-3
Russisch Brot	17	13	53	16	1.0	18	1	7	31	41	82	0.0	0.4	0	0.0	0.1	-3
Schokokeks VK Brandt	225	64	211	80	2.0	45	5	132	238	121	188	0.0	2.3	0	0.0	3.2	-2
Spekulatius, Gewürz-	66	30	45	7	0.6	11	0	125	30	30	85	0.0	0.3	0	1.0	3.2	-2
Spekulatius, Vollkorn	143	27	176	66	1.7	38	4	140	231	48	197	0.0	2.3	0	1.0	3.7	-2

Tabelle 9: Gesamttabelle Drucker (DIN A4 Querformat)

Freie Liste

Die festprogrammierten Tabellen reichen im allgemeinen aus. Für bestimmte Zwecke ist es aber günstig, weitere Tabellen (Listen) erzeugen zu können. So ist möglicherweise eine Tabelle der Nachrungsmittels mit Gruppe, Bemerkung und Abfall nützlich. Die Definition einer eigenen *Freien Liste* ist sehr einfach. Voreinstellungen erleichern die Arbeit. Im einfachsten Fall muß man nur das in eine Druckerspalte zu schreibende Feld des Datensatzes angeben, alle anderen Einstellungen setzt das Programm automatisch. Die gewählten Parameter können als .LST-Datei abgespeichert und zur späteren Verwendung wieder geladen werden.

Diese *Freie Liste* enthält für alle mit « Suchen » gefundenen Arbeitspakete mit Daten, die der Bediener aus folgendem Angebot frei wählen kann:

⊕ Lebensmittel	⊕ Calcium	
⊕ Gruppe	⊕ Phosphor	
⊕ Bemerkung	⊕ Magnesim	
⊕ Abfall	⊕ Eisen	
⊕ Energie (kcal)	⊕ Fluor	
⊕ Protein	⊕ Jod	
⊕ Kohlenhydrate	⊕ Vitamin A	
⊕ Ballaststoffe	⊕ Vitamin B1	
⊕ Alkohol	⊕ Vitamin B2	
⊕ Fett	⊕ Vitamin B6	
⊕ gesättigte Fettsäuren	⊕ Vitamin B12	
⊕ mehrfach ungesättigte Fettsäuren	⊕ Niacin	
⊕ Omega-3-Fettsäuren	⊕ Vitamin C	
⊕ Eicosapentaensäure	⊕ Vitamin D	
⊕ Cholesterin	⊕ Vitamin E	
⊕ Natrium	⊕ Wasser	
⊕ Kalium	⊕ Säure/Base-Balance	

Einige Listen sind bereits vorbereitet:

BEMERK-B	Bildschirmtabelle (Gruppe, Bemerkung, Abfall)
BEMERK	Druckertabelle im DIN A4 Format (wie zuvor)
NAEHRWRT	Druckertabelle im DIN A4 Format (Hauptnährwerte)
MINERAL	Druckertabelle im DIN A4 Format (Mineralien)
VITAMINE	Druckertabelle im DIN A4 Format (Vitamine)

Das erste Beispiel zeigt die Lebensmittel der Gruppe Fisch in der Tabelle BEMERK:

Nahrungsmittel	Gruppe	Ab %	Bemerkung
Aal, geräuchert	Fisch	25	
Aal, geräuchert (Filet)	Fisch		ohne Haut und Gräten
Bismarckhering	Fisch		
Bückling	Fisch		
Dornhai (Filet)	Fisch		
Dorschleber	Fisch		
Fischfilet »Bordelaise«	Fisch		400 g
Fischli »Moby Dick«	Fisch		Bofrost, 50 g, + Fritierfett (2 g/St)
Fischstäbchen TK	Fisch		30 g, ohne Bratfett
Heilbutt (Filet)	Fisch		
Hering	Fisch		
Heringsmilch	Fisch		
Hummerfleisch	Fisch		
Kabeljau mit Broccoli	Fisch		Bofrost, 200 g
Kabeljau/Dorsch (Filet)	Fisch		
Karpfen	Fisch		
Karpfen, ganzer Fisch	Fisch	62	
Kaviar, deutscher	Fisch		Dorschrogen
Krabben in Dosen	Fisch		
Krabben/Garnelen	Fisch		
Lachs	Fisch		
Lachs, gedünstet	Fisch		
Makrele	Fisch		
Matjeshering	Fisch		
Rotbarsch (Filet)	Fisch		Goldbarsch
Schillerlocke, geräuchert	Fisch		
Scholle (Filet)	Fisch		
Scholle, gefüllt	Fisch		Bofrost, 150 g φ
Schollenfilet, paniert	Fisch		Bofrost, 130 g
Seehecht (Filet)	Fisch		
Seelachs (Filet)	Fisch		
Seelachs im Backteig	Fisch		Bofrost, 63 g
Seelachs in Kräuterrahmsoße	Fisch		Bofrost, 200 g
Seezunge (Filet)	Fisch		
Thunfisch in Öl	Fisch		in Speiseöl
Thunfisch, natur (Filet)	Fisch		Saupiquet (Konserve, ohne Öl)
Thunfisch, roh	Fisch		

Tabelle 10: Freie Liste BEMERK für die Gruppe Fisch

Das zweite Beispiel zeigt die Lebensmittel der Gruppe Fisch in der Tabelle NAEHRWRT:

Hauptnährwerte

Nahrungsmittel	Ab %	Energ kcal	Prot g	Fett g	gesF g	muF g	Q3-F mg	Eico mg	Chol mg	Khyd g	Ball g	Alk g	S/B
Aal, geräuchert	25	247	13.4	21.5	4.4	3.2	2340	889	124	0.0	0.0	0.0	-2
Aal, geräuchert (Filet)		329	17.9	28.6	5.9	4.3	3120	1185	165	0.0	0.0	0.0	-2
Bismarckhering		210	16.5	16.0	2.0	1.9	1500	1000	56	0.0	0.0	0.0	-1
Bückling		224	21.2	15.5	5.8	3.6	1850	1120	90	0.0	0.0	0.0	-2
Dornhai (Filet)		181	12.6	14.5	4.0	0.8	400	80	75	0.0	0.0	0.0	-2
Dorschleber		609	6.0	65.0					230	0.0	0.0	0.0	-2
Fischfilet »Bordelaise«		174	13.9	9.8	1.9	3.2	483	45	53	7.6	0.2	0.0	-2
Fischli »Moby Dick«		127	13.7	0.9	0.2	0.4	115	36	35	16.0	1.1	0.0	-2
Fischstäbchen TK		170	12.8	4.4	2.0	0.4	230	50	44	19.8	1.0	0.0	-2
Heilbutt (Filet)		101	20.1	2.3	0.5	1.0	725	190	40	0.0	0.0	0.0	-2
Hering		233	18.2	17.8	2.7	3.5	3210	2700	90	0.0	0.0	0.0	-2
Heringsmilch		109	20.9	2.8					230	0.0	0.0	0.0	-2
Hummerfleisch		81	15.9	1.9	0.3	0.9	470	280	135	0.0	0.0	0.0	-2
Kabeljau mit Broccoli		129	11.3	7.8	3.0	1.1	171	16	34	3.5	1.0	0.0	-1
Kabeljau/Dorsch (Filet)		74	17.7	0.4	0.0	0.1	92	35	45	0.0	0.0	0.0	-2
Karpfen		115	18.0	4.8	0.8	1.0	435	210	65	0.0	0.0	0.0	-2
Karpfen, ganzer Fisch	62	44	6.8	1.8	0.3	0.4	165	80	25	0.0	0.0	0.0	-2
Kaviar, deutscher		115	14.0	6.5	1.5	1.5			230	0.0	0.0	0.0	-2
Krabben in Dosen		92	17.4	2.5	0.5	1.0	675	384	100	0.0	0.0	0.0	-2
Krabben/Garnelen		87	18.6	1.4	0.3	0.6	378	215	140	0.0	0.0	0.0	-2
Lachs		202	19.9	13.6	3.0	5.3	3390	700	35	0.0	0.0	0.0	-2
Lachs, gedünstet		186	19.9	11.0	2.8	2.8	1790	370	27	0.0	0.0	0.0	-2
Makrele		182	18.7	11.9	2.4	2.5	2205	690	70	0.0	0.0	0.0	-2
Matjeshering		267	16.0	22.6	4.0	5.0	2480	855	60	0.0	0.0	0.0	-2
Rotbarsch (Filet)		105	18.2	3.6	1.2	1.2	445	270	38	0.0	0.0	0.0	-2
Schillerlocke, geräuchert		302	21.3	24.1	6.6	4.7	2300	400	75	0.0	0.0	0.0	-2
Scholle (Filet)		76	17.1	0.8	0.1	0.2	205	135	65	0.0	0.0	0.0	-2
Scholle, gefüllt		244	17.2	14.6	7.4	0.7	175	115	46	11.0	0.0	0.0	-2
Schollenfilet, paniert		158	15.9	0.9	0.1	0.2	168	108	52	21.6	0.4	0.0	-2
Seehecht (Filet)		77	17.2	0.9	0.2	0.3	188	60	65	0.0	0.0	0.0	-2
Seelachs (Filet)		80	18.3	0.8	0.1	0.3	275	60	70	0.0	0.0	0.0	-2
Seelachs im Backteig		182	13.7	8.4	2.3	4.5	200	50	26	12.9	1.0	0.0	-2
Seelachs in Kräuterrahmsoße		92	10.0	4.0	1.0	1.2	200	45	29	4.0	1.0	0.0	-2
Seezunge (Filet)		83	17.5	1.4	0.4	0.3	205	35	50	0.0	0.0	0.0	-2
Thunfisch in Öl		283	23.8	20.9	5.3	4.8	600	120	32	0.0	0.0	0.0	-2
Thunfisch, natur (Filet)		95	19.9	1.7	0.8	0.6	517	153	32	0.0	0.0	0.0	-2
Thunfisch, roh		226	21.5	15.5	3.7	4.2	3620	1070	32	0.0	0.0	0.0	-2

Tabelle 11: Freie Liste NAEHRWRT für die Gruppe Fisch

Die Parameter für die Freie Liste können

⊕ als Datei geladen werden und ggf. über eine Maske verändert werden
⊕ über eine Maske neu eingegeben werden

< PgDn > Verlassen der Parameter-Maske
→ Abfrage, ob die Parameter abgespeichert werden sollen?
→ Bei < J > Eingabe eines beliebigen Dateinamens
→ Bei Leereingabe wird nicht abgespeichert, aber die Tabelle wird ausgedruckt.
→ Bei vorhandener Datei erfolgt eine Abfrage, ob überschrieben werden soll?
→ Bei auftretenden Fehlern während des Abspeicherns: Abbruch und Ausgabe der Tabelle.

< Esc > Bei allen Abfragen und während des Druckens: Abbruch und Rückkehr zur Auswahl

Rand: Als linker Rand der Tabelle kann jede Zahl im Bereich 0..99 eingegeben werden.

Lücke: ⊕ Jede Zahl im Bereich 1..99 ist erlaubt.
⊕ Bei Leereingabe wird die Voreinstellung verwendet.
⊕ Die Lücke ist für alle Spalten gleich, außer es wird die Voreinstellung verwendet.

Tabellenart: ⊕ Standardtabelle ohne ...
                    ⊕ Linientabelle mit Hilfslinien und Umrandung
                    ⊕ Bildschirmtabelle

                    Die Linientabelle benötigt auf einem Matrixdrucker etwa die 2-3 fache
                    Zeit wie die Standardtabelle.

Gesamttitel: Beliebiger Text bis maximal 20 Zeichen. Die Voreinstellung kann
                    beliebig geändert werden.

Nach Auswahl einer Spalte erscheinen die voreingestellten Werte für Breite und
Bündigkeit sowie die Titel 1 und 2. Die Angaben können im erlaubten Rahmen geändert
werden.

Es sind 21 Druckerspalten in beliebiger Reihenfolge frei definierbar. Die zu einer
Druckerspalte gehörenden Angaben erscheinen jeweils in einer Zeile der Bildschirm-
maske.

Name der Spalten: Alle wählbaren Spalten (Felder eines Datensatzes) stehen in einer
                    Vorschlagsliste und können beliebig ausgewählt werden (auch
                    mehrfach).

                    < Del > Löscht eine Druckerspalte einschließlich ihrer Parameter
                             (→ Zeile ist anschließend leer). Gelöschte bzw. leere
                             Zeilen werden beim Verlassen der Maske automatisch
                             entfernt.

Hinter dem Namen der Spalte sind in folgender Reihenfolge nachstehende Parameter
aufgeführt (in Klammern die Länge des Feldes):

            →   Breite (2)   Bündigkeit (1)   Titel1 ($\leq$20)   Titel2 ($\leq$20)

Breite: Erlaubt ist jede Zahl im Bereich 1..L, wobei L die Länge des Datums ist.
                    Entsprechend der gewählten Breite ändert sich die Länge der Titel 1+2.
                    Die Breite kann bei Mehrfachwahl einer Spalte (Datums) unterschiedlich
                    sein.

Bündigkeit: Es sind »L« und »R« für links- und rechtsbündig erlaubt. Bei Mehr-
                    fachwahl einer Spalte ist die letzte Eintragung für alle gleichen Spalten
                    verbindlich.

Titel 1+2 der Spalte: Es können zwei Titel für eine Spalte angegeben werden, die in
                        der Überschrift untereinander erscheinen.

                        Es kann ein beliebiger Text bis maximal 20 Zeichen bzw. der
                        gewählten Breite eingegeben werden.

                        Wird ein Titel durch die eingegebene Breite verkürzt, dann
                        bleibt im Rechner jedoch der gesamte Titel abgespeichert und
                        kann durch Vergrößerung der Breite wieder hervorgeholt
                        werden.

Bei Mehrfachwahl einer Spalte ist die letzte Eintragung für alle gleichen Spalten
verbindlich.

7.6   Nährwertquotienten

Dieser Auswahlpunkt berechnet für zwei auszuwählende Nährwerte deren Quotienten und stellt alle Lebensmittel in einer Tabelle, sortiert nach absteigenden Quotienten, dar.

Es können beliebige Nährwerte als Zähler oder Nenner ausgewählt werden. Ist bei einem Lebensmittel der Nenner gleich Null, so wird der Zähler durch 0.1 g geteilt.

Die Tabelle enthält neben der Bezeichnung und dem Quotienten auch noch die Angaben Energie, Protein, Fett, Cholesterin und die beiden ausgewählten Nährwerte.

Es wird für alle mit « Suchen » gefundenen Lebensmittel der gewünschte Quotient berechnet und die Ergebnisse als Tabelle auf dem Bildschirm angezeigt. Sie beenden diese Darstellung mit < Esc > und kehren zur Auswahl zurück.

Den Nährwertquotienten kommt deshalb so große Bedeutung zu, weil man oftmals noch einen bestimmten Nährwert (z.B. Vitamin B_1) benötigt, gleichzeitig aber von einem anderen Nährwert (z.B. Fett) nichts mehr zu sich nehmen darf. So interessieren also alle diejenigen Lebensmittel mit einem im Verhältnis zu Vitamin B_1 niedrigen Fettgehalt.

Beispiel: Auf den Ratschlag einer Ärztin hin sollten Patienten mit zu hohem Blut-cholesterinspiegel kein Schweinefleisch mehr essen. Auf den Einwand, dann würde man auch zu wenig Vitamin B_1 erhalten, antwortete sie mit dem Hinweis auf Milch. Abgesehen davon, daß es auch beim Schwein äußerst mageres Fleisch gibt, besitzt es genausoviel Cholesterin wie alle anderen Fleischarten. Insofern ist der Tip »kein Schweinefleisch« nicht verständlich. Aber er wird mit folgender Überlegung sogar ad absurdum geführt.

Es wird oft behauptet, daß Vollmilch reich an Vitamin B_1 sei, und daß Schweinefleisch viel zu fett und cholesterinreich sei. Auf 100 g bezogen stimmt es auch zum Teil. Da hat Vollmilch 35 mg Vitamin B_1, 3.6 g Fett und 12 mg Cholesterin, während Schweinefilet 900 mg Vitamin B_1, 8.9 g Fett und 70 mg Cholesterin besitzt. Nehmen wir an, wir möchten ein Defizit von 900 mg Vitamin B_1 ausgleichen. Dazu benötigen wir entweder 100 g Schweinefilet oder 2.6 ltr Vollmilch. Während wir uns im ersten Fall gleichzeitig 8.9 g Fett und 70 mg Cholesterin einhandeln, machen diese Werte bei der Milch immerhin schon 93 g Fett und 309 mg Cholesterin aus. Wir sehen also, daß die 100 g Schweinefilet wesentlich günstiger sind als 2.6 ltr Vollmilch.

Das vorgenannte Phänomen wird nun durch den Nährwertquotienten bestens beschrieben. Der Quotient aus Vitamin B_1 und Fett beträgt bei Schweinefleisch 101 und bei Vollmilch 10.

Verwenden wir statt der Vollmilch fettarme Milch (1.5%) und berücksichtigen auch noch einen geringen Vitamin B_1 Verlust beim Erhitzen des Schweineflei-sches, dann bleibt das Schweinefleisch aber immer noch um einen Faktor vier überlegen.

Besonders interessant sind auch die Verhältnisse von *Omega-3-Fettsäuren* zum Gesamtfettgehalt und von Ballaststoffen zum Gesamtfettgehalt. Hier zeigt sich, daß vor allem Gemüse besonders reich an Omega-3-Fettsäuren ist und gleichzeitig wenig Fett insgesamt enthält. Dahinter folgt Fisch.

Bei den *Ballaststoffen* stehen Gemüse zusammen mit Obst gemeinsam an erster Stelle, gefolgt von Getreide und Brotwaren.

7.7   Nährwertbedarf (Grenzwerte)

7.7.1   Übersicht und Eingabe

Dieses Modul erlaubt die Eingabe und Änderung von spezifischen Grenzwerten für die Nährwertanalyse. Sie können personen- und diätspezifisch vorgegeben werden. Im allgemeinen entsprechen sie dem Nährwertbedarf pro kg Körpergewicht. Diese Grenzwerte werden für die Beurteilung der täglichen und wöchentlichen Nährwertaufnahme benötigt. Je nach Nährwert werden unterschiedliche →Toleranzen zugelassen, die im Programm fest vorgegeben sind (siehe Kapitel 7.8.3).

Dazu gibt es drei Möglichkeiten:

< D >   Laden aus einer Datei (.GRW) [1]

< V >   Voreinstellung des Programms (fest vorgegeben)

< Esc >   Aktuelle Grenzwerte (= letzte Einstellung)

< PgDn >   Abschluß und Übernahme der geänderten Grenzwerte.

Grenzwerte können unter einem beliebigen Namen in einer GRW-Datei abgespeichert werden. Bei Leereingabe erfolgt Abbruch und Rückkehr zur Auswahl.

< Esc >   Abbruch ohne Übernahme der Änderungen und Rückkehr zur Auswahl.

Bei den Grenzwerten ist für Mann und Frau zu unterscheiden, vor allem müssen Schwangere und stillende Mütter gesondert betrachtet werden, ebenso wie Heranwachsende. Weiterhin ist der benötigte Energiebedarf und damit auch die täglichen Pro-Kilogramm-Werte von der körperlichen Arbeitsleistung abhängig. Leichte Schreibtischarbeit verbraucht nicht so viel Kalorien wie schwere Lagerarbeit. Je mehr und intensiver Sport betrieben wird, um so höher ist der Energiebedarf. Daher sind in →Kapitel 7.7.3 für verschiedene Gruppen bereits Grenzwertdateien vorgegeben, die aber alle von einer Normalernährung ausgehen. Für eine diätetische Ernährung muß jeder »Patient« seine individuelle Grenzwertdatei erstellen.

Bei Änderung der Grenzwerte für den individuellen Fall sind nur positive Werte bis zum vierfachen der Voreinstellung erlaubt, außer bei Säure/Base-Balance (-4..4).

---

[1]   Bei < D > erscheint eine Vorschlagsliste mit den bisher definierten Grenzwertdateien. Wird die Vorschlagsliste mit < Esc > abgebrochen, so werden die aktuellen Grenzwerte verwendet.

```
┌─ Grenzwerte ────────────────────────────────────────────────────┐
│ Energie:          33     kcal   Fett:                    1.0    g │
│                   138    kJ       gesättigte Fettsäuren: 0.28   g │
│ Protein:          0.9    g        mehrf.unges.Fettsäuren:0.14   g │
│ Kohlenhydrate:    5.0    g        Omega3-Fettsäuren:     20     mg │
│ Ballaststoffe:    0.4    g        Eicosapentaensäure:    14     mg │
│ Alkohol:          0.6    g      Cholesterin:             4.3    mg │
├──────────────────────────────────┬──────────────────────────────┤
│ Mineralien                       │ Vitamine                      │
│   Natrium:     35    mg           │   A (Retinol):       14    µg │
│   Kalium:      48    mg           │   B1 (Thiamin):      18    µg │
│   Calcium:     11    mg           │   B2 (Riboflavin):   24    µg │
│   Phosphor:    11    mg           │   B6 (Pyridoxin):    25    µg │
│   Magnesium:   5     mg           │   B12 (Cobalamin):   0.07  µg │
│   Eisen:       0.17  mg           │   Niacin:            0.25  mg │
│   Fluor:       14    µg           │   C (Ascorbinsäure): 1.0   mg │
│   Jod:         2.5   µg           │   D (Calciferol):    0.07  µg │
│                                  │   E (Tocopherol):    0.17  mg │
├──────────────────────────────────┴──────────────────────────────┤
│ Wasser:                0.02   ltr                                 │
│ Säure/Base-Balance:    0                                          │
│ P/S-Quotient:          1                                          │
└──────────────────────────────────────────────────────────────────┘
```

Bild 13: Eingabemaske für Grenzwerte (Voreinstellung)

7.7.2 Voreinstellungen

In der Tabelle 12 ist die im Programm vorgegebene Voreinstellung des Nährwertbedarfs pro kg Körpergewicht (Grenzwerte) angegeben. Diese Grenzwerte beziehen sich auf Männer mit leichter Arbeit im Alter von 36-50 Jahren. Soweit in den herangezogenen Quellen nur Angaben für Männer und Frauen ohne Rücksicht auf das Gewicht, also keine spezifischen Werte pro kg Körpergewicht, gemacht wurden, wurden diese Werte unter Verwendung des durchschnittlichen Körpergewichtes umgerechnet. Das durchschnittliche Körpergewicht beträgt nach /2/ für Männer 73 kg und für Frauen 60 kg. Für Jugendliche im Alter zwischen 15 und 18 Jahren wurde ein Gewicht von 67 kg für die männliche Jugend und 58 kg für die weibliche Jugend verwendet. In den beiden nächsten Spalten der Tabelle 12 sind zum schnelleren Vergleich die Werte für 60 kg und 73 kg Körpergewicht angegeben. Es gilt ganz allgemein, daß Frauen 10-20% höhere spezifische Werte benötigen als Männer (spezifisch heißt auf ein kg Körpergewicht bezogen). Beim Eisen ist der mittlere Bedarf sogar noch höher (0.29 mg/kg). Dem hingegen ist der empfehlenswerte Alkoholkonsum bei Frauen niedriger (0.3 g/kg).

Bevor wir zum eigentlichen Auswerten und Interpretieren der Ergebnisse kommen, müssen wir uns mit dem Begriff des Grenzwertes, wie er im Programm und im Buch benutzt wird, auseinandersetzen. Für Grenzwert könnte man auch Sollwert oder Nährwertbedarf sagen. Wir wollen uns nicht über die Terminologie streiten und die Vor- und Nachteile der eben vorgestellten Bezeichnungen diskutieren, sondern den Ausdruck Grenzwert für den jeweils anzustrebenden Wert akzeptieren. Dabei gibt es alle drei Arten von Grenzwerten. Sowohl die untere Grenze als auch die obere Grenze als auch den genauen Wert. Zum Beispiel ist der angegebene Grenzwert von Cholesterin ein oberer Grenzwert, d.h. der tatsächliche Tageswert darf kleiner sein. Im Falle von Calcium etwa handelt es sich um einen unteren Grenzwert, also um eine Mindestmenge. Im Falle von Protein zum Beispiel sollte der tatsächlich erreichte Wert möglichst genau dem angegebenen Grenzwert entsprechen.

Bei der Berechnung der Grenzwerte orientiert sich der Pro-Kilogramm-Fettbedarf (Proteinbedarf, Kohlenhydratebedarf) an der benötigten Energie. Unter einer *Normalernährung* versteht man, wenn die Energie zu 15% aus Proteinen, 30% aus Fetten und 55% aus Kohlenhydraten gedeckt wird. Dabei ist der Proteinanteil in einigen Literaturquellen geringfügig niedriger angesetzt und schwankt zwischen 10 und 15%, so daß sich der Kohlenhydratanteil zwischen 55% und 60% bewegt. Für die Berechnung der Grenzwerte wurde deshalb von folgender kalorienbezogener Aufteilung des Nährwertbedarfs ausgegangen:

12½ %	Protein
30 %	Fett
57½ %	Kohlenhydrate

Werden die Energiewerte 9.3 kcal pro Gramm Fett und 4.1 kcal pro Gramm Protein bzw. Kohlenhydrate angesetzt, ergeben sich folgende Formeln:

$$Protein = \frac{0.125}{4.1} \cdot E = 0.030 \cdot E$$

$$Fett = \frac{0.30}{9.3} \cdot E = 0.032 \cdot E$$

$$Kohlenhydrate = \frac{0.575}{4.1} \cdot E = 0.140 \cdot E$$

wobei E der Energiebedarf in kcal ist, der entweder pro kg oder pro Tag anzugeben ist. Als Ergebnis erhält man den entsprechenden Nährwertbedarf in Gramm (g).

Für einen *Normmenschen* mit 70 kg Körpergewicht (Alter 36-50 Jahre, leichte Büroarbeit) würde man bei einem täglichen Energiebedarf von 2300 kcal auf einen täglichen Bedarf von 70 g Protein, 74 g Fett und 324 g Kohlenhydrate kommen. Wie man leicht erkennt, ist die Grammzahl an Fett und Protein der Kilogrammzahl des Körpergewichts ähnlich oder sogar gleich. Aus dieser Tatsache wurde die Faustregel abgeleitet, daß der Mensch pro kg Körpergewicht täglich ein Gramm Fett bzw. Protein und fünf Gramm Kohlenhydrate essen soll. Von dieser Faustregel gibt es aber bei körperlich anstrengender Arbeit, bei Leistungssportlern und bei schwangeren Frauen beispielsweise größere Abweichungen, so daß eine präzise Ernährung nur mit genauer Berechnung möglich ist.

Nährwert	pro kg	60 kg	73 kg	
Energie	33	1980	2410	kcal
	138	8280	8280	kJ
Protein	1.0	60	73	g
Kohlenhydrate	4.6	276	336	g
Ballaststoffe	0.4	24	29	g
Alkohol	0.4	24	29	g
Fett	1.05	63	74	g
gesättigte Fettsäuren	0.35	21	25	g
mehrf.unges.Fettsäuren	0.35	21	25	g
Omega-3-Fettsäuren	14	840	1020	mg
Eicosapentaensäure	2.9	170	210	mg
Cholesterin	4.3	260	310	mg
Natrium	35	2100	2555	mg
Kalium	48	2880	3500	mg
Calcium	11	660	800	mg
Phosphor	11	660	800	mg
Magnesium	5	300	365	mg
Eisen	0.17	10	12	mg
Fluor	14	840	1020	µg
Jod	2.5	150	180	µg
Vitamin A	14	840	1020	µg
Vitamin B1	18	1080	1310	µg
Vitamin B2	24	1440	1750	µg
Vitamin B6	25	1500	1825	µg
Vitamin B12	0.07	4	5	µg
Niacin	0.25	15	18	mg
Vitamin C	1.0	60	73	mg
Vitamin D	0.07	4	5	µg
Vitamin E	0.17	10	12	mg
Wasser	0.02	1.2	1.5	ltr
Säure/Base-Balance	0	0	0	
P/S-Quotient	1	1	1	

Tabelle 12: Voreinstellung der Grenzwerte (Männer, 36-50 Jahre, leichte Arbeit)

7.7.3 Grenzwertdateien

Außer der Voreinstellung im Programm gibt es zahlreiche Grenzwertdateien, die die unterschiedlichen Geschlechter, Altersstufen und Arbeitsleistungen berücksichtigen. Für folgende Personengruppen stehen .GRW-Dateien zur Verfügung:

F15-18	Weibliche Jugendliche von 15 bis 18 Jahre
F19-35L	Frauen von 19 bis 35 Jahre mit leichter Arbeit
F19-35S1	Schwangere Frauen im 1. bis 3. Monat
F19-35S4	Schwangere Frauen ab 4. Monat
F19-35ST	Stillende Frauen
F36-50L	Frauen von 36 bis 50 Jahre mit leichter Arbeit
M15-18	Männliche Jugendliche von 15 bis 18 Jahre
M19-35L	Männer von 19 bis 35 Jahre mit leichter Arbeit
M19-35M	Männer von 19 bis 35 Jahre mit mittelschwerer Arbeit
M19-35S	Männer von 19 bis 35 Jahre mit schwerer Arbeit
M36-50L	Männer von 36 bis 50 Jahre mit leichter Arbeit
M36-50M	Männer von 36 bis 50 Jahre mit mittelschwerer Arbeit
M36-50S	Männer von 36 bis 50 Jahre mit schwerer Arbeit

Hinweise zum Laden einer Grenzwertdatei finden Sie in Kapitel 7.7.1 (Übersicht und Eingabe). Für individuelle persönliche Belange kann eine den Anforderungen am nächsten kommende Datei geladen und geändert werden. Anschließend sollten Sie die neuen Grenzwerte unter einem anderen Namen abspeichern. Als Voreinstellung erscheint der Name der geladenen Datei, den Sie aber ändern oder überschreiben können.

7.7.4 Alkohol

Grenzwerte zum Alkohol sind in der Literatur nicht angegeben. Unter dem Gesichtspunkt des Alkoholismus müßte man einen Grenzwert Null ansetzen. Andererseits ist aber auch der positive Einfluß von Alkohol, insbesondere bei hochwertigen Getränken wie Wein oder Bier, bekannt. Immer wieder raten Ärzte zu einem Glas Wein oder Bier, so beispielsweise bei Einschlafstörungen. Es gibt zahlreiche Untersuchungen in den Weinbauländern (Frankreich, Italien, Deutschland), daß bis zu einer Menge von 1.0 Litern leichtem (nicht angereichertem) Landwein durchaus noch gesundheitsfördernd sein kann, d.h. die Lebenserwartung verlängert. Das gilt aber selbstverständlich nicht für die gleiche Alkoholmenge anderer Spirituosen wie etwa Weinbrand oder Schnaps. Diese enthalten neben dem einfachen Ethanol (Äthylalkohol) auch noch höherwertige Alkohole, die man auch als Fuselöle bezeichnet (man spricht ja auch volksmündlich von Fusel, wenn man einfachen Schnaps meint). Weiterhin muß beachtet werden, daß die weibliche Leber nur etwa halb so viel Alkohol abzubauen in der Lage ist wie die männliche Leber. Hieraus folgt, daß Frauen nur etwa halb so viel Wein trinken sollten wie Männer.

Eine kürzlich veröffentlichte amerikanische Studie hat ergeben, daß das Herzinfarktrisiko bei einem Genuß von ein bis drei Gläsern Wein pro Tag um 30% sinkt und bei drei bis fünf Gläsern Wein sogar um 50%. Der Grund liegt in der auch schon durch andere Untersuchungen gefundenen Tatsache, daß Alkohol den HDL-Cholesterinspiegel hebt, was als wünschenswert anzusehen ist (siehe → Kapitel 8.2). Dadurch sinkt der LDL-Cholesterinspiegel und somit das Serumcholesterin insgesamt. Durch den gesunkenen Cholesterinspiegel wiederum ist eine Verringerung des Herzinfarktrisikos bedingt.

Der Grenzwert für Alkohol wurde nun wie folgt festgesetzt: Ausgehend von einer für Männer wünschenswerten Weinmenge von - vorsichtig angesetzten - drei Gläsern Wein ergibt sich unter der Annahme, daß es sich um einen durchschnittlichen Wein mit 10 Vol% (= 80 g/l) Alkohol und normalen Gläser von 120 g Füllgewicht handelt, eine Alkoholmenge von 29 g/Tag. Dies sind bei 73 kg durchschnittlichem Körpergewicht eines Mannes 0.4 g Alkohol pro kg Körpergewicht. Der Wert für Frauen müßte unter Berücksichtigung ihres mittleren Gewichts von 60 kg zu 0.3 g/kg angesetzt werden. Die so berechneten Werte liegen auch innerhalb der Unbedenklichkeitsgrenzen für eine Dauerbelastung der Leber und weit unterhalb der Definitionsgrenze für Schwachtrinker (→ Kapitel 8.2). Jugendliche sollten wesentlich weniger trinken. Schwangere und stillende Mütter gar keinen Alkohol, ebenso nicht solche Personen, für die Alkohol ein besonderes Problem darstellt.

7.7.5 Fett

Für den Bedarf an mehrfach ungesättigten Fettsäuren, bei denen es sich um essentielle Fettsäuren handelt, setzt man etwa 10 g pro Tag an, das sind 0.14 g pro kg Körpergewicht. Das sind 1/7 des täglichen Fettbedarfs. Die restlichen 6/7 teilen sich zu etwa gleichen Teilen (je 3/7) in die gesättigten und einfach ungesättigten Fettsäuren auf. Andererseits soll aber der P/S-Quotient möglichst 1.0 betragen oder sogar noch größer sein, so daß sich hieraus ableiten läßt, daß man an gesättigten Fettsäuren höchstens die gleiche Menge wie mehrfach ungesättigte Fettsäuren zu sich nehmen darf. Hieraus ergibt sich, daß gesättigte Fettsäuren, einfach ungesättigte Fettsäuren und mehrfach ungesättigte Fettsäuren zu je gleichen Teilen mit der Nahrung aufgenommen werden sollten, also je 1/3. So ergibt sich als unterer Grenzwert für die mehrfach ungesättigten Fettsäuren der schon erwähnte Wert von 0.35 g und als oberer Grenzwert für die gesättigten Fettsäuren 0.35 g. Wenn beide Werte gerade erreicht werden, ist der P/S-Quotient 1.

Wie groß der Bedarf an langkettigen Omega-3-Fettsäuren (Eicosapentaensäure und Docosahexaensäure) ist, scheint noch ein zum Teil ungelöstes Problem zu sein. In der Literatur sind als tägliches Minimum 100-200 mg angegeben, während Werte im Bereich von 350-400 mg als optimal betrachtet werden. Andere Angaben sprechen von einem Mindestbedarf an α-Linolensäure im Bereich von 290-300 mg pro Tag beziehungsweise einer optimalen Zufuhr von 860-990 mg täglich. Diese Werte gelten für gesunde Normmenschen. Für Diätetiker sollten die höheren (optimalen) Werte angesetzt werden. Die Firma FENIKO spricht in einer Werbeschrift für ihre Omega-3-Präperate von 1000-1500 mg pro Tag.

Grenzwert für Omega-3-Fettsäuren

Um auf der sicheren Seite zu liegen, wird dieser Wert allein durch den optimalen Bedarf an α-Linolensäure bestimmt, also aufgerundet 1000 mg für einen 70 kg Normmenschen.

Grenzwert für Eicosapentaensäure

Setzt man hierfür den Bedarf an langkettigen Omega-3-Fettsäuren (Eicosapentaen- und Docosahexaensäure) an, so würde man auf jeden Fall bezüglich der Eicosapentaensäure allein auf der sicheren Seite liegen. In diesem Falle würde es genügen, den Mindestbedarf von (100-) 200 mg an reiner Eicosapentaensäure aufzunehmen. Andererseits kann man aber auch den optimalen Bedarf von 400 mg fordern und berücksichtigen, daß jeder Fisch neben Eicosapentaensäure auch immer Docosahexaensäure beinhaltet.

Eine Auswahl von 26 Fischsorten ergab ein Verhältnis:

$$\frac{\textit{Eicosapentaensäure}}{\textit{Docohexaensäure}} = \frac{44}{56}$$

Bei einem optimalen Gesamtbedarf von 400 mg pro Tag würde es genügen, 176 mg Eicosapentaensäure aufzunehmen, weil durchschnittlich dann auch noch 224 mg Docosahexaensäure hinzukommen und somit die optimale Nährwertzufuhr von 400 mg langkettiger Omega-3-Fettsäuren erreicht wäre. So wurde als Grenzwert großzügig aufgerundet 200 mg pro Tag für einen Normmenschen festgesetzt.

Bei Hyperlipoproteinämie gelten höhere Werte wegen der damit verbundenen Zielsetzung, die durchaus ein Vielfaches davon betragen können. So sollen bei einer täglichen Zufuhr von 2200 mg Eicosapentaensäure bei Patienten mit Hyperlipoproteinämien vom Typ IV und V (→ Kapitel 8.1) eine signifikante Senkung von Serumcholesterin und Triglyceriden im Blut zu beobachten gewesen sein. Bei 1000 mg pro Tag war der Effekt ebenfalls zu beobachten, aber wesentlich geringer.

7.8 Nährwertanalyse

7.8.1 Übersicht und Eingabe

Dieses Modul erlaubt die Analyse der eingegebenen Lebensmittel hinsichtlich ihrer Nährwerte.

Zunächst können Sie entscheiden, ob Sie die Lebensmittel aus einer Datei laden möchten, ob die bereits bestehenden Eintragungen verwendet werden sollen oder ob Sie eine Leermaske für neue Eintragungen haben möchten. Sofern Sie die Lebensmittel aus einer Datei laden möchten, erscheint eine Vorschlagsliste mit allen .NWA-Dateien des Datenverzeichnisses.

Sollen Lebensmittel geladen werden?

< J >   Maske erhält neue Daten aus einer Datei (.NWA) [1]
< N >   Maske behält ihre alten Daten
< Esc >   Maske wird gelöscht für neue Eintragungen

Als nächstes muß festgelegt werden, welche Grenzwerte für die abschließende Analyse verwendet werden sollen. Dazu gibt es drei Möglichkeiten:

< D >   Grenzwerte werden aus einer Datei (.GRW) geladen [2]
< V >   Voreinstellungen des Programms werden verwendet (fest vorgegeben)
< Esc >   Aktuelle Grenzwerte werden verwendet (= letzte Einstellung)

Es folgt die Eingabe des Körpergewichts in kg. [3]

Nun erfolgt die Eingabe der Mengen und Lebensmittel.

---

[1] Bei < J > erscheint eine Vorschlagsliste mit den bisher definierten Lebensmitteldateien. Wird die Vorschlagsliste mit < Esc > abgebrochen, so wird eine Leermaske erzeugt.

[2] Bei < D > erscheint eine Vorschlagsliste mit den bisher definierten Grenzwertdateien. Wird die Vorschlagsliste mit < Esc > abgebrochen, so werden die aktuellen Grenzwerte verwendet.

[3] Dabei wird als Voreinstellung beim ersten Aufruf 70 kg und bei erneutem Aufruf der zuletzt eingegebene Wert angezeigt. Wenn in der Lebensmitteldatei in der letzten Mengenposition (vorletztes Feld) eine Zahl eingetragen ist, ohne daß ein zugehöriges Lebensmittel im letzten Feld steht, dann wird dies als Gewicht interpretiert und als Voreinstellung angezeigt. Dieser Trick ist hilfreich, wenn eine Person ihre Daten über mehrere Tage aufbewahren möchte (in unterschiedlich benannten Dateien), um so auch später noch das jeweilige benötigte Gewicht zu kennen.

< PgDn > Abschluß der Eingabe und ...

      Abfrage, ob Lebensmittel abgespeichert werden sollen?

          < J >   Eingabe des Dateinamens (Voreinstellung = alter Dateiname)
          < Esc >   Abbruch und Rückkehr zur Auswahl

      Es erfolgt die Ausgabe der Analyse auf dem Bildschirm.

          < Esc >   Eingabe des Dateinamens für die Plotwerte

              Leereingabe: Vorschlagsliste aller vorhandenen Plotwerte-
                  dateien (.PNT)

              nicht vorh.:   Abfrage, ob Datei neu eröffnet werden soll?
                        < N >   Vorschlagsliste aller .PNT
                        < Esc > Abbruch und Rückkehr zur Auswahl

             Eingabe des Datums für die Plotdateien

             Abfrage, ob Analyse ausgedruckt werden soll

< Esc >   Abbruch und Rückkehr zur Auswahl

< F2 >   Umrechnung
< F4 >   Optimierung
< F5 >   Teilmenge
< F6 >   Info Nährwerte

```
┌─ ERIK ══════════════════════════════╤══════════════════════════┐
│   300   Kaffee Erik                 │                          │
│    40   Müsli, Schoko (Kellogg's)   │                          │
│   400   Lasagne, Florentiner        │                          │
│   200   Orangensaft                 │                          │
│    94   Pudding, Magermilch-        │                          │
│    14   Amaretto                    │                          │
│   150   Trinkschokolade             │                          │
│   150   Kaffee normal mit Milch/Zucker                         │
│   330   Weißwein, lieblich (13 Vol%)│                          │
│    20   Weißwein, lieblich (11 Vol%)│                          │
│    50   Brötchen, Roggen ø          │                          │
│    45   Seelachssalat               │                          │
│    62   Diätbecher Vanille-Himbeer  │                          │
│                                     │                          │
│                                     │                          │
│                                     │                          │
│                                     │                          │
│                                     │                          │
│                                     │                          │
└─────────────────────────────────────┴──────────────────────────┘
```

Bild 14: Eingabemaske für die tägliche Nährwertanalyse

Alle Mengenangaben erfolgen in g.

Alle Bratartikel sind ohne das Bratfett angegeben, da hierbei eine besonders große Variationsbreite vorhanden ist. Diese reicht bei der Art des Fettes vom einfachen Öl bis zum Distelöl, von einfacher Margarine bis zur Diätmargarine und vom Kokosfett bis zur Butter. Auch die verwendeten Mengen können sehr unterschiedlich sein: von gar kein Fett bis sehr viel Fett.

Im folgenden sind typische Mengen (Rationen) angegeben. Für spezifische Lebensmittel sollte das Gewicht in *Bemerkung (Bem:)* eingetragen werden.

Ware	Menge
Brötchen	40 - 60 g
Scheibe Brot	25 - 55 g
Toast	25 g
Butter/Margarine	3 - 5 g
Honig	8 - 15 g
Marmelade	15 - 25 g
Aufschnitt	10 - 15 g
Käse	15 - 20 g
Salat	35 - 40 g
Tasse Kaffee/Tee	120 - 150 g
Glas Wein	100 - 120 g
Kartoffel	50 - 60 g
Ei, Gr.3	60 - 65 g
Kugel Eis	40 g
Keks	6 - 11 g
Kuchen	50 - 90 g
Sahneschnitte	70 - 90 g
Sahnetorte	110 - 150 g
Bonbon	8 g
Praline	10 g

Tabelle 13:   Typische Rationen
von Lebensmitteln

Die Lebensmittel sind in einer Vorschlagsliste enthalten. Nähere Informationen zur Bedienung siehe Kapitel 5.10.

Sofern die Bezeichnung der Lebensmittel (z.B. Seelachsfilet) nicht eindeutig auf einen 100 % eßbaren Anteil hinweist und sofern dies nicht ohnehin selbstverständlich ist (wie z.B. bei Butter), ist der durchschnittliche Anteil an Abfall berücksichtigt. Das bedeutet, daß das Gewicht der eingekauften Ware (z.B. bei Bananen mit Schale) einzutragen ist. In diesem Fall ist eine Prozentangabe im Feld *Abfall* eingetragen (mit < F6 > einzusehen).

7.8.2   Sonderfunktionen

Teilmenge

Mit < F5 > kann eine Vorschlagsliste aller Lebensmittel einer bestimmten Gruppe, die zuvor abgefragt wird, dargestellt werden. Diese Funktion ist von Vorteil, wenn man beispielsweise eine Übersicht über alle Gemüse haben möchte. Dies kann notwendig sein, wenn die genaue Bezeichnung nicht bekannt ist.

Info Nährwerte

Mit < F6 > kann die Nährwerttafel des markierten Lebensmittels angezeigt werden. Dieses in den Farben der Hilfetafel erscheinende Overlay dient lediglich der Information. Es soll das Nachschlagen der Gruppe, der Bemerkung, des Abfalls oder eines der Nährwerte ermöglichen.

Umrechnung

Mit < F2 > kann die Menge eines auszuwählenden Nährwertes, bezogen auf die eingetragenen Lebensmittel, berechnet und angezeigt werden. Auf diese Weise kann festgestellt werden, welche Lebensmittel für eine bestimmte Nährwerthäufigkeit verantwortlich sind bzw. wieviel bestimmte Lebensmittel zu bestimmten Nährwerten beitragen.

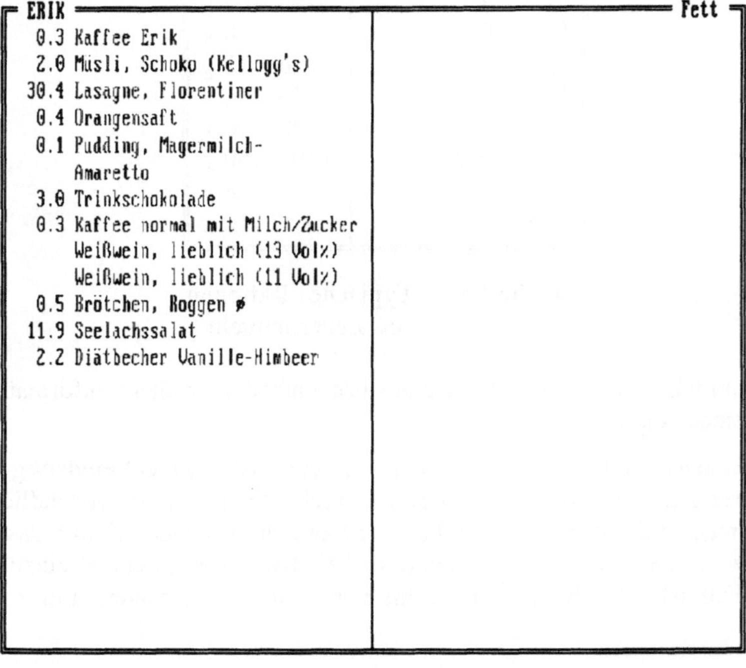

Bild 15: Berechnung eines einzelnen Nährwertes

Diese Funktion ist vor allem deshalb so interessant, weil die aufgenommene Nährwertmenge sowohl von der spezifischen Nährwertmenge (also pro 100 g) als auch von der aufgenommenen Menge des Lebensmittels abhängt (z.B. nur 3 g Schnittlauch und 500 g Milch).

Optimierung

Mit < F4 > können die Mengen für die angegebenen Lebensmittel zum Erreichen der Grenzwerte berechnet werden. Hierzu ist mindestens ein Lebensmittel ohne Menge anzugeben. Die bereits aufgenommenen Nährwerte werden berücksichtigt. Nur die freien, d.h. ohne Mengenangabe eingetragenen Lebensmittel werden in die Optimierung einbezogen. Diese Funktion ist sowohl für die Aufstellung eines Diätplanes wie auch für die Resternährung eines Tages wie auch zur Analyse von Lebensmitteln nach deren Zutatenliste unter Beachtung der Randbedingungen (Energie, Protein, Kohlenhydrate, Fett) geeignet.

Das Programm optimiert mit dem Ziel, die aktuellen Grenzwerte für das zuvor eingegebene Gewicht zu erreichen. Dabei kann zwischen einer schnellen Optimierung nur für die Hauptnährwerte (Energie, Protein, Kohlenhydrate, Ballaststoffe, Alkohol, alle Fette und Cholesterin) und einer vollständigen Optimierung für alle Nährwerte [1] gewählt werden.

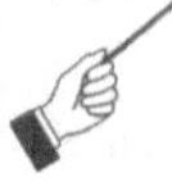

Es empfiehlt sich, nur wenige Lebensmittel zur Optimierung einzugeben, da anderenfalls mit unsinnigen Ergebnissen zu rechnen ist.

Ist bezüglich eines Nährwerts der Tagesbedarf bereits erreicht oder gar überschritten, so wird eine Erhöhung um 5% zugelassen.

Das Programm versucht, den als Grenzwert angegebenen Nährwertbedarf um nicht mehr als 5% bei der schnellen und 10% bei der gesamten Optimierung zu unter- bzw. überschreiten. Sofern dies nicht möglich ist, versucht das Programm, die nächstbeste Lösung zu finden. Dabei können einige Nährwerte (oftmals Fluor, Jod oder Vitamin D) zu geringe Werte erreichen.

In enger Anlehnung an Tabelle 14 sind bei der Optimierung folgende Nährwerte nach oben unbegrenzt:

> Ballaststoffe, mehrfach ungesättigte Fettsäuren, Omega-3-Fettsäuren, Eicosapentaensäure, Calcium, Magnesium, Eisen, Fluor, Jod, alle Vitamine, Wasser

Nachstehende Nährwerte sind nach unten unbegrenzt:

> Alkohol, gesättigte Fettsäuren, Cholesterin, Natrium

---

[1] Säure/Base-Balance und P/S-Quotient werden nicht optimiert

Zur **Analyse von neuen Lebensmittel** können die Hauptnährwerte Energie, Protein, Kohlenhydrate, Ballaststoffe und Fett vorgegeben werden. Leereingabe ist erlaubt.

Die Zutaten sollten der Reihe nach entsprechend der Menge eingetragen werden (= Reihenfolge auf der Verpackung). Um keine unsinnigen Ergebnisse zu erhalten, sollte man nur die ersten zwei bis drei Zutaten eingeben und optimieren. Anschließend reduziert man die berechneten Mengen im ersten Ansatz um etwa 10% und ergänzt ein bis zwei weitere Zutaten. Das Ergebnis der Optimierung ist nur eine mehr oder weniger gute Näherung, die einen manuellen Feinabgleich benötigt.

7.8.3   Normalbereiche (Toleranzen)

Wie oben schon erwähnt, soll in einigen Fällen der Grenzwert möglichst erreicht werden. Daß das natürlich nicht ganz exakt geht, ist wohl jedem klar. Deshalb wurde im Programm eine gewisse Toleranz zugelassen. Bewegt sich der erreichte Wert innerhalb einer Toleranz von ± 10 % um den Grenzwert herum, dann gilt der Nährwert als in Ordnung ($\sqrt{\ }$). Je nach Art des Nährwertes sind die Toleranzen, innerhalb derer man die tägliche Nährwertaufnahme als in Ordnung bezeichnen kann, unterschiedlich. Ebenso verschieden sind die Bereiche für etwas zuviel (+) oder etwas zu wenig (-) bzw. wesentlich zu viel (++) oder wesentlich zu wenig (--).

In der *Grundidee* sollen die Nährwerte möglichst genau dem Grenzwert entsprechen, so daß der Bereich von 90% bis 110% des Grenzwertes als in Ordnung anzusehen ist ($\sqrt{\ }$). Darunter muß der Tageswert als wesentlich zu gering (--) bezeichnet werden, wenn er unter 65 % des Grenzwertes sinkt. Zwischen 65% und 90% ist er einfach nur zu gering (-). Ist der Tageswert mehr als 50% über dem Grenzwert, dann ist er wesentlich zu hoch (++). Zwischen 110% und 150% ist der Wert schlicht zu hoch (+). Diese Grundidee gilt exakt nur für die Energie, für Fett sowie Natrium und Kalium.

Während gesättigte Fettsäuren nicht mehr als erwünscht aufgenommen werden sollten, können *mehrfach ungesättigte Fettsäuren* ruhig in größeren Mengen zu sich genommen werden. Dabei darf natürlich die Grenze für die Gesamtmenge an Fett nicht überschritten werden. Geht man von einer paritätischen Aufteilung der Fettsäuren aus (je ein Drittel gesättigte, einfach ungesättigte und mehrfach ungesättigte Fettsäuren), und berücksichtigt man andererseits, daß beim Normmenschen eine Zufuhr von 10 g mehrfach ungesättigter Fettsäuren bereits ausreicht, dann ergibt sich hieraus, daß eine wesentliche Unterversorgung erst bei 40% des Grenzwertes eintritt (--).

Bei Protein, Kohlenhydraten, Alkohol, Fluor, Vitamin A, Vitamin C, Vitamin D und Wasser ist das Prinzip genauso, aber die Prozentsätze sind verschieden. Bis auf Protein und Alkohol haben alle anderen einen unveränderten *unteren Toleranzbereich* (65% und 90%). Beim spezifischen Proteinbedarf streuen die Literaturwerte stärker als beim Fett und bei den Kohlenhydraten. Da als Grenzwert ein Mittelwert verwendet wird, ergibt sich hieraus automatisch, daß Abweichungen bis zu 20% davon nach unten oder oben noch als bedarfsdeckend angesehen werden müssen. Daher wird als unterer Toleranzbereich beim Protein 80% verwendet. - Lediglich *Alkohol* wird noch lockerer gesehen, d.h. auch eine um 30% geringere Menge wird gerade noch als in Ordnung ($\sqrt{\ }$) betrachtet (zwei statt drei Gläser Wein), und erst, wenn die Menge unter 40% sinkt (entsprechend einem Glas Wein), wird die Tagesmenge als wesentlich zu niedrig betrachtet. Bei der Festsetzung der Toleranz für Alkohol wurden zwischen Männern und Frauen vermittelnde Werte angenommen. Beim Alkohol gilt aber immer, daß sonst keine Einschränkungen vorliegen.

Der *obere Toleranzbereich* ist unterschiedlich. Beim Protein kann - wie oben schon erläutert - eine 20%ige Überschreitung des Grenzwertes noch als bedarfsgerecht angesehen werden. Bei Kohlenhydraten wird davon ausgegangen, daß man bei einer gewissen Überdosis keine Schäden erleidet, im Gegensatz zu Fett und Protein. Das ganze muß sich natürlich innerhalb der Grenzen für die Energie bewegen. - Beim *Alkohol* wird bei Männern eine Aufnahme von fünf statt drei Gläsern Wein noch als akzeptabel angenommen. Der damit verbundene Tageswert von 48 g (167%) liegt noch unterhalb der Unbedenklichkeitsgrenze von 60 g (208%) für Männer. Aus Gründen der Vorsicht, und um auch die Frauen [1] besser berücksichtigt zu haben, wird ein Wert von 150% angesetzt. Bei mehr als dem Doppelten hiervon liegt gar wesentlich überhöhter Alkoholgenuß vor (300%). Dieser ist unbedingt zu vermeiden.

Bei *Phosphor* muß nach /1/ zusätzlich beachtet werden, daß das Verhältnis von Calcium zu Phosphor etwa 1.0 bis 1.2 betragen sollte, also beides in ungefähr gleicher Menge aufgenommen werden sollte. Überdies liegt eine ausgeglichene Phosphatbilanz zwischen 8 und 25 mg Phosphor pro kg Körpergewicht täglich vor. Unter Berücksichtigung eines Verhältnisses von 1.0 zu Calcium würde ein Normmensch somit 11 mg/kg benötigen, was also gut im vorgenannten Bereich liegt. Andererseits ergibt sich daraus, daß die obere Toleranzgrenze bei etwa 250% liegt. - Die toxische Wirkung von *Fluor* und *Vitamin D* beginnt nach /4/ erst bei sehr großen Werten. Die angesetzten Werte des vierfachen (400%) und neunfachen (900%) des Grenzwertes sind deutlich im sicheren Bereich. Ebensolches gilt für *Vitamine A* mit 180% bzw. 300%. - Hinsichtlich *Jod* herrscht Unsicherheit. Weitläufig sind die Wissenschaftler der Meinung, daß eine erhöhte Jodzufuhr keinerlei Schäden oder Nachteile mit sich bringt, weswegen von einer Obergrenze abgesehen wurde. Einige Stimmen aber glauben, daß eine Überdosis Jod zu einer Veränderung der Schilddrüsenfunktion führt.

Bei *Vitamin C* ist eine besondere Situation gegeben. Als täglicher Bedarf wird von der WHO, der Weltgesundheitsorganisation der UNO, ein Wert von 30 mg angegeben. Unter Berücksichtigung des Vitaminverlustes bei der Verarbeitung sollte demnach etwa 75 mg gemäß Nährwerttabelle aufgenommen werden. Dies ergibt umgerechnet auf ein Kilogramm den Grenzwert von 1.0 mg. Grundsätzlich ist es nun sogar vorteilhaft, einen wesentlich höheren Gehalt an Vitamin C aufzunehmen. Eine toxische Wirkung tritt nicht ein. Aber der Körper gewöhnt sich an das hohe Niveau. Er ist dann zwar besonders widerstandsfähig, aber auch sehr empfindlich gegen einen Abfall der Vitamin C Aufnahme.

---

[1]   Bei einem Grenzwert von 0.3 g/kg würde ein Normfrau von 60 kg täglich 18 g Alkohol zu sich nehmen. Bei 150% davon wäre die Zufuhr 27 g pro Tag. Gemäß → Kapitel 8.2 liegt die Unbedenklichkeitsgrenze bei Frauen zwischen 20 und 30 g, wobei frühere Untersuchungen sogar bis 60 g reichen.

Ich halte mich normalerweise auf einem dreifachen Vitamin C Niveau, wodurch ich gegen Erkältungen relativ gut geschützt bin. Als ich aber eines Tages in einer warmen Oktoberwoche an die Mosel fuhr und dort keine Versorgung mit Vitamin C hatte, den ich üblicherweise durch Orangensaft deckte, bekam ich nach drei Tagen eine fürchterliche Erkältung mit Halsschmerzen, Schnupfen und Husten. Ursache war der Vitaminsturz, den das Immunsystem des Körpers nicht verkraftete. Aus diesem Grunde wird eine Dosis von 180% gerade noch als in Ordnung betrachtet und eine Dosis von mehr als dem dreifachen (300%) als wesentlich zu hoch.

Eine weitere Besonderheit ist beim *Wasser* zu sehen. Im Prinzip kann man auch hier nicht genug trinken. Wenn aber zuviel Wasser aufgenommen wird, braucht man auch mehr Natrium und Kalium. Da diese Werte aber exakt eingehalten werden sollen, ist es nicht ratsam, zuviel Wasser aufzunehmen.

Das Ziel einer ausgewogenen *Säure/Base-Balance* sollte es sein, den Wert Null zu erreichen oder möglichst noch besser einen positiven Wert. Ob eine sehr basische Ernährung auch Nachteile mit sich bringt, ist nicht bekannt. Dieser Fall dürfte aber ebenso wenig eintreten wie der Fall, daß statt des sauren Regens plötzlich eine Lauge vom Himmel regnet. So ist also das Augenmerk auf die untere Grenze gerichtet. Da -1 einen leichten Säureüberschuß überdeutet, darf man ohne weiteres annehmen, daß Werte bis -0.5 noch völlig in Ordnung sind. Bei Werten unterhalb von -1.5 dürfte die Ernährung als unbedingt zu sauer angesehen werden.

Ein anderer Fall ist der *P/S-Quotient*, der das Verhältnis der mehrfach ungesättigten zu gesättigten Fettsäuren angibt. Dieses Verhältnis sollte mindestens 1 betragen. Kleinere Werte können nur im Sinne der Grundidee akzeptiert werden. Daher werden 0.9 (90%) und 0.6 (für 65%) als untere Toleranzwerte angesetzt.

Nährwert	--	-	√	+	++
Energie	65 %	90 %	110 %	150 %	
Protein	65 %	80 %	120 %	150 %	
Kohlenhydrate	65 %	90 %	140 %	200 %	
Ballaststoffe	65 %	90 %			
Alkohol	40 %	70 %	150 %	300 %	
Fett	65 %	90 %	110 %	150 %	
gesättigte Fettsäuren			110 %	150 %	
mehrf.ungesätt.Fettsäuren	40 %	90 %			
Omega-3-Fettsäuren	65 %	90 %			
Eicosapenatensäure	65 %	90 %			
Cholesterin			110%	150 %	
Natrium	65 %	90 %	110 %	150 %	
Kalium	65 %	90 %	110 %	150 %	
Calcium	65 %	90 %			
Phosphor	65 %	90 %	250 %	400 %	
Magnesium	65 %	90 %			
Eisen	65 %	90 %			
Fluor	65 %	90 %	400 %	900 %	
Jod	65 %	90 %			
Vitamin A	65 %	90 %	180 %	300 %	
Vitamin B_1	65 %	90 %			
Vitamin B_2	65 %	90 %			
Vitamin B_6	65 %	90 %			
Vitamin B_{12}	65 %	90 %			
Niacin	65 %	90 %			
Vitamin C	65 %	90 %	180 %	300 %	
Vitamin D	65 %	90 %	400 %	900 %	
Vitamin E	65 %	90 %			
Wasser	65 %	90 %	250 %	400 %	
Säure/Base-Balance	-1.5	-0.5			
P/S-Quotient	0.6	0.9			

Tabelle 14:   Toleranzbereiche der einzelnen Nährwerte

7.8.4   Auswertung

Sie dürfen sich nun nicht wundern, wenn Sie trotz bester Bemühungen nicht alles √ in
der Tagesanalyse (Bild 16) sehen. So ideal werden Sie sich wohl kaum ernähren können.
Sie sollten allerdings überwiegend √ im Wochendurchschnitt aufweisen können. Hierzu
müssen Sie an jedem Montag die vergangene Woche, die jeweils am Montag beginnt,
mit dem Auswahlpunkt « Zusammenfassung » (→ Kapitel 7.10) ausdrucken lassen.

```
┌─ Analyse ERIK ════════════════════════════════════ 62.4 kg ┐
│ Energie:          1766  kcal  -    Fett:                 51  g   -      │
│                   7400  kJ    -      gesättigte Fettsäuren:   14  g   √  │
│ Protein:            47  g     -      mehrf.unges.Fettsäuren:  14  g   √  │
│ Kohlenhydrate:     207  g     -      Omega3-Fettsäuren:      856  mg  -  │
│ Ballaststoffe:      14  g     --     Eicosapentaensäure:      14  mg  -- │
│ Alkohol:            40  g     √    Cholesterin:             143  mg  √   │
│                                                                         │
│ Mineralien                          Vitamine                            │
│   Natrium:        1175  mg    --      A (Retinol):          1045  µg  √  │
│   Kalium:         2071  mg    -       B1 (Thiamin):          709  µg  -- │
│   Calcium:        1007  mg    √       B2 (Riboflavin):      1157  µg  -  │
│   Phosphor:        961  mg    √       B6 (Pyridoxin):        893  µg  -- │
│   Magnesium:       267  mg    -       B12 (Cobalamin):         2  µg  -- │
│   Eisen:            11  mg    √       Niacin:                  5  mg  -- │
│   Fluor:           320  µg    --      C (Ascorbinsäure):     138  mg  +  │
│   Jod:             183  µg    √       D (Calciferol):          0  µg  -- │
│                                       E (Tocopherol):         6  mg  -- │
│                                                                         │
│ Wasser:                1.5  ltr  √                                      │
│ Säure/Base-Balance:   -0.5       -                                      │
│ P/S-Quotient:          1.0       √                                      │
└─────────────────────────────────────────────────────────────┘
```

Bild 16:   Ergebnisse der Nährwertanalyse

Plotwerte

Aktualisiert die Plotwerte-Dateien .PNT und .PNW für die jeweilige Person (Dateiname).
Diese Dateien beinhalten die täglichen und wöchentlichen Analysewerte einschließlich
Körpergewicht. Sie sind die Grundlage für die Diagramme und für die Zusammen-
fassungen.

Der Dateiname kann beliebig eingegeben werden. Für eine bestimmte Person muß aber
immer derselbe Name verwendet werden. Bei Leereingabe werden die Daten nicht
abgespeichert.

Es ist unbedingt darauf zu achten, daß das jeweilige Datum richtig eingegeben
wurde. Als Voreinstellung erscheint das Datum der Bearbeitung, welches im
Falle, daß sich die Nährwerte auf den vorherigen Tag beziehen, geändert
werden muß.

Diagramme

Die für die Darstellung der Diagramme benötigten Wertedateien (.PNT-Datei für die täglichen Werte und .PNW-Datei für die wöchentlichen Werte) werden bei Eingabe des Dateinamens und des Datums unmittelbar nach der Nährwertanalyse aktualisiert bzw. erstellt. Den Inhalt dieser Dateien können Sie dem → Kapitel 3.4 entnehmen.

Sie können sich die Diagramme mit Hilfe des Programmes «Plotten» ansehen. Die Tageswerte sind als rote Punkte gekennzeichnet und die wöchentlichen Mittelwerte als grüne Linie gezeichnet. Der Sollwert (= persönlicher Grenzwert * mittleres Körpergewicht) ist durch eine hellgraue Linie markiert. Während wie oben schon erwähnt die Tageswerte starken Schwankungen unterliegen, werden die Wochenwerte eine relativ ruhige Kurve darstellen. Sofern Sie unter Übergewicht leiden, wird die Gewichtskurve hoffentlich sinken. Ebenso werden bei bisherigen Unterernährung bestimmter Nährwerte die Kurven hoffentlich im Laufe der Wochen steigen.

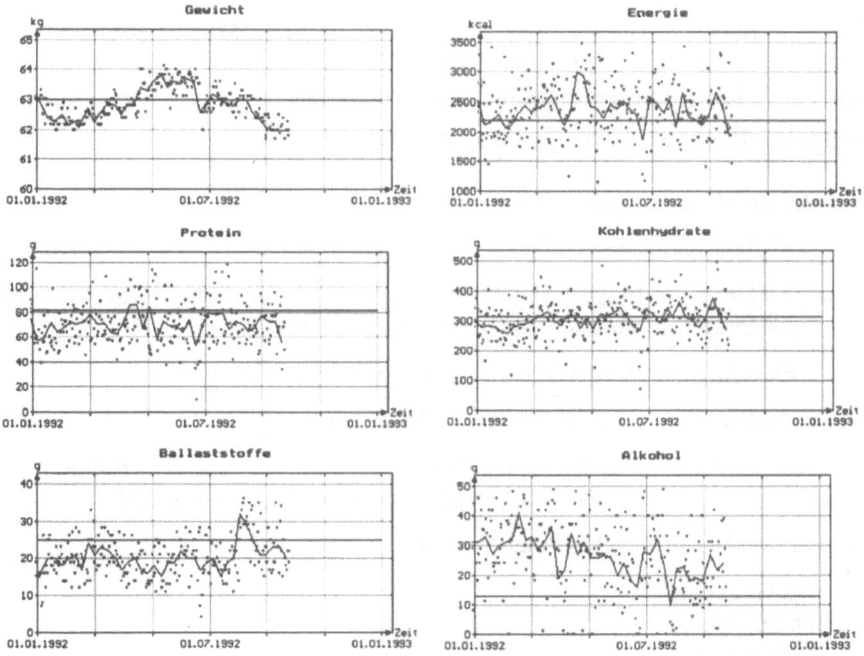

Bild 17: Diagramme einiger Nährwerte

· Tageswerte   - Wochenmittel   —— Sollwert

Die meisten Nährwerte sind ohne Probleme zu interpretieren. Liegt die grüne Kurve zum Beispiel beim Protein immer deutlich unter der grauen Linie, so hat man keine ausreichende Deckung des Proteinbedarfs. Ähnlich ist es bei den anderen Nährwerten, die sich entsprechend der → Tabelle 14 verhalten sollten.

7.9   Lebensmittelanalyse

Dieses Modul erlaubt die Analyse der Nährwerte für ein neues Lebensmittel anhand der Zutaten. Hierzu sind die Zutaten unbedingt auf 1000 g Gesamtgewicht zu beziehen. Dies erfolgt deshalb, um eine höhere Genauigkeit zu erreichen. Außerdem empfiehlt es sich, die Zutatenliste als Datei abzuspeichern, um bei geänderten Nährwerten eine neue Berechnung durchführen zu können.

Zunächst können Sie entscheiden, ob Sie die Zutaten aus einer Datei laden möchten, ob die bestehenden Eintragungen verwendet werden sollen oder ob Sie eine Leermaske für neue Eintragungen haben möchten. Sofern Sie die Lebensmittel aus einer Datei laden möchten, erscheint eine Vorschlagsliste mit allen .LBM-Dateien des Datenverzeichnisses.

Sollen Zutaten geladen werden?

< J >   Maske erhält neue Daten aus einer Datei (.LBM) [1]
< N >   Maske behält ihre alten Daten
< Esc >   Maske wird gelöscht für neue Eintragungen

Nun erfolgt die Eingabe der Mengen und Zutaten.

< PgDn > Abschluß der Eingabe und ...

   Abfrage, ob Zutaten abgespeichert werden sollen?

   < J >   Eingabe des Dateinamens (Voreinstellung = alter Dateiname)
   < Esc >   Abbruch und Rückkehr zur Auswahl

   Es erfolgt die Ausgabe der Analyse auf dem Bildschirm.

   < Esc >   Soll Lebensmittel übernommen werden?

      < J >   Eingabe der Bezeichnung und der Gruppe
      < Esc >   Abbruch und Rückkehr zur Auswahl

< Esc >   Abbruch und Rückkehr zur Auswahl

< F2 >   Umrechnung
< F4 >   Optimierung
< F5 >   Teilmenge
< F6 >   Info Nährwerte

---

[1]   Bei < J > erscheint eine Vorschlagsliste mit den bisher definierten Lebensmitteldateien. Wird die Vorschlagsliste mit < Esc > abgebrochen, so wird eine Leermaske erzeugt.

Bei der Übernahme der berechneten Nährwerte als Lebensmittel in die Datenbank wird das Ergebnis durch 10 geteilt (1 kg → 100 g). Vorher wird die Summe aller Zutaten zur Kontrolle berechnet. Ist diese nicht genau 1000 g, so erscheint eine Info-Meldung. Dies kann in zwei Fällen durchaus sinnvoll sein:

☐ Das Lebensmittel enthält eingedickte Zutaten. Zum Beispiel besitzt Eis eingedickte entrahmte Milch. In diesem Fall wird man z.B. die doppelte oder dreifache Menge angeben, wobei der Überschuß Wasser ist, den man im weiteren außer acht läßt.

☐ Das Lebensmittel enthält Wasser. Zum Beispiel enthalten Brotwaren einen gewissen Anteil an Wasser. So wird man in diesen Fällen beispielsweise nur auf typischerweise 800 g kommen.

Weitere Erläuterungen können Sie in → Kapitel 6.2.2 nachlesen.

7.10 Zusammenfassung der Analysen

Dieses Modul erstellt eine Wochen- und eine Jahresübersicht auf dem Drucker. Die Wochenübersicht enthält alle berechneten Nährwerte der einzelnen Tage sowie den Mittelwert der Woche und die Toleranzbewertung. Als Körpergewicht wird das Gewicht des Montags der Woche verwendet. Die Jahresübersicht enthält nur die Toleranzbewertungen. Als Zeitbezug wird der Montag einer jeden Woche ausgedruckt.

Um eine Wochenübersicht zu erstellen, müssen Sie die auszuwertende Datei (Person) aus einer Vorschlagsliste auswählen. Anschließend wird das Datum des Montags [1] verlangt, der die zu berechnende Woche bestimmt. Schließlich müssen Sie die Grenzwerte vorgeben. Hierbei können Sie entscheiden, ob diese aus einer Datei geladen werden sollen, ob die Voreinstellung oder ob die aktuellen Grenzwerte verwendet werden sollen (→ Kapitel 7.8.1). Nun geben Sie den Titel der Übersicht ein. Bei Leereingabe wird abgebrochen und zur Auswahl zurückgekehrt. Nach Ausgabe der wöchentlichen Zusammenfassung werden Sie gefragt, ob auch eine Jahresübersicht erstellt werden soll.

Mit < Esc > können Sie die Ausgabe abbrechen und zur Auswahl zurückkehren.

Erik (63.4 kg)

	05.08.1991	06.08.1991	07.08.1991	08.08.1991	09.08.1991	10.08.1991	11.08.1991	◆ Woche		Tol.
Energie	2023	2982	2246	2147	2085	2435	1840	2251	kcal	√
	8471	12487	9406	8066	8734	10194	7704	9295	kJ	√
Protein	51	83	57	58	68	80	51	64	g	+
Kohlenhydrate	269	377	322	294	258	340	226	298	g	√
Ballaststoffe	18	24	23	18	26	29	16	22	g	-
Alkohol	21	28	30	15	20	13	25	22	g	-
Fett	62	99	53	72	67	73	57	69	g	√
gesätt.Fettsäuren	20	29	16	24	21	22	13	21	g	+
mehrf.unges.Fetts.	20	29	19	21	23	21	25	23	g	√
Omega3-Fettsäuren	1168	923	352	453	2556	1953	718	1160	mg	√
Eicosapentaensäure	20	3	2	42	454	185	30	105	mg	--
Cholesterin	99	102	59	74	61	135	29	80	mg	√
Natrium	1511	1340	915	879	1254	1562	1224	1241	mg	--
Kalium	2407	3387	2435	2844	2986	4044	2443	2935	mg	√
Calcium	521	713	400	621	581	681	618	591	mg	-
Phosphor	1027	1661	1287	1229	1309	1515	963	1284	mg	√
Magnesium	305	518	421	330	362	440	312	384	mg	√
Eisen	12	18	15	10	11	15	11	13	mg	√
Fluor	189	212	212	122	210	275	226	207	µg	--
Jod	20	25	20	15	67	93	39	40	µg	--
Vitamin A	961	1296	393	1221	1394	658	1527	1064	µg	√
Vitamin B1	1110	2217	1247	1037	1336	1581	1011	1363	µg	√
Vitamin B2	2135	2809	1085	2161	2104	1444	2740	2068	µg	√
Vitamin B6	983	1244	905	515	2096	2380	1130	1322	µg	-
Vitamin B12	1	1	0	0	5	3	3	2	µg	--
Niacin	17	31	12	17	26	20	26	21	mg	√
Vitamin C	123	240	78	203	207	166	216	176	mg	+
Vitamin D	1	17	1	12	26	6	16	11	µg	√
Vitamin E	16	25	22	18	20	21	28	21	mg	√
Wasser	1.5	1.9	1.7	1.7	1.5	1.6	1.5	1.6	ltr	√
Säure/Base-Balance	-0.4	-0.8	-1.2	-0.6	-0.3	0.1	-0.4	-0.5		-
P/S-Quotient	1.0	1.0	1.2	0.9	1.1	0.9	1.9	1.1		√

Bild 18: Wochenübersicht

---

[1] Der Montag ist zwingend, weil davon verschiedene Eingaben, Berechnungen und Ausgaben abhängen. Sollten Sie einmal eine Testwoche eingeben wollen, die nicht auf einem Montag beginnt, so müssen Sie etwas mogeln und die tatsächlichen Tage so verschieben, daß der erste Tag Ihrer Testwoche auf den nächstgelegenen Montag fällt.

Erik 1991

1991	En	Pr	KH	Ba	Al	Ft	gF	mF	Q3	Ei	Ch	Na	K	Ca	P	Mg	Fe	F	J	A	B1	B2	B6	B12	N	C	D	E	Wa	SB	PS
29.07.	√	√	-	--	-	√	+	√	--	--	√	--	√	-	√	√	√	--	--	+	-	√	--	--	√	++	--	√	√	√	-
05.08.	√	+	√	-	-	√	+	√	√	--	√	--	√	-	√	√	√	--	--	√	√	√	-	--	√	+	√	√	√	-	√
12.08.	√	√	-	-	-	√	+	√	-	--	√	--	-	-	√	√	√	--	--	+	√	√	-	--	√	++	√	√	√	-	√
19.08.	-	√	-	-	-	√	+	√	-	--	√	--	-	-	√	√	√	--	--	√	√	√	-	--	√	+	--	√	√	-	-
26.08.	√	√	-	-	-	√	+	√	--	--	√	-	-	-	√	√	√	--	--	√	-	√	--	--	√	+	--	√	√	-	√
02.09.	√	+	√	-	√	+	+	√	√	--	√	-	-	-	√	√	√	--	--	√	-	√	--	--	√	+	√	√	√	-	-
09.09.	√	+	-	-	√	√	+	√	-	--	√	-	√	-	√	√	√	--	--	√	√	√	-	--	√	+	-	√	√	-	-
16.09.	√	+	-	-	√	√	+	√	-	--	√	-	-	-	√	√	√	--	--	√	√	√	--	--	√	+	√	√	√	-	√
23.09.	√	√	-	-	√	-	√	√	-	--	√	--	-	-	√	√	√	--	--	√	√	√	--	--	√	+	-	√	√	-	√
30.09.	√	+	√	-	-	+	++	√	-	--	√	--	√	-	√	√	√	--	--	√	√	√	--	--	√	+	√	√	√	-	√
07.10.	√	+	√	-	√	√	+	√	√	--	√	-	√	-	√	√	√	--	--	√	√	√	--	--	√	+	√	√	√	-	-
14.10.	√	+	√	--	√	+	++	√	-	--	+	-	-	-	√	-	√	--	--	√	-	√	--	--	√	+	--	√	√	√	--
21.10.	√	√	√	--	-	-	√	√	-	--	√	--	-	-	√	√	√	--	--	√	-	√	--	--	√	++	--	√	√	√	√
28.10.	√	+	√	-	-	√	+	√	--	--	√	-	-	√	√	-	√	--	--	√	√	√	--	--	√	+	--	-	√	-	-
04.11.	√	+	-	-	√	√	+	√	--	--	√	--	-	√	√	√	√	--	--	√	√	√	--	--	√	+	--	-	√	-	--
11.11.	√	+	√	--	√	√	√	√	-	--	√	--	√	√	√	√	√	--	--	√	-	√	--	√	√	√	--	--	√	-	-
18.11.	√	+	-	--	-	+	+	√	√	--	√	--	-	√	√	√	√	--	--	√	-	√	--	--	√	√	-	-	√	-	-
25.11.	-	√	-	-	√	-	√	√	-	--	√	-	-	√	√	√	√	--	--	√	√	√	--	√	√	√	--	-	√	-	--
02.12.	√	+	√	-	-	+	++	√	√	--	√	--	-	√	√	√	√	--	--	√	√	√	--	--	√	+	√	√	√	√	√
09.12.	-	√	-	-	-	√	+	√	-	--	√	-	-	√	√	√	√	--	--	√	√	√	--	--	√	+	--	-	√	-	-
16.12.	√	+	√	-	√	√	+	√	-	--	√	√	-	√	√	-	√	--	--	√	-	√	--	-	√	√	-	-	√	-	--
23.12.	+	+	√	-	√	+	++	√	√	--	+	--	√	√	√	√	√	--	--	√	√	√	√	--	√	++	--	√	√	√	-
30.12.	+	+	√	--	√	+	++	√	-	--	+	-	-	√	√	√	√	--	--	√	√	√	-	--	√	+	√	√	√	-	--

Bild 19: Jahresübersicht

Deutlich sind in der Wochen- und Jahresübersicht die kritschen Bereiche zu erkennen. So tauchen im oben gezeigten Beispiel (Bild 19) bei den gesättigten Fettsäuren (gF) überwiegend nur + Zeichen auf, manchmal auch ein ++ Zeichen. Die Versuchsperson muß also etwa 10-20% weniger gesättigte Fettsäuren essen, die vor allem in tierischen Fetten (Fleisch und Milchprodukte) enthalten sind. Andererseits gibt es zahlreiche Nährwerte, von denen die Versuchsperson zu wenig oder viel zu wenig zu sich genommen hat, wie z.B. Ballaststoffe (Ba), Vitamin B_6 und Vitamin B_{12}. Auch die Säure/Base-Balance (SB) ist nicht in Ordnung, was an zuviel Zucker, Kaffee oder Fleisch liegen kann. Der schlechte P/S-Quotient (PS) ist eine direkte Folge des zu hohen Niveaus an gesättigten Fettsäuren. Die fehlende Eicosapentaensäure (Ei) und das fehlende Jod (J) stecken vor allem in Fisch. Die Unterdeckung bei Fluor ist nicht ganz so problematisch und braucht im ersten Verbesserungsversuch nicht gleich berücksichtigt werden.

7.11   Erfassungsbogen

Dieses Modul erstellt die Erfassungsbögen für die Nährwertanalyse. Der Proband kann seine tägliche oder wöchentliche Nahrungsaufnahme in die Bögen eintragen. Trotz sehr kleiner Schrift sind es bereits mehrere Seiten. Bild 21 zeigt das erste Blatt. In der Praxis hat sich gezeigt, daß der Erfassungsbogen eindeutig zu lang und damit zu unhandlich ist. Besser ist also, sich nur die tatsächlich gegessenen Lebensmittel mit den zugehörigen Mengen auf einen kleinen Schmierzettel (Bild 20) zu notieren und zwar so genau wie möglich. Hierzu lesen Sie bitte in den Kapiteln 6.4.2 und 6.4.3 weitere Einzelheiten nach.

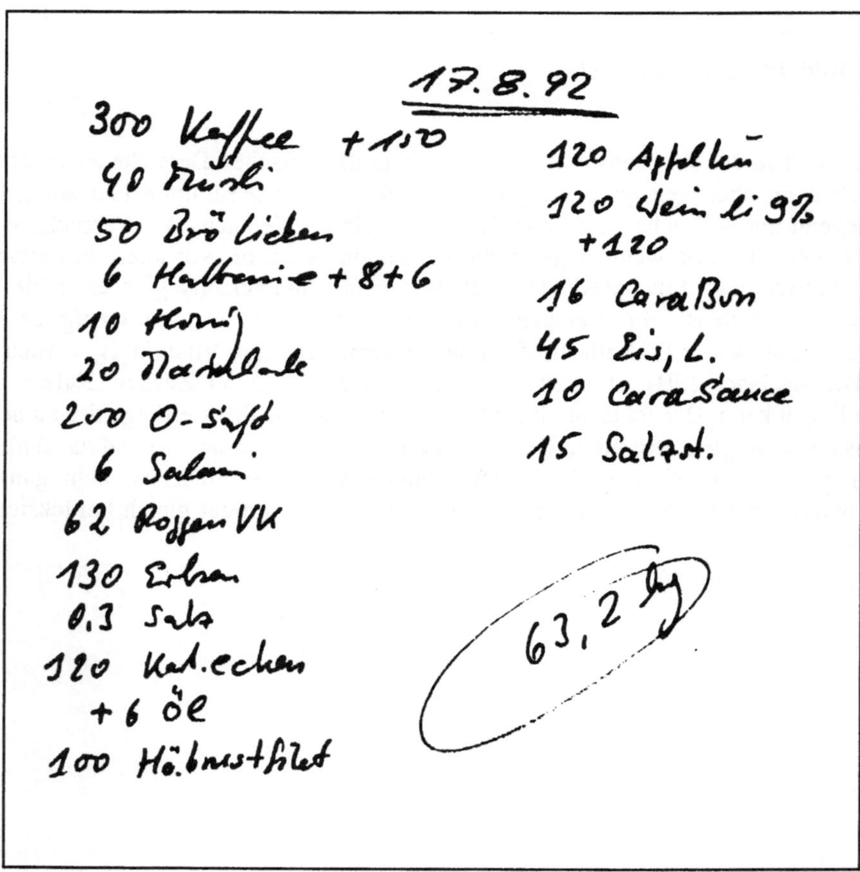

Bild 20: Notizzettel der gegessenen Lebensmittel

Aal, geräuchert:	Aal, geräuchert (Filet):
Abba Bücklingscreme :	Abba Lachscreme:
Abba Thunfischcreme:	Ahornsirup:
Amaretto:	Ananas in Dosen:
Ananas in Dosen gezuckert:	Ananassaft, naturtrüb:
Apfel:	Apfel, ganz:
Apfelkuchen:	Apfelkuchen »Margot«:
Apfelküchle:	Apfelmus:
Apfelsaft, naturtrüb:	Apfelsine:
Apfeltasche McDonald:	Apfeltorte, amerikanische:
Avocado:	Avocado, nur Fruchtfleisch:
Avocadosuppe:	Babybel leicht (27%iTr):
Baguette (Champignon):	Baguette (Vollkorn):
Bambussprossen:	Banane, getrocknet:
Banane, mit Schale:	Banane, ohne Schale:
Bananenchips:	Berliner :
Bienenstich:	Bier, hell:
Big Mäc:	Bihunsuppe:
Birne:	Birnennektar:
Biskuit:	Biskuit mit Obst ♦:
Biskuit mit Obst ♦ VK:	Biskuit, zuckerarm/Vollkorn:
Biskuitrolle:	Bismarckhering:
Blumenkohl:	Blätterkrokant:
Blätterteig:	Bohnen:
Bonbons ♦ :	Bratwurst:
Brie (50%iTr):	Broccoli:
Broccoli-Nudelauflauf:	Broccolisuppe:
Brühe, gekörnt (Instant):	Brühe, klar (Instant):
Brühwürfel, Gemüse (Cenovis):	Brühwürfel, fettreich:
Brötchen, Mehrkorn ♦:	Brötchen, Roggen ♦:
Brötchen, Vierkorn (100%):	Brötchen, Weizen1050:
Brötchen, Weizen550:	Brötchen, WeizenVK (100%):
Brötchen, hell :	Burgundersauce:
Butter :	Butterkuchen (Hefe):
Butterkäse, Beauzac (50%iTr):	Bückling:
Camembert (17%):	Camembert (30%iTr):
Camembert (40%iTr):	Camembert (45%iTr):
Camembert (50%iTr):	Camembert (60%iTr):
Camembert, Back- (45%iTr):	Camembert, Back- (50%iTr):
Cannelloni:	Caramelbonbon (Toffee):
Caramelsauce:	Cevapcici :
Champignons:	Champignonsauce, fettarm:
Cheeseburger:	Chefsalat McDonald:
Chefsalat mit Thunfisch/Käse:	Chester (50%iTr):
Chicken McNuggets:	Chinesische Gemüsepfanne:
Chinesische Sauce:	Coca-Cola:
Cointreau:	Corn-Flakes Kellogg's:
Corn-Flakes ♦:	Corned Beef:
Crème fraiche (30%):	Crème fraiche (40%):
Crème-fraiche Gemüsemischung:	Dattel:
Dillsauce, fettarm:	Distelöl:
Diätbecher Vanille-Himbeer:	Dornhai (Filet):
Dorschleber:	Edamer (30%iTr):
Edamer (40%iTr):	Edamer (45%iTr):
Edelpilzkäse (70%iTr):	Ei :
Eidotter:	Eierlikör:
Eierlikörtorte :	Eiernudeln, roh:
Eierpfannkuchen:	Eierspätzle, tiefgefroren:
Eierstich:	Einfacheiskrem:
Eipulver (Vollei):	Eis, CARTE D'OR (Ananas):
Eis, CARTE D'OR (Erdbeer):	Eis, CARTE D'OR (Vanille):
Eis, CARTE D'OR (Walnuß):	Eis, CARTE D'OR (Weiße Schoko):
Eis, Diät- (Caramel):	Eis, Du darfst (Schoko):
Eis, Du darfst (Vanille):	Eis, Du darfst (Walnuß):
Eis, Gino Ginelli (Malagetta):	Eis, Gino Ginelli (Tiramisu):
Eis, Gino Ginelli (Van.-Krok.):	Eis, Königsrolle:
Eis, Leichter Genuß (Vanille):	Eis, McSundae:
Eis, Natreen (Schoko):	Eis, Natreen (Vanille):
Eis, Viennetta (Vanille):	Eis, Zarter Schmelz (Fürst-P.):
Eis, Zarter Schmelz (Vanille):	Eisbein (ohne Fett):
Eiskrem:	Eiweiß:
Eiweiß, gesalzen:	Emmentaler (40%iTr):
Emmentaler (45%iTr):	Ente ♦:
Entenbrust:	Entenfleisch:
Erbsen:	Erbsen, gefroren:
Erbsen, verzehrfertig:	Erbsensuppe:
Erdbeeren:	Erdbeerschnitte:
Erdnußmus:	Erdnüsse, geröstet:
Feige:	Feldsalat:
Feta (45%iTr):	Fischfilet »Bordelaise« :
Fischli »Moby Dick«:	Fischmäc:
Fischstäbchen TK :	Fleischbrühe:
Fleischsalat mit Mayo ♦:	Frikadelle Diät :
Frikadelle, Diät (Pferd):	Frikadelle, Rind Diät :
Frikadelle, gemischt :	Frischkäse, Dopp'rahm (70%iTr):
Frischkäse, Rahmstufe (50%iTr):	Frischkäse, halbfett (8%):
Fruchteiskrem:	Fruchtspeiseeis:
Frühlingsrolle:	Gans ♦:
Geflügel-Bratwurst :	Gelatine:
Gemüsebrühe:	Gemüsesalat mit Mayo ♦:
Gewürzgurke :	Gorgonzola:
Gouda (45%iTr):	Gouda (48%iTr):
Grünkohl:	Grünkohl (verzehrfertig):
Grützwurst:	Gurken:
Hackbraten »Falscher Hase«:	Hackfleisch (Pferd):
Hackfleisch (Rind):	Hackfleisch, gemischtes:
Haferflocken Kölln:	Haferflocken ♦:
Hamburger:	Hamburger Royal mit Käse :
Hammelkotelett:	Hase ♦:
Haselnüsse, ohne Schale:	Hefe:
Hefekuchen mit Obst ♦:	Heidelbeeren:
Heidelbeerwein:	Heilbutt (Filet):
Hering :	Heringsfilet in Paprika-Creme:
Heringsfilet in Soße ♦:	Heringsfilet »Balkan«:
Heringsfilet »Currycocktail«:	Heringsmilch:
Heringssalat mit Mayo ♦:	Herz (Rind):

Bild 21: Erfassungsbogen (1.Blatt)

7.12 Blutanalyse

Mit diesem Teil des ErnährungsManagers soll Ärzten, Diätassistenten und allen fachlich interessierten Anwendern die Möglichkeit gegeben werden, Zusammenhänge zwischen Ernährung und Blutwerten analytisch mit Hilfe der Ausgleichsrechnung (lineare Regression) zu erfassen.

Dabei dient das Modul « Eingabe » dazu, die Ergebnisse von Blutmessungen zu erfassen. Es berechnet gleichzeitig die zugehörigen Nährwerte, die der Patient in der vorangegangenen Zeit zu sich genommen hat.

Das Modul « Ausdruck » ermöglicht die Ausgabe der Blutwerte und der zugehörigen Nährwerten in Tabellenform.

Die eigentliche Ausgleichsrechnung wird mit dem Modul « Analyse » durchgeführt. Der Anwender gibt vor, welche Korrelationen ihn interessieren. Das Programm berechnet die Koeffizienten sowie deren Fehler. Das Modul gestattet auch die Prognose für einen beliebigen Tag.

7.12.1 Eingabe neuer Blutwerte

Zunächst muß die zu ergänzende *Blutwertedatei* (.BLT), d.h. die betroffene Person (Patient), ausgewählt werden. Bei Leereingabe - im allgemeinen genügt < CR > - wird eine Vorschlagsliste aller bereits vorhandenen Blutwertedateien angezeigt, aus der mit Hilfe der Cursortasten die gewünschte Datei (Person) ausgewählt werden kann. Bei < Esc > erfolgt Abbruch und Rückkehr zur Auswahl.

Anschließend muß die *Nährwertedatei* einer Person (.PNT) ausgewählt werden. Sie dient der Berechnung der effektiv für die Blutmessung gültigen Nährwertaufnahme. Die möglichen (vorhandenen) .PNT-Dateien werden automatisch in einer Vorschlagsliste angeboten. Bei < Esc > erfolgt Abbruch und Rückkehr zur Auswahl.

Schließlich erfolgt die Eingabe des *Datums der Blutentnahme*. Bei Leereingabe erfolgt Abbruch und Rückkehr zur Auswahl.

Nun können die Blutwerte *Triglyceride, Gesamtcholesterin, HDL-Cholesterin, LDL-Cholesterin* und der Quotient *LDL/HDL* eingegeben werden. Letzterer wird - sofern die Einzelwerte vorliegen - vom Programm berechnet und voreingestellt, so daß eine Bestätigung mit < CR > genügt. Im Falle fehlender Blutwerte wird mit < CR > eine Leereingabe getätigt.

> Sollen Werte bei der Analyse nicht berücksichtigt werden, so müssen sie in runde Klammern gesetzt werden.

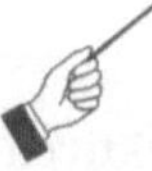 Die in «Analyse» mögliche *Prognose* wird für das Datum der letzten Eintragung der .BLT-Datei berechnet. Deshalb muß das interessierende Datum eingegeben und die Blutwerte mit < CR > bestätigt werden (Leereingaben). Diese Methode kann auch zum Prüfen der effektiven Nährwerte verwendet werden, ohne daß eine Prognose gewünscht ist. In diesem Fall muß anschließend die Tabelle aller Blutwerte ausgedruckt werden (→Tabelle 16). Derartige Probeeintragungen werden beim nächsten Aufruf des Moduls wieder gelöscht.

Bei den *effektiven Nährwerten* handelt es sich um diejenigen gewichteten Mittelwerte der vorangegangenen Tage und Wochen, die für die jeweiligen Blutwerte maßgeblich sind. Für den Triglyceridspiegel sind buchstäblich die letzten Stunden ausschlaggebend, so daß als mittlere Zeitskala ein Tag angenommen wird. Der Cholesterinhaushalt ist erheblich träger, bei ihm muß eine mittlere Zeitskala (Verweilzeit) von 10 Tagen angesetzt werden (siehe auch → Kapitel 8.2). Außerdem wird die Nahrungsaufnahme der letzten 50 Tage vor der Blutentnahme berücksichtigt, wobei ältere Werte immer schwächer gewichtet werden. Der Effektivwert C errechnet sich wie folgt:

$$C = \frac{\sum c_i \cdot e^{-t_i/\tau}}{\sum e^{-t_i/\tau}}$$

wobei die Summe über alle 50 Tage vor der Blutentnahme gebildet wird, sofern ein Wert vorliegt. Der Tageswert ist c_i, während C das gewichtete Mittel ist (Effektivwert). t_i ist die Anzahl der Tage vor der Blutentnahme. τ ist die jeweilige Zeitskala (1^d bzw. 10^d). So wird der Tag unmittelbar vor der Blutentnahme mit 100% gewichtet, die Nahrungszufuhr 10 (2) Tage davor mit 40% und der Wert 20 (3) Tage davor nur noch mit 13% berücksichtigt. Die Nährwertaufnahme am 50. Tag (6.) vor der Blutentnahme wird schließlich nur noch mit 0.7% in die Rechnung einbezogen. Die Werte gelten für $\tau = 10^d$ (in Klammern für $\tau = 1^d$).

7.12.2 Ausdruck aller Blutwerte

Dieses Modul druckt alle zuvor eingegebenen Blutwerte und die zugehörigen effektiven Nährwerte aus. Die Tabelle enthält die effektiven Nährwerte für:

$$\tau = 1^d \qquad \text{(obere Zeile)}$$
$$\tau = 10^d \qquad \text{(untere Zeile)}$$

Es werden nicht alle Nährwerte gemittelt und abgespeichert, sondern nur die für die Blutfettwerte möglicherweise relevanten Werte. So beinhaltet die Tabelle auch nur die Werte

Protein, Kohlenhydrate, Ballaststoffe, Alkohol, Fett,
gesättigte Fettsäuren, mehrfach ungesättigte Fettsäuren,
Omega-3-Fettsäuren, Eicosapentaensäure und Cholesterin.

Datum	TG	CHOL	HDL	LDL	L/H	Prot	KH	Ball	Alk	Fett	gesF	muF	Omega3	Eico	Chol
29.04.1991	(608)	(318)	50	R146	2.9	82.0	258.0	18.0	22.0	125.0	50.0	16.0	2440.0	12.0	694.0
						82.0	258.0	18.0	22.0	125.0	50.0	16.0	2440.0	12.0	694.0
20.06.1991	180	262	53	121	2.3	53.7	154.3	11.8	20.7	78.9	28.5	21.1	876.4	163.1	240.6
						57.3	192.1	13.9	26.0	87.8	30.8	19.2	1135.5	121.9	269.9
16.08.1991	111	207	40	145	3.6	52.7	283.8	20.6	10.6	50.4	14.2	17.7	495.6	8.3	67.6
						60.2	283.7	18.9	19.5	65.5	19.9	20.9	777.7	58.0	85.4
13.02.1992	135	189				79.3	272.1	19.5	32.0	52.4	22.0	9.8	1415.1	168.3	165.8
						69.8	263.7	19.9	31.2	63.5	23.7	12.1	1214.5	175.4	196.3
02.04.1992	180	189				60.2	318.7	22.4	21.8	54.0	19.8	12.5	1454.2	363.2	160.4
						66.3	306.8	20.8	30.7	66.0	23.5	13.8	1200.6	155.7	205.8
09.04.1992	133					71.2	317.2	19.3	5.9	82.4	28.7	15.8	1565.5	420.5	253.2
						66.4	296.6	18.5	21.6	70.0	24.3	15.2	1248.6	222.7	221.4
16.04.1992	182	194				67.6	309.1	18.6	4.4	63.8	18.5	17.5	2237.2	955.9	141.5
						70.1	301.9	18.5	20.8	69.3	22.8	16.7	1848.0	504.9	210.9
27.04.1992	107	252				85.1	290.4	14.4	32.9	149.3	63.0	19.8	2250.8	0.1	1030.4
						82.2	292.9	18.1	28.8	122.5	48.2	17.3	1922.6	192.7	839.0
23.07.1992	111	227	26	179	6.9	60.8	327.4	16.8	8.8	52.1	15.7	16.3	1320.6	618.7	160.5
						74.5	319.1	17.4	25.4	64.3	22.6	12.7	1368.9	179.6	286.2
15.09.1992						81.6	347.3	26.1	7.8	90.6	29.3	28.1	1649.3	503.1	242.2
						74.3	342.8	23.4	21.0	70.7	25.1	18.8	1307.3	188.4	196.3

Tabelle 16: Blutwerte mit zugehörigen effektiven Nährwerten

7.12.3 Analyse der Blutwerte

Aus zwei Gründen ist die Kenntnis der analytischen Zusammenhänge (Korrelation) zwischen aufgenommener Nahrung und vorhandenen Blutfettwerten von Interesse. Zum einen ist mit Hilfe der Korrelationskoeffizienten die Vorausberechnung (Prognose) der Blutfettwerte möglich, so daß man ohne eine Blutentnahme seine Werte kennt. Wie in → Kapitel 8.3 näher beschrieben wird, ist die Prognoserechnung nicht so ganz einfach und bedarf einer gewissen wissenschaftlichen Geschicklichkeit, um überhaupt brauchbare Ergebnisse zu erhalten. Zum anderen kann anhand der Koeffizienten festgestellt werden, ob die Zufuhr bestimmter Nährwerte einen Blutwert günstig oder ungünstig beeinflußt. Über diese qualitative Erkenntnis hinaus kann sogar eine quantitative Aussage gemacht werden. Es kann also auch ermittelt werden, ob z.B. die Aufnahme von Nahrungscholesterin den Cholesterinspiegel des Blutes nur wenig oder sehr stark beeinflußt.

Im folgenden wird das grundsätzliche Verfahren vorgestellt. Bezüglich der (medizinischen) Interpretation der Zahlenwerte lesen Sie bitte die Ausführungen in → Kapitel 8.3 durch.

Als erstes wird die zugrundezulegende Blutwertedatei (.BLT) aus einer Vorschlagsliste ausgewählt (Auswahl der Person). Bei < Esc > erfolgt Abbruch und Rückkehr zur Auswahl.

Nun müssen alle Korrelationen gekennzeichnet werden, deren Koeffizienten berechnet werden sollen (→ Bild 22). Dies erfolgt in derselben Maske, in der nach Durchführung der Berechnung auch die Ergebnisse stehen. Jeder einzubeziehende Wert muß durch ein beliebiges Zeichen (z.B. mit einem Sternchen *) markiert werden. Bei < PgDn > wird die Berechnung gestartet und die Koeffizienten in der gleichen Maske anstelle der Markierungssymbole ausgegeben. Bei < Esc > erfolgt Abbruch und Rückkehr zur Auswahl.

ERIK

	TG	CHOL	HDL	LDL	LDL/HDL
	max. 7	max. 6	max. 3	max. 3	max. 3
Protein					
Kohlenhydrate					
Ballaststoffe		*			
Alkohol	*				
Fett	*				
gesätt.Fettsäuren		*			
mehrf.unges.Fetts.		*	*	*	*
Omega-3-Fettsäuren		*	*	*	*
Eicosapentaensäure					
Cholesterin					
Prognose					

Bild 22: Eingabemaske für Korrelationsberechnung

Die für jeden Blutwert maximal mögliche Anzahl von Koeffizienten ist in der ersten Zeile angegeben (z.B. *max. 4*). Wird versucht, diese Obergrenze zu überschreiten, so erscheint eine Fehlermeldung, und die Markierung muß wieder entfernt werden. Die Maximalzahl entspricht der Anzahl der Blutmessungen minus 1.

Als Ergebnis erscheint der jeweilige Koeffizient im betreffenden Feld. Da jede Korrelationsbeziehung zusätzlich noch eine Konstante enthält, ist diese in der ersten Zeile angegeben, d.h. dort, wo zuvor die Maximalzahl stand.

ERIK	TG	CHOL	HDL	LDL	LDL/HDL
	162.12	361.77	-32.29	275.34	17.218
Protein					
Kohlenhydrate					
Ballaststoffe		-9.397			
Alkohol	-				
Fett	-0.280				
gesätt.Fettsäuren		(1.968)			
mehrf.unges.Fetts.		-0.352	(3.254)	-6.381	-0.613
Omega-3-Fettsäuren		-0.016	(0.013)	-0.012	-0.002
Eicosapentaensäure					
Cholesterin					
Prognose 15.09.1992	137	164	46	139	3.2

Bild 23: Korrelationskoeffizienten mit Prognose

Da die zahlenmäßige Angabe des Fehlers der Koeffizienten für die hier gewünschten Belange zu weit gehen würde, andererseits aber eine Aussage über die Zuverlässigkeit der berechneten Koeffizienten unbedingt notwendig ist, wurde folgende Regelung getroffen:

> Bei einem Fehler von mehr als 30% erscheint der Wert in Klammern.
> Bei einem Fehler von mehr als 100% erscheint statt des Wertes ein Strich (-).

Beispiele für jeden der möglichen Fehlerbereiche sind in Bild 23 enthalten. Der Koeffizient, der die Abhängigkeit der Serumtriglyceride vom Alkohol angibt, besitzt einen Fehler, der größer als 100% ist, so daß statt seines Wertes nur ein Minuszeichen (-) in der Ergebnismaske erscheint. Die Koeffizienten für HDL besitzen einen Fehler zwischen 30% und 100%, so daß sie in Klammern erscheinen. Alle anderen Koeffizienten sind genauer als 30%.

Sollen die Koeffizienten über den Drucker ausgegeben werden, so muß mit Hilfe der Taste < Druck > eine Hardcopy erzeugt werden. Ansonsten erfolgt die Rückkehr zur Auswahl auf die übliche Weise mit der Taste < Esc >.

7.13   Erstellung von Diagrammen

Das Programm dient zur graphischen Darstellung beliebiger Werte beliebiger ASCII-Dateien. Bedingung ist lediglich, daß die Dateien ausschließlich aus gleichgroßen Datensätzen bestehen ohne Überschriften, usw. Die Dateien .DAT, .PNT und .PNW erfüllen diese Bedingung (→ Kapitel 3).

Für die Darstellung der .PNT und .PNW-Dateien existieren bereits für

⊕   Hercules-Graphik (720*348)
⊕   EGA-Graphik (640*350)
⊕   VGA-Graphik (640*480, 800*600, 1024*768)

vorgefertigte Parametersätze, die in den .PLT-Dateien abgespeichert sind (vergleiche Kapitel 4.2, Abschnitt *Sonstiges*).

Für die Parameter gelten im einzelnen die nachstehenden Regeln:

Nummer des Blattes: Nur ganzzahlige Werte von 1 bis 9 erlaubt.
Nummer des Diagramms: Nur ganzzahlige Werte von 1 bis 9 erlaubt.

Die Datensätze werden nach Blatt und anschließend nach Diagramm sortiert.

Achsenschnittpunkt: x = 0 .. 639 Pixel   (ganzzahlig von links)
                                       y = 0 .. 479 Pixel   (ganzzahlig vom oben)

                                       Die maximalen Werte gelten für VGA. Bei anderen Graphik-modi sind diese entsprechend angepaßt.

Umrandung/Null-Linie: Die Alternativen »ohne« / »mit« sind in einer Vorschlagsliste verfügbar (Voreinstellung = »ohne«).

Farbe der Achsen und Beschriftung: Die Alternativen sind in einer Vorschlagsliste verfügbar (Voreinstellung = »weiß«).

Achsen

Länge: x = 0 .. 639 Pixel   (ganzzahlig)
                    y = 0 .. 479 Pixel   (ganzzahlig)

                    Die oberen Grenzwerte hängen von der jeweiligen Graphikkarte ab.

Titel: Beliebiger Text bis maximal acht Zeichen.

Teilungszahl: Nur positive Werte bis 20.

Beschriftung: Die Alternativen sind in einer Vorschlagsliste enthalten (Voreinstellung = »Min-Max«).

ab Wert: Kleinster Wert   (Voreinstellung = absolutes Minimum)
bis Wert: Größter Wert   (Voreinstellung = absolutes Maximum)

Werden Datum oder Uhrzeit eingegeben, dann werden diese automatisch als solche identifiziert. Dabei muß das Datum mit Jahrhundert angegeben werden.

Wird bei X-Achse »ab« ein Datum eingegeben, welches der 1. eines Monats ist, wird die Skalierung der X-Achse auf den jeweiligen 1. des auszugebenden Monats gerundet. Diese Maßnahme erleichtert die Lesbarkeit der Zeitachse.

Soll die Rundung nicht erfolgen, dann muß als »ab« ein Datum eingegeben werden, welches beispielsweise auf dem 10. oder 15. liegt.

Faktor: Beliebiger Faktor für x und y (Voreinstellung = 1).

Überschrift

Überschrift: Beliebiger Text bis maximal 45 Zeichen.

Untertitel: Beliebiger Text bis maximal 45 Zeichen je Untertitel.

Position: Gibt an, wie der Text geschrieben werden soll.
                Die Alternativen sind in einer Vorschlagsliste enthalten:

                L = linksbündig
                M = mittig   (= Voreinstellung)
                R = rechtsbündig

Symbol

Für die verschiedenen Kurven (maximal sieben) stehen 14 unterschiedliche Symbole in einer Vorschlagsliste zur Verfügung.

Wird kein Symbol angegeben, dann wird als Voreinstellung das Symbol »o« gezeichnet.

Die Farben, in denen die Symbole gezeichnet werden sollen, sind in einer weiteren Vorschlagsliste enthalten (15 Farben).

Wird keine Farbe angegeben, dann wird als Voreinstellung die Farbe »weiß« gewählt.

Mit < Del > können die Angaben gelöscht werden.

Polygonzug

Sollen die Punkte mit einem Polygonzug verbunden werden, dann ist unter »Polygon« eine Farbe auszuwählen, in der dieser gezeichnet werden soll. Ist keine Farbe angegeben, entfällt der Polygonzug.

Die Farben sind in einer Vorschlagsliste enthalten.

Mit < Del > können die Angaben gelöscht werden.

Name der Wertedatei

Der eingegebene Dateiname wird im Datenpfad gesucht, wie er mit INSTALL in die Initialisierungsdatei *.INI eingegeben wurde.

Der Dateiname kann direkt eingegeben werden. In diesem Fall ist die Endung (z.B. .PNT) mit einzugeben.

Der Dateiname kann auch über eine Vorschlagsliste eingegeben werden, die über die Pfeiltasten < Right > oder < Left > erreicht wird. In diesem Fall wird zunächst die gewünschte Endung abgefragt, die einschließlich des Punktes einzugeben ist. Anschließend werden alle Dateien dieses Typs, die sich im Datenpfad befinden, in einer Vorschlagsliste dargestellt.

Es können mit Hilfe des Auswahlpunktes « Wertedatei ändern » auch alle Dateinamen einer bestehenden .PLT-Datei simultan geändert werden. So kann zum Beispiel die Musterdatei NWA-VGA.PLT geladen und der Dateiname ERIK in einen neuen Dateinamen (z.B. BARBARA) gewandelt werden. Wird als neuer Dateiname eine Leereingabe getätigt, so wird die Routine abgebrochen. Die geänderten Parameter sollten unter einem neuen Dateinamen abgespeichert werden.

Es kann statt des Namens einer Datei, aus der die darzustellenden Werte gelesen werden, auch eine Konstante eingegeben werden. Der Konstanten muß ein = vorausgehen (zum Beispiel: = 10.5). Es werden dann ein Punkt am Anfang und ein Punkt am Ende der X-Achse gesetzt, wobei Y den Wert der Konstanten annimmt. Wird zusätzlich bei Polygon eine Farbe gewählt, dann erscheint diese Konstante als waagerechte Linie. Eine solche Konstante dient als Vergleichswert.

Spalten

Σ-Sp: Anzahl der Spalten in der Datei
(= Anzahl der Daten/Felder, Voreinstellung = 2).

X-Sp: Nummer der Spalte für den X-Wert.

Wird kein Wert angegeben, so wird der X-Wert automatisch mit jedem eingelesenen Y-Wert hochgezählt.

Ist der X-Wert ein Datum bzw. eine Uhrzeit, so wird automatisch eine entsprechende Darstellung gewählt. In diesem Falle sind die Grenzen für die X-Achse entsprechend einzugeben.

Y-Sp: Nummer der Spalte für den Y-Wert (Voreinstellung = 2).

Hardcopy

Um die Diagramme auf Papier zu erhalten, ist eine Hardcopy anzufertigen. Die auf der IBM-Tastatur vorhandene Taste < Druck > = < Print Screen > gestattet nur die Hardcopy des Textbildschirmes. Für den Graphikbildschirm stellen zahlreiche Hersteller Programme zur Verfügung, die im AUTOEXEC.BAT resistent geladen werden. Mit ihrer Hilfe kann durch Tastenkombinationen wie < Shift > + < Druck > eine Hardcopy des Graphikbildschirmes angefertigt werden. Allerdings funktionieren diese Hardcopy-programme nicht immer einwandfrei. Die Vielfalt der Videographikadapter und der Drucker bereiten hier große Schwierigkeiten. Solche speicherresistenten Programme können teilweise auch eine Graphikdatei im TIFF-Format auf Tastendruck erstellen, die dann bequem von anderen graphikfähigen Programmen eingelesen und bearbeitet werden kann.

Auch das Programm « Plotten » enthält eine integrierte Hardcopyfunktion. Diese wird durch Drücken der Taste < F3 > oder mit < Alt > über das SAA-Menü aktiviert. Allerdings garantiert auch der Hersteller von PROLIFE die einwandfreie Funktionsfähigkeit dieser Hardcopy nur für die gängigsten Drucker. Auf jeden Fall muß der Anwender viel Geduld aufbringen und mit Hilfe des Handbuches alle Möglichkeiten der Treiber-anpassung wahrnehmen.

< F3 >   Start der Hardcopy
< Esc >   Abbruch der Hardcopy

Bei Farbdruckern werden folgende Farbzuordnungen getroffen:

schwarz	→	weiß
weiß, grau, dunkelgrau	→	schwarz
gelb	→	dunkeloliv
hellrot, rot	→	rot
violett	→	violett
orange, braun	→	orange
hellgrün, grün, dunkelgrün	→	grün
hellblau, blau, dunkelblau	→	blau

Bezüglich der Installation der für die Hardcopy notwendigen Graphikbefehle des Druckers siehe Kapitel 4.

Anpassung der Plotparameter

Führen Sie folgende Schritte zur Anpassung der Plotparameter einer mitgelieferten Musterdatei (z.B. NWA-VGA) durch, um die Nährwerte einer anderen Person darzustellen:

⊕ Wählen Sie den Auswahlpunkt « Parameter laden ». Wählen Sie die Musterdatei NWA-??? entsprechend Ihrer Graphikkarte (z.B. NWA-VGA).

⊕ Wählen Sie den Auswahlpunkt « Wertedatei ändern ». Geben Sie bei der Abfrage nach dem alten Text den Namen X ein. Tippen Sie dann bei der Abfrage nach dem neuen Text den Namen Ihrer Plotdatei ein.

⊕ Wählen Sie den Auswahlpunkt « Änderung ». Ändern Sie in allen Diagrammen folgende Parameter:

  □ Ändern Sie bei der X-Achse den Zeitraum, ggf. auch die Anzahl der Teilungen. Es sollte sich pro Teilung ein glatter Zeitabschnitt ergeben, z.B. ein Monat oder ein Quartal.

  □ Ändern Sie bei der Y-Achse den Wertebereich, im allgemeinen genügt es, den oberen Grenzwert (bis) zu ändern, da der von-Wert meistens ohnehin 0 ist. Auch hierbei müssen Sie ggf. die Anzahl der Teilungen anpassen.

  □ Ändern Sie die Konstante, so daß sie dem Produkt aus Ihrem mittleren Körpergewicht und dem jeweiligen Grenzwert entspricht.

Datei löschen

Mit diesem Auswahlpunkt, der in beiden Programm enthalten ist, können Sie nicht mehr benötigte Dateien löschen.

Geben Sie zunächst den Typ der Dateien (Endung) an, zu der die zu löschende Datei gehört. Als Voreinstellung erscheint im Programm PROLIFE die Endung .NWA und im Programm PLOTTEN die Endung .PLT.

Anschließend werden alle Dateien mit der eingegebenen Endung in einer Vorschlagsliste, die in einem Overlayfenster erscheint, angezeigt.

Nach erfolgter Auswahl wird eine Sicherheitsabfrage gestellt, ob die ausgewählte Datei wirklich gelöscht werden soll.

Mit < Esc > können Sie die Prozedur vorzeitig abbrechen und zur Auswahl zurückkehren.

8 AUSWIRKUNGEN AUF HERZ UND KREISLAUF

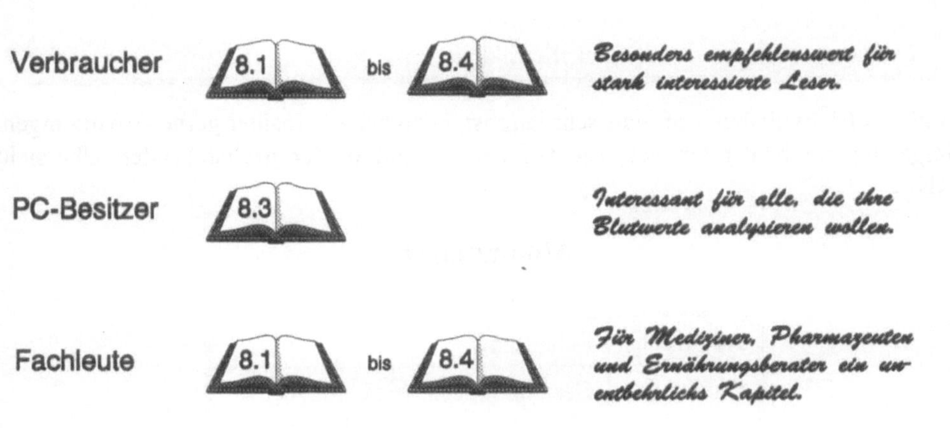

8.1 Herzkreislaufkrankheiten und deren Risikofaktoren

8.1.1 Fachbegriffe

Bevor eine kleine Einführung zum Thema Herzkreislaufkrankheiten gegeben werden soll, ist es zweckmäßig, wenigstens einige der zahlreichen, dem lateinischen und griechischen entstammenden Fachbegriffe zu erläutern.

Häufige Fachbegriffe

Fachbegriff	Bedeutung
Hypo...	zu niedrig
Hyper...	zu hoch
Hypertonie	zu hoher Blutdruck
Hyperlipidämie	zu hoher Fettgehalt im Blutplasma
Hyperlipoproteinämie	zu hoher Plasmagehalt an Fetteiweißkörpern
Hypercholesterinämie	zu hohe Konzentration von Cholesterin
Hypertriglyceridämie	zu hohe Konzentration von Triglyceriden
Arteriosklerose	Arterienverkalkung
Koronarkrankheiten	Erkrankungen der Herzkranzgefäße zur Versorgung der Herzwand
Koronarsklerose	Herzinfarkt
Diabetes mellitus	Zuckerkrankheit

Da dieses Fachvokabular oftmals sehr lang ist, benutzen die Insider gerne Abkürzungen. Einige der am häufigsten verwendeten Kürzel sind in der nachstehenden Übersicht erklärt.

Abkürzungen

Abkürzung	Bedeutung
Chol	Gesamtcholesterin (Serum-)
CSE	Cholesterin Synthese Enzym
HDL	High Density Lipoproteine
KHK	Koronare Herzkrankheiten
LDL	Low Density Lipoproteine
TG, Trig	Triglyceride (Serum-)
VLDL	Very Low Density Lipoproteine
WHO	Weltgesundheitsorganisation

8.1.2 Krankheiten

Man muß zwischen dem die Krankheit verursachenden Phänomen und der Folge dieses Phänomens, also den Beschwerden, unterscheiden. Stellt der Arzt einen zu hohen Fettgehalt im Blutplasma fest, so diagnostiziert er dieses Phänomen mit *Hyperlipidämie* (siehe oben). Dies bedeutet aber zunächst einmal keinerlei Beschwerden des Patienten, er fühlt sich durchaus gesund und ist es im Prinzip auch. Lediglich stellen die unnormalen Blutwerte eine Frühwarnung dar, die dem Arzt und dem Patienten in gewisser Weise die Zukunft offenbaren. Dies wird durch zahlreiche Forschungsarbeiten, die den Zusammenhang zwischen Ernährung, Blutwerten und später eintretenden Krankheiten untersuchen, immer wieder eindeutig belegt.

Definiert man *Krankheit* als jede von der Norm abweichende Erscheinung des Körpers, so wäre jede *Hyper...* oder *Hypo...ämie* eine solche Krankheit. Definiert man diesen Begriff aber als Beschwerden (z.B. Schmerzen), so darf jegliche *...ämie* lediglich als *Frühwarnung* für eine spätere Krankheit aufgefaßt werden.

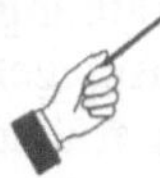

Jede *Hyperlipidämie* und jede *Hyperlipoproteinämie* muß als Frühwarnung für eine spätere Herzkreislaufkrankheit interpretiert werden. Sie erhöhen in starkem Maße das Risiko für Koronar-Herzkrankheiten wie z.B. Herzinfarkt und Angina pectoris (Brustenge).

Eine andere mit falscher Ernährung verbundene Krankheit, die oftmals in Verbindung mit den zuvor genannten erhöhten Blutfettwerten auftritt, ist die *Gicht*. Gicht ist eine Stoffwechselstörung, bei der Harnsäure im Blut kristallisiert. Dies kann geschehen, wenn mehr Harnsäure im Blut ist als gelöst werden kann (7 mg/dl).

Die nachfolgende Tabelle 15 zeigt eine Übersicht über die wichtigsten Erscheinungsformen von *Hyperlipoproteinämien*:

Typ	Häufig- keit	KHK- Risiko	TG	Chol.	Bemerkung
I	< 1%	+	+++	+	
II	35%	+++	a √ b +	+++	dominant vererbte Erhöhung, innere Störungen, medikamentöse Behandlung
III	< 5%	+++	+	++	Kohlenhydrate ↓
IV	55%	++	++	+	endogene Synthese aus KH und freien Fettsäuren, in 60-80% aller Fälle auch Glucose erhöht, KH ↓, Fett ↓, Alkohol ↓, Medikamente
V	< 5%	+	++	+	Kohlenhydrate ↓

Tabelle 15:   Hyperlipoproteinämien

Nach /13/ ist +++ bei TG > 1000 mg/dl und bei Chol > 350 mg/dl erreicht.
KH bedeutet Kohlenhydrate. KHK bedeutet koronare Herzkrankheiten.

8.1.3   Risikofaktoren

Es gibt zahlreiche Faktoren, die das Risiko eines Herzinfarktes erhöhen oder reduzieren. Fast alle Faktoren können von jedem selbst beeinflußt werden: So erhöht beispielsweise das *Rauchen* von mehr als 20 Zigaretten pro Tag das Risiko eines Herzinfarktes ganz entscheidend. Bereits die Hälfte davon wäre auch schon unter dem Gesichtspunkt von Lungen- und Kehlkopfkrebs zu viel. - Die allgemeine *Fettsucht*, also der Verzehr größerer Mengen Fett aus Veranlagung oder Genußsucht, führt zu Problemen, vor allem kann es zusätzlich zur Diabetis mellitus kommen. Eine weitere Folge von Fettsucht ist schließlich das Übergewicht, welches natürlich auch durch andere Faktoren erlangt werden kann. *Übergewicht* führt schnell zu Erkrankungen der Herzkranzgefäße (KHK) und letztendlich zum Herzinfarkt (→ Bild 24 und Bild 25).

Bevor Fettsucht und Übergewicht aber zu KHK-Erkrankungen führt, erhöht sich die Konzentration des Serumcholesterins und der Triglyceride im Blut. Erst diese erhöhte Konzentration führt langfristig zur Ablagerung von Cholesterin an den Arterienwänden, so daß es zur Arteriosklerose (irreführenderweise auch als Arterienverkalkung bezeichnet) oder zur Koronarsklerose (Herzinfarkt) kommt. Zu hoher Cholesterinspiegel im Blut heißt *Hypercholesterinämie* und führt in den letzten Jahrzehnten immer früher zu Arteriosklerose. Heute haben bereits 30jährige Menschen, vor allem Männer, diese Krankheit. Im Durchschnitt haben die Arteriosklerotiker 60% mehr Blutfett als erlaubt, aber 80% mehr gesättigte Fettsäuren und nur 15% mehr mehrfach ungesättigte Fettsäuren (→ Bild 26 und Bild 27). Anders betrachtet hat sich also der Anteil von gesättigten Fettsäuren am Gesamtfett um 10% erhöht und der Anteil von mehrfach ungesättigten Fettsäuren um 30% erniedrigt. Im Endeffekt also eine Verschlechterung der Fettqualität und des P/S-Quotienten.

Nach Hochrein und Schleicher /13/ ist eine enge Beziehung zwischen einer frühen Sterblichkeit im Alter von 45-50 Jahren und Übergewicht gegeben. Je größer das Übergewicht, desto höher die Sterblichkeitsrate. Bild 24 zeigt die Abhängigkeit, wobei bereits ein Übergewicht von nur 4.5 kg die Sterblichkeitsrate um 8 % gegenüber der normalen Sterblichkeitsrate von 45-50jährigen mit Normal- oder Idealgewicht erhöht. Die Sterblichkeitsrate wächst mit zunehmendem Gewicht überproportional an.

Nach Nüssel /1/ steigt die Sterblichkeitsrate bei 30- bis 60jährigen Männern mit zunehmenden Körpergewicht stark an. In Bild 25 sind drei unterschiedliche Primärrisiken aufgeführt, die jedes für sich nach Gewicht weiter differenziert sind. In allen drei Risikogruppen ist deutlich zu erkennen, daß die Sterblichkeitsrate mit dem Gewicht zunimmt. Selbst bei Idealgewicht bleibt in jeder Gruppe ein Grundrisiko aufgrund der erhöhten Werte der jeweiligen Gruppe (Primärrisiko). Die erste Gruppe zeigt das Risiko bei erhöhtem Blutdruck (P), die zweite Gruppe bei erhöhtem Serumcholesterin und die dritte Gruppe bei erhöhtem Triglyceridspiegel. Während sich unter der Bedingung des Idealgewichts die Erhöhung der Sterblichkeitsrate bei zu hohem Blutdruck und zu hohem Triglyceridgehalt gegenüber einem risikofreien Menschen um nur 7% bzw. 9% noch in Grenzen hält, macht sie bei einer Hypercholesterinämie immerhin schon 19% aus. Es müssen also sowohl Primär- (Blutfette, Blutdruck) als auch Sekundärrisiko (Gewicht, Rauchen) vermieden werden.

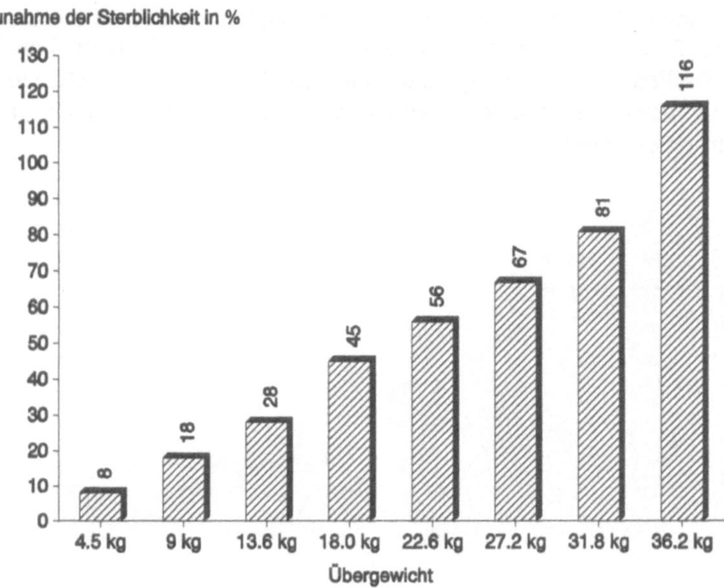

Bild 24: Beziehung zwischen Sterblichkeitsrate von 45- bis 50jährigen und Übergewicht nach Hochrein und Schleicher /13/

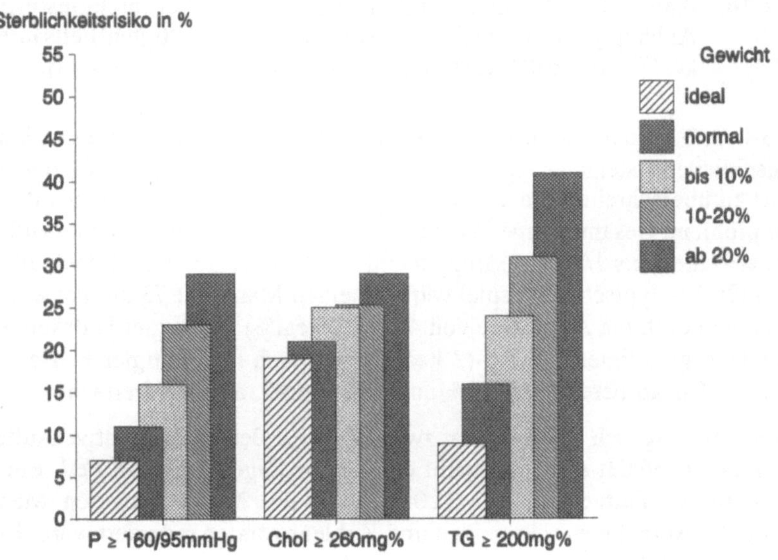

Bild 25: Risikofaktoren in Abhängigkeit vom Körpergewicht bei 30- bis 60jährigen Männern nach Nüssel /1/

Bild 26 zeigt den prozentualen Anteil von Männern, die einen Gesamtcholesterinspiegel im Serum von mehr 250 mg/dl aufweisen in Abhängigkeit von der täglichen Aufnahme an gesättigten Fettsäuren mit der Nahrung. Dabei ist die Fettaufnahme in kcal% ausgedrückt. Da Fett 30% des Energiehaushaltes (30 kcal%) decken soll und davon 1/3 nur gesättigte Fettsäuren sein sollen, ergibt sich hieraus, daß 10 kcal% der empfohlenen Normalernährung entspricht.

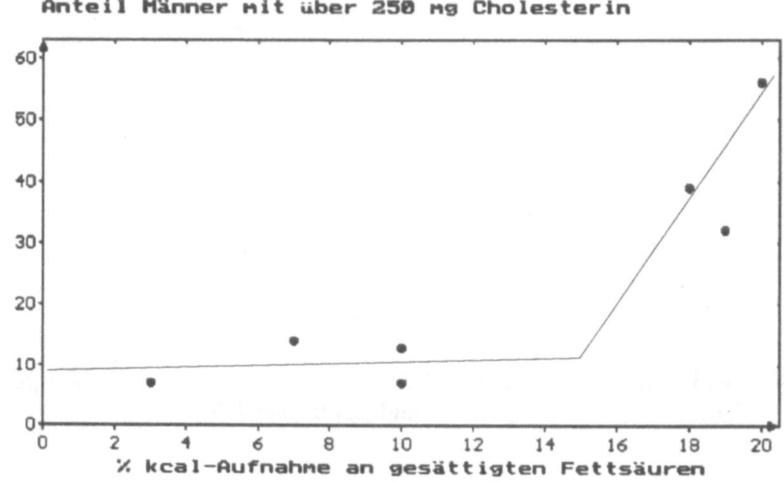

Bild 26: Anteil bei Männern mit über 250 mg Serumcholesterin in Abhängigkeit der täglichen Aufnahme an gesättigten Fettsäuren in kcal% (10 kcal% enstpricht 1/3 des täglichen Fettbedarfs).

Bis zu 15 kcal% ist der Anteil von Hypercholesterinämiekandidaten etwa konstant bei 10%. Anschließend steigt er steil an. Es gibt zwei Möglichkeiten, diesen magischen Grenzwert zu überschreiten. Im ersten Fall gehen wir davon aus, daß sich der Kandidat an die empfohlene Gesamtmenge Fett hält, aber nicht an die empfohlene Aufteilung der Fettarten, also mehr als 1/3 an gesättigten und weniger als 1/3 an mehrfach ungesättigten Fettsäuren ißt. Ein typisches Beispiel wäre für einen Mann mit 73 kg, der also 80 g Fett zu sich nehmen darf, die Aufnahme von 45 g (17 kcal%) gesättigter Fettsäuren, 30 g (11 kcal%) einfach gesättigter und 5 g (2 kcal%) mehrfach ungesättigter Fettsäuren. Damit hätte sich das Risiko bereits von 10% auf 30% erhöht, also verdreifacht.

Im zweiten Fall mag sich der Kandidat zwar einigermaßen an die relative Aufteilung der Fettsäuren halten, (fr)ißt aber insgesamt eine übermäßige Menge an Fett. Ein typisches Beispiel wäre ein Fettverzehr von 120 g für einen 73 kg schweren Mann, wobei gleichzeitig die Aufnahme an Proteinen und Kohlenhydraten reduziert wäre. Bleiben wir aber bei 120 g (45 kcal%) täglicher Fettaufnahme und setzen an, daß davon 45 g (17 kcal%) gesättigte, 45 g (17 kcal%) einfach ungesättigte und 30 g (11 kcal%) mehrfach ungestättigte Fettsäuren sind. Damit steigt das Risiko in gleicher Weise wie im ersten Fall.

Leider ist sehr oft eine Kombination aus beiden Fällen üblich. Hierbei werden 120 g Gesamtfett aufgenommen, wovon 60 g (23 kcal%) gesättigte, 50 g (19 kcal%) einfach ungesättigte und nur 10 g (4 kcal%) mehrfach ungesättigte Fettsäuren sind. Bei diesem Wert haben 80% aller Männer einen Cholesterinspiegel von über 250 mg/dl. Das Risiko hat sich verachtfacht.

Da in den meisten Fällen jedoch die Protein- und Kohlenhydratezufuhr unverändert bestehen bleibt, nehmen die betreffenden Personen zu. Dadurch erhöht sich aber das Risiko zusätzlich noch gemäß Bild 24 und Bild 25.

Parallel zum prozentualen Anteil der Hypercholesterinämiekandidaten nimmt mit zunehmendem Anteil von gesättigter Fettsäuren an der Gesamternährung auch die Zahl der Herzinfarkt-Todesfälle zu. Allerdings zeigt sich hierbei keinerlei Knick, so daß sich hieraus nur der Ratschlag ableiten läßt, so wenig wie möglich an gesättigten Fettsäuren zu essen.

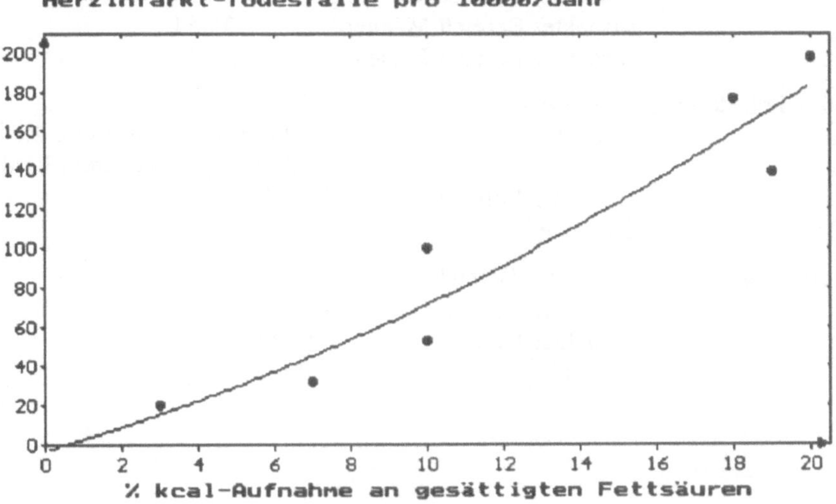

Bild 27: Herzinfarkt-Todesfälle pro 10000 Einwohner und pro Jahr in Abhängigkeit der täglichen Aufnahme an gesättigten Fettsäuren in kcal% (10 kcal% enstpricht 1/3 des täglichen Fettbedarfs).

Zur Minderung des KHK-Risikos müssen neben der Vermeidung der oben genannten Risikofaktoren vor allem eine *bewußte und gesunde Ernährung* (→ Kapitel 8.4) und viel *Sport* erwähnt werden. Sowohl durch eine ballaststoffreiche Nahrung als auch durch sportliche Tätigkeit, die den Kreislauf anregt, werden Triglycerid und Cholesterin vermehrt über den Darm ausgeschieden.

8.1.4 Grenzwerte

Zur Beurteilung, wann eine Hypercholesterinämie oder Hyperlipoproteinämie vorliegt, wurden von verschiedenen Organisationen Normalbereiche und Grenzwerte festgelegt, die nicht immer übereinstimmen müssen. Im folgenden ist eine kleine Sammlung einiger Normal- und Grenzwerte wiedergegeben, wobei die Angaben in mg/dl erfolgen.

- ☐ Gesamtcholesterin:
ohne Risiko 20 Jahre	< 200
ohne Risiko 60 Jahre	< 250-290
Europäische Konsensuskonferenz	< 200
suspekter Bereich [1]	200-250
Therapie [2]	250-300
Initiale Pharmakotherapie [3]	> 300

- ☐ HDL-Cholesterin:
ohne Risiko Männer	> 54 (50)
ohne Risiko Frauen	> 66 (60)
Therapie [2] (Risikoschwelle)	< 35
suspekter Bereich Männer [1]	35-54
suspekter Bereich Frauen [1]	35-66

- ☐ LDL-Cholesterin:
Risikoschwelle	> 125
ohne Risiko	< 150 (155) ohne weiteres Risiko
	< 130 (135) bei weiterem Risiko
suspekter Bereich [1]	150-190
Therapie [2]	> 190

- ☐ Triglyceride:
Typischer Bereich	150-300 [4]
WHO-Grenzwert	195
suspekter Bereich [1]	200-500
Therapie [2]	> 500

---

[1] Ärztliche Aufmerksamkeit und diätetische Korrekturen notwendig.

[2] Therapie zunächst als Diät versuchen, dann erst Anwendung von Lipidsenkern.

[3] Anwendung von CSE-Hemmern (→ Kapitel 8.4).

[4] Es kommen vielfach auch Werte unter 100 vor, teilweise auch unter 50.

8.2 Auswirkung von Fett und Cholesterin

8.2.1 Endogener und exogener Kreislauf

Fett und Cholesterin hängen eng miteinander zusammen. Es besteht nicht nur eine chemische Verwandschaft, sondern auch eine biologische Verknüpfung. Letztere in vielerlei Hinsicht, z.B. beim Vorkommen und Transport im Blut, wo sie gemeinsam in den sogenannten Lipoproteinen enthalten sind.

Der Name *Cholesterin* ist von den Worten *chole* (= Galle) und *sterin* (ein Fett) abgeleitet, und ist deshalb so entstanden, weil Gallensteine oftmals zu 80-90% aus Cholesterin bestehen.

Insgesamt sind vier Blutfettwerte von Bedeutung:

- ☐ Gesamtcholesterin (Serumcholesterin)
- ☐ HDL-Cholesterin
- ☐ LDL-Cholesterin
- ☐ Triglyceride (Serumtriglyceride)

Man spricht bei den Blutwerten oft auch von Serumwerten, um sie von den Nahrungswerten zu unterscheiden. So gibt es Nahrungscholesterin, das man mit der Nahrung zu sich nimmt, im Gegensatz zum Serumcholesterin, welches im Blut enthalten ist. Würde man in diesem Zusammenhang nur von Cholesterin sprechen, so kann es leicht zu Verwechslungen kommen.

Über die Folgen eines zu hohen Serumcholesterinspiegels ist in → Kapitel 8.1 hinreichend berichtet. Der Arzt interessiert sich neben diesem Wert auch für die *Unterfraktionen* HDL-Cholesterin und LDL-Cholesterin (kurz HDL und LDL genannt), weil daraus Rückschlüsse auf die Ursache möglich sind. Zu diesem Zweck dient auch die Messung der Serumtriglyceride.

Das im Blut befindliche Cholesterin wird einerseits durch die Nahrung (exogen) und andererseits durch Biosynthese in der Leber, Niere, Nebenniere und anderen Organen zugeführt (endogen). In Bild 28 ist vereinfacht dargestellt, wie Cholesterin mit Hilfe der High Density Lipoproteine (HDL) vom Gewebe in die Leber transportiert wird und umgekehrt mittels der Low Density Lipoproteinen (LDL) von der Leber ins Gewebe befördert werden. Außerdem zeigt die Graphik, daß ein Teil des mit der Nahrung in den Darm gelangten Cholesterins ebenfalls ins Gewebe überführt wird, während der größere Teil den Darm durchläuft und wieder ausgeschieden wird.

Vor einigen Jahren nahm man noch an, daß etwa ein Drittel des Cholesterins durch den exogenen Kreislauf zugeführt wird und zwei Drittel durch Biosynthese im endogenen Kreislauf entsteht. Bei einer täglichen Gesamtproduktion von 1200 mg bei einem Normmenschen wären dies 400 mg (300-500 mg) durch die Nahrung und 800 mg (700-900 mg) durch Biosynthese.

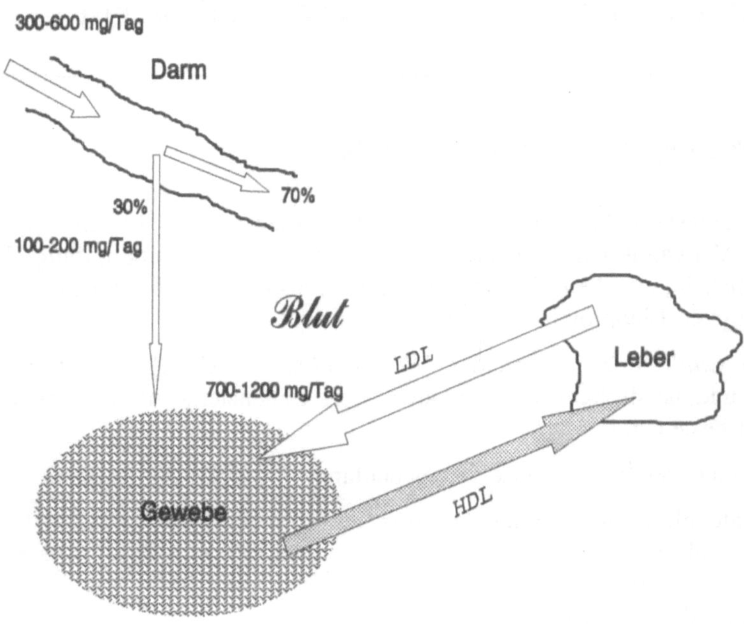

Bild 28: Exogener und endogener Cholesterinkreislauf

Neuere Forschungen ergaben, daß wohl nur 30% des vorwiegend durch tierische Fette aufgenommenen Nahrungscholesterins ins Blut übergeht und 70% den Körper durch den Darm wieder verlassen. Bei einer täglichen Cholesterinaufnahme von 300-600 mg würden also 100-200 mg/d durch den exogenen Kreislauf ins Blut gelangen, also nur 8-16% der täglichen Cholesterinproduktion.

Das hat natürlich auch Auswirkungen auf die Tragweite einer Cholesterindiät. Die ursprüngliche Meinung, einem zu hohen Cholesterinspiegel könnte man nur eine durch Einschränkungen des Nahrungscholesterins begegnen, ist schon seit längere Zeit nicht mehr aktuell, als man erkannt hatte, daß ohnehin nur ein Drittel des Serumcholesterins auf den exogenen Kreislauf zurückzuführen ist. Nunmehr sind es sogar nur ein Sechstel bei übermäßiger Cholesterinzufuhr (600 mg/d), so daß eine Reduzierung auf 300 mg/d den Cholesterinspiegel im Blut um 8% senkt (entsprechend ungefähr 16 mg/dl). Eine hiermit gut übereinstimmende Untersuchung hat ergeben, daß bei einer Senkung des Nahrungscholesterins um 100 mg/d eine Senkung des Serumcholesterin um 4 mg/dl eintritt. Eigene Untersuchungen (→ Kapitel 8.3) deuten auf einen Wert von 7 mg/dl pro 100 mg Nahrungscholesterin pro Tag hin. Diese Ergebnisse zeigen, daß die Verminderung des Nahrungscholesterins zwar einerseits ein wichtiger Beitrag ist, andererseits aber nur eine flankierende Maßnahme beim Kampf gegen Hypercholesterinämie sein kann.

Entsprechend der geringeren Aufnahme von Cholesterin durch den exogenen Kreislauf hat sich die Bedeutung des endogenen Kreislaufes verstärkt. Er trägt nach neuesten Untersuchungen bis zu 1200 mg/d an der Cholesterinhaushalt bei. Dabei produziert der

Körper um so mehr eigenes Cholesterin, je niedriger die exogene Zufuhr ist. Dieses Regulierung findet ausschließlich durch die Leber statt, während die anderen cholesterinbildenden Organe eine feste Produktionsrate besitzen.

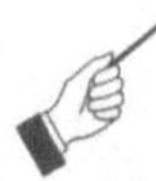 Aus der Tatsache der regulierten und stark überwiegenden endogenen Cholesterinsynthese ergibt sich zwangsläufig der effektivere Bereich der Beeinflussung des Serumscholestrins. Nicht die direkte Aufnahme von Cholesterin in der Nahrung ist primär entscheidend, sondern diejenigen Nahrungsfaktoren, die die Biosynthese beeinflussen. Der biochemische Zusammenhang all dieser Faktoren ist derart kompliziert, daß zur Zeit nur empirische Ergebnisse vorliegen (→ Abschnitt *Untersuchungsergebnisse*).

Die HDL-Körperchen transportieren das abzubauende Cholesterin nicht nur zur Leber, sondern hemmen auch die Ablagerung von Cholesterin an den Gefäßwänden. Erhöht man durch geeignete Maßnahmen den HDL-Wert, so erniedrigt sich - unter sonst gleichen Bedingungen - der LDL-Wert. Insbesondere verbessert sich hierdurch das Verhälnis aus HDL:LDL, welches beim gesunden Organismus zwischen 1:3 und 1:4 liegen sollte.

8.2.2 Chemie

Um den chemischen Aufbau von Fett und Triglyceriden auch ohne große Kenntnisse der allgemeinen (organischen) Chemie besser zu verstehen, sei ein kurzer Rückblick auf die anorganische Chemie erlaubt.

In der anorganischen Chemie gilt:

$$\textit{Salz} = \textit{Säure} + \textit{Lauge} \ (\textit{Metall})$$

In der organischen Chemie gilt analog (Bild 29):

$$\textit{Ester} = \textit{Säure} + \textit{Alkohol}$$

Ein *Fett* ist ein solcher Ester (Bild 30):

$$\textit{Fett} = \textit{Fettsäure} + \textit{Glycerin}$$

wobei Glycerin ein dreiwertiger Alkohol ist, der eine ölige Konsistenz besitzt und etwas süßlich schmeckt (kommt beispielsweise auch in - hochwertigen - Weinen vor).

Triglyceride sind dreiwertige Ester des Glycerins, d.h. alle drei OH-Gruppen des Glycerins sind durch Säurereste ersetzt (Bild 31). Weiterhin gibt es Mono- und Diglyceride. Natürliche Fette besitzen überwiegend Triglyceride.

Die *Fettsäuren* selbst unterteilen sich wiederum in gesättigte, einfach ungesättigte und mehrfach ungesättigte Fettsäuren. Die nicht vorhandene Sättigung bedeutet eine Doppelbindung.

Pflanzliche Fette enthalten oft hohen Anteil an (mehrfach) ungesättigten Fettsäuren. Diese werden auch als essentielle Fettsäuren bezeichnet, da Tiere (und Menschen) diese nicht körpereigen (endogen) synthetisieren können.

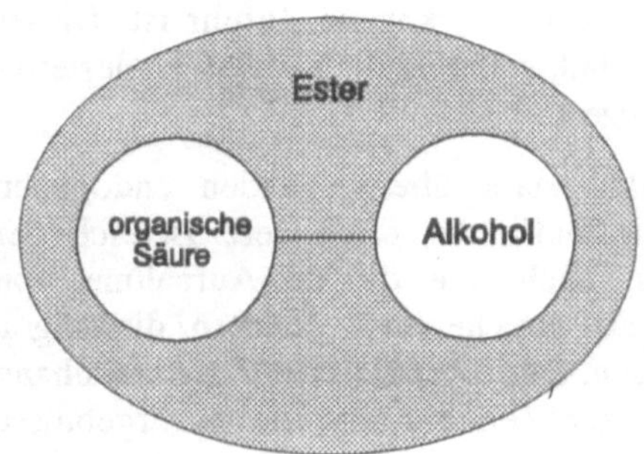

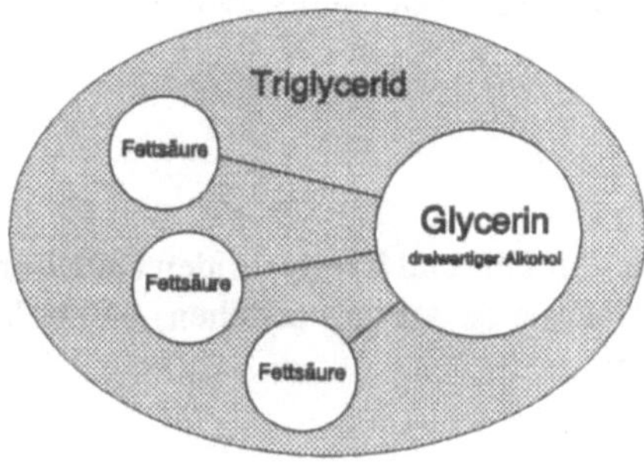

Bild 29: Aufbau eines Esters   **Bild 30:** Aufbau eines Fettmoleküls

Bild 31: Aufbau eines Triglycerids

Je gesättigter eine Fettsäure ist, um so härter ist sie, d.h. um so höher liegt ihr Schmelzpunkt. So sind Fette mit einem hohen Anteil an mehrfach ungesättigten Fettsäuren naturgemäß Öle (z.B. Sonnenblumenöl oder Distelöl). Fette mit einem hohen Anteil an gesättigten Fettsäuren sind oftmals fest (z.B. Kokosfett). Nun möchte die Industrie aber gern linolsäurehaltige Fette wie Sojaöl oder Sonnenblumenöl auch in fester Form anbieten (z.B. als Margarine) und unterzieht diese Fette deshalb einer Härtung. Hierbei werden mehrfach ungesättigte Fettsäuren in einfach ungesättigte Fettsäuren und oftmals darüber hinaus in gesättigte Fettsäuren überführt. Soweit ist gegen diese gehärteten Fette nicht mehr einzuwenden als wie es der allgemeinen Sinnlosigkeit der gesättigten Fette entspricht. Tragischer aber sind die bei der industriellen Aufschlüsselung der Doppelbindungen entstehenden *Transfettsäuren*, die für den (menschlichen) Organismus auch in kleinsten Mengen höchst schädlich sind.

Fettähnliche Stoffe werden auch als *Lipoide* bezeichnet und bilden zusammen mit den Fetten die Gruppe der *Lipide*. Hierzu gehört auch Cholesterin, welches das Wichtigste aller *Steroide* (sterinähnliche Substanzen) ist. Weitere Steroide sind Cortison, Östron und Testosteron. Nach /13/ ist 65% des im Blutplasma enthaltenen Cholesterins verestert (Cholesterinester).

8.2.3   Lipoproteine

Sowohl Cholesterin als auch die Triglyceride werden im Blut in Form sogenannter Lipoproteine (Fetteiweißkörperchen) transportiert. Das sind mehr oder weniger große Verklumpungen aus Phosphatiden als Grundsubstanz mit eingelagerten Proteinen, Triglyceriden und Cholesterinen. Die Lipoproteine lassen sich in vier Hauptgruppen teilen, wobei neuerdings noch eine fünfte Gruppe als Zwischengruppe verwendet wird, die wir aber der Einfachheit halber in diesem Buch nicht erwähnen wollen:

- ☐ Chylomikronen
- ☐ VLDL (Very Low Density Lipoproteine)
- ☐ LDL (Low Density Lipoproteine)
- ☐ HDL (High Density Lipoproteine)

Wie der Name schon verrät, nimmt die spezifische Dichte der Lipoproteine in der Reihenfolge der Aufzählung zu. Während die Chylomikronen noch leichter sind als Wasser, würden LDL und erst recht HDL bereits sinken. Gleichzeitig nimmt der prozentuale Anteil der Phosphatide und der Proteine zu, während der Anteil an Triyglyceriden sinkt. Umgekehrt läßt sich sagen, daß die Triglyceride hauptsächlich durch die sehr großen Chylomikronen transportiert werden, während diese Körperchen für das Cholesterin kaum eine Rolle spielen (Bild 32).

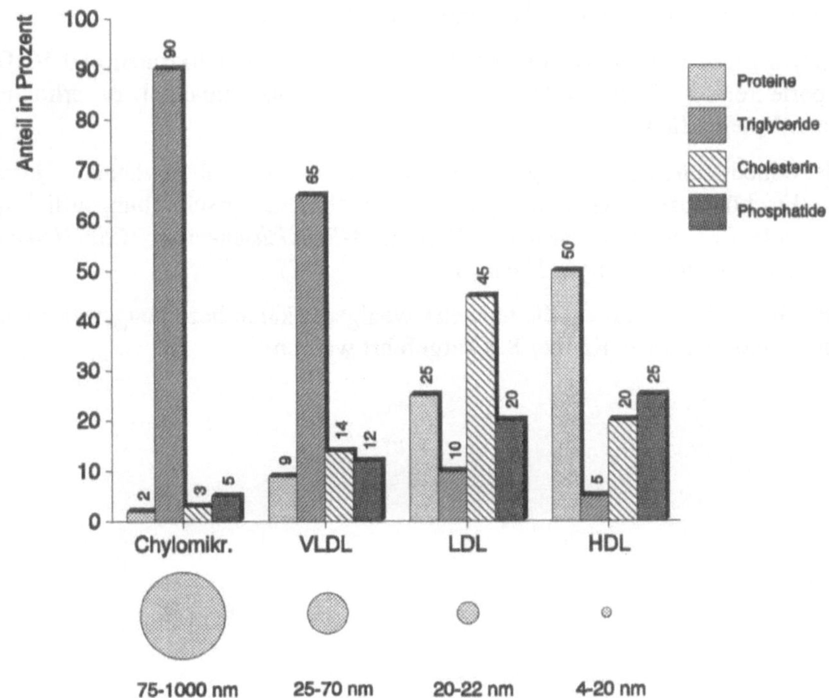

Bild 32:   Prozentuale Zusammensetzung der Lipoproteine und deren Größe

8.2.4   Beeinflussende Faktoren

Eine ausführlichere Darstellung aller beeinflussender Faktoren wird in Hinblick auf die Behandlung von Hyperlipoproteinämien in → Kapitel 8.4 gegeben. An dieser Stelle soll - um das Thema Fett und Cholestrin abzurunden - eine knappe Darstellung einiger in der Literatur häufig anzutreffender Einflußfaktoren genügen:

☐ Mehrfach ungesättigte Fettsäuren (Linolsäuren) senken den Cholesterinspiegel

Studien ergeben unterschiedliche Ergebnisse mit folgender Tendenz: nur geringe Senkung des Cholesterinspiegels, da die mehrfach ungesättigten Fettsäuren vermutlich nur auf das Nahrungscholesterin wirken. Nach /13/ wurden große Mengen Nahrungscholesterin in Verbindung mit mehrfach ungesättigten und gesättigten Fettsäuren aufgenommen, wobei sich im ersten Fall nur eine geringe und im zweiten Fall eine starke Steigerung des Serumcholesterins ergab.

Wer also viel Cholesterin ißt oder essen möchte, der sorgt sinnvollerweise auch dafür, daß er viel mehrfach ungesättigte Fettsäuren zu sich nimmt. Wer ohnehin cholesterinarm speist, der braucht auf einen besonders hohen Anteil an mehrfach ungesättigten Fettsäuren in seiner Nahrung nicht zu achten (Faustregel für ein Minimum ist dennoch 10 g pro Tag).

☐ Mäßiger (!) Alkoholgenuß erhöht HDL-Werte.

☐ Äußerst günstig wirkt sich auch Bewegung und Sport aus.

☐ Das Enzym *Lipoproteinlipase* löst Triglyceride sowie Chylomikronen und VLDL (Transporteure der Triglyceride) auf, so daß ein Enzymmangel zu erhöhtem Triglyceridspiegel führt.

☐ Aus dem medikamentösen Bereich sind die *Lipidsenker* zu erwähnen. Hierzu gehören Fischölkapseln, Knoblauchpillen und zahlreiche verschreibungspflichtige Medikamente. Besonders wirksam sind *HMG-CoA-Reduktasehemmer (CSE-Hemmer = Cholesterin-Synthese-Enzym-Hemmer)*.

Es gibt zahlreiche weitere Faktoren, die teilweise weniger bekannt beziehungsweise noch sehr umstritten sind, die im → Kapitel 8.4 aufgeführt werden.

8.2.5   Ernährung

Welche Mengen an Fett und Cholesterin befinden sich im menschlichen Körper, und wie lange verweilen sie in ihm ?

☐ Der Anteil der täglichen Fettzufuhr sollte beim Normmenschen (70 kg) ca. 74 g betragen, davon sollten mindestens 10 g - besser 25 g - mehrfach ungesättigte Fettsäuren sein. Der am häufigsten vorkommende Vertreter dieser Gruppe ist die Linolsäure. Das Verhältnis aus mehrfach ungesättigten Fettsäuren zu gesättigten Fettsäuren (P/S-Quotient) sollte $\geq$ 1 sein.

☐ Die Triglyceride werden sehr kurzfristig abgebaut. Der Triglyceridspiegel steigt zunächst innerhalb von 2^h nach einer Mahlzeit auf das 2.2fache an, erreicht nach 4^h sogar das 2.4fache und nimmt dann langsam wieder ab. Nach 18^h ist der sogenannte Nüchternwert erreicht. Bei Ernährung durch Kohlenhydrate ist der Triglyceridspiegel bereits nach 1¼ Stunden auf dem Maximum. Für den Triglyceridspiegel ist also nur die Fettzufuhr des vor der Blutmessung liegenden Tages relevant.

Um also einen echten Nüchternwert zu erhalten, darf der Patient am Vortag möglichst nur wenig Fett und nach 14 Uhr gar kein Fett mehr essen. Der so gemessene Wert entspricht der wahren körperlichen Konstitution. Es ist allerdings für den Arzt auch interessant zu wissen, wieviel Fett der Patient zu sich nimmt und um wieviel sich dadurch ständig der Triglyceridspiegel erhöht. Denn für die tägliche Dauerleistung des Blutes und der Leber ist der tatsächliche Fettgehalt des Blutes entscheidend und nicht der Nüchternwert, dieser gibt lediglich Auskunft darüber, ob der endogene Kreislauf regulatorisch noch intakt ist.

☐ Folgende Überlegung ergibt die typische Zeitskala des Cholesterinhaushalts. Die Rechnung wird für einen Normmenschen (70 kg), in dessen Adern nach unten stehender Formel 5.0 ltr Blut fließen, durchgeführt. Bei einer täglichen Cholesterinbildung von 1200 mg und einem Gesamtcholesterinspiegel von 250 mg/dl (= 12.5 g Gesamtcholesterinmenge im Körper) ergäbe sich eine typische *Zeitskala von* $\approx$ *10 Tagen* für den Cholesterin-Haushalt des Blutes. Dieses bedeutet, daß eine einmalige Überdosis an Nahrungscholesterin nach der dreifachen Zeit (30 Tage) zu 95% abgebaut ist.

☐ Bedarf für Männer/Frauen im Alter von 36-50 Jahren bei leichter Arbeit:

Protein (12.5%)	= 0.030 g/kcal * Tagesbedarf (33 kcal/kg)	= 1.0 g/kg
Fett (30%)	= 0.032 g/kcal * Tagesbedarf (33 kcal/kg)	= 1.05 g/kg
Kohlenhydrate (57.5%)	= 0.140 g/kcal * Tagesbedarf (33 kcal/kg)	= 4.6 g/kg

Für verschiedene Betrachtungen benötigt man die Blutmenge eines Menschen. Sie ergibt sich nach /14/ wie folgt:

Männer	= 76 ml/kg (bei 73 kg = 5.5 ltr)
Frauen	= 66 ml/kg (bei 60 kg = 4.0 ltr)

Für einen »ungeschlechtlichen« Normmensch ergibt sich im Mittel:

Normmensch = 71 ml/kg (bei 70 kg = 5.0 ltr)

8.2.6   Untersuchungsergebnisse

Kohlenhydrate:
Im Vergleich zur Normalernährung (12.5% Protein, 30% Fett, 57.5% Kohlenhydrate, 2800 kcal) wurden 12% Protein, 8% Fett und 80% Kohlenhydrate bei insgesamt 1300 kcal verabreicht. Hierbei sank das Serumcholesterin von 210 mg/dl auf 165 mg/dl. Dies bedeutet 12 g Fett statt 92 g. Kohlenhydrate bewirken keine praktische Erhöhung der Triglyceride im Blut, wie es auch andere Untersuchungen immer wieder zeigen /1/.

Alkohol:
Vermehrt die Bildung und hemmt den Abbau von triglyceridreichen Lipoproteinen (Chylomikronen und VLDL), so daß der Triglyceridspiegel steigt. Dies tritt bei Hypertriglyceridämie verstärkt in Erscheinung. Tests ergaben bei 90 g Alkohol/Tag (1 Woche lang) eine Erhöhung der Triglyceride im Blut von 338 mg/dl auf 498 mg/dl (Nüchternwerte).

Definition eines Schwachtrinkers: Dauereinnahme von weniger als 40 g/d entsprechend 0.6 g/kg. Die Unbedenklichkeitsgrenze für Leberschäden liegt für Männer bei 60 g/d und für Frauen bei 20 (-30) g/d (frühere Untersuchungen ergaben 80 g/d bzw. 60 g/d).

40 g Alkohol/Tag senken Cholesterin in der Galle (Gallensteine!).

HDL:LDL wird günstig beeinflußt (z.B. aus 1:5 wird 1:4).

In zahlreichen Untersuchungen /1/ führte zusätzlicher Alkohol zu keiner (!) Gewichtszunahme. Andererseits führte Alkohol als Ersatz für Fett/Kohlenhydrate zur Gewichtsabnahme.

Eine neuere US-Studie besagt, daß bei 1-3 Gläser Wein täglich das KHK-Risiko um 30% und bei 3-5 Gläser Wein sogar um 50% zurückgeht (siehe auch → Kapitel 7.7.4).

Der Genuß von Alkohol bezüglich der Blutfettwerte ist abzuwägen, weil gleichzeitig auch der Triglyceridwert steigt.

Omega-3-Fetts.:
Eskimodiät, Makrelendiät (Diät mit Eicosapentaensäure). Untersuchungen ergaben bei 2600 kcal und 84 g Fett (= 30% entsprechend der Normalernährung), bestehend aus 17 g gesättigten und einfach ungesättigten Fettsäuren (zusammen 20%) + 67 g mehrfach ungesättigten Fettsäuren (80% der Gesamtfettmenge) einschließlich 20 g Omega-3-Fettsäuren (= 24% Eicosapentaensäure und Docosahexaensäure) eine Senkung des Serumcholesterins um 27% und der Serumtriglyceride um 64% bei Typ IIb bzw. um 45% und 79% bei Typ V gegenüber Normalernährung mit nur 10 g mehrfach ungesättigten Fettsäuren.

Eicosapentaens.: Hier gilt ähnliches wie bei den Omega-3-Fettsäuren. Außerdem ist bekannt, daß Eicosapenatensäure die Haftfähigkeit der Thrombozyten (Blutplättchen) an der Gefäßwand verringert und somit der Arterienverkalkung entgegenwirkt.

Ballaststoffe: Eine Senkung des Serumcholesterins ist fraglich. Tests mit Weizenkleie verlief negativ. Tests mit wasserlöslichen Ballaststoffen wie Hafer und Bohnen waren hingegen positiv: 120 g/d Haferkleie senkten Serumcholesterin um 20%, 200 g/d Karotten um 11%. Vermutlich besteht ein Zusammenhang zwischen der Erkenntnis, daß nur 30% des Nahrungscholesterins ins Blut übergeht, und dem Einfluß von Ballaststoffen. Je mehr wasserlösliche Ballaststoffe vorliegen, um so größer ist der über den Darm wieder abführbare Anteil des Nahrungscholesterins. Gleichzeitig besteht aufgrund eigener Untersuchungen der Verdacht, daß auch endogenes Cholesterin durch die Ballaststoffe ausgeschieden wird.

Der Tagesbedarf beträgt 30 (-35) g bei einem 70 kg Normmenschen.

Pektin: 36 g Pektin pro Tag senken den Cholesterinspiegel um 36 mg/dl. Äpfel enthalten relativ viel Pektin. Bei maximal 2% muß man täglich allerdings mindestens 2 kg Äpfel essen. Dies zeigt, wie sehr auch eine Apfeldiät (Pektindiät) nur einen kleinen Beitrag leisten kann.

8.3   Überprüfung des Gesundheitszustandes

8.3.1   Prinzipielles Verfahren

Nachdem Sie nun mehrere Wochen und Monate brav und artig den Anweisungen dieses Buches oder des Arztes gefolgt sind, möchten Sie natürlich auch ein positives Ergebnis sehen. Zur Kontrolle stehen vier Möglichkeiten zur Verfügung. Bevor wir uns aber diesen widmen können, müssen wir die Methoden einordnen können. Hierfür müssen wir zunächst den Begriff »Gesundheit« (bzw. »Krankheit«) näher definieren.

Die Definition des Begriffes »gesund« bzw. »krank« erscheint insofern nicht ganz einfach, als daß wissenschaftlich gesehen jegliche Abweichung von einem als Norm definierten Zustand als Defekt bezeichnet werden müßte. Da es wohl kaum einen Menschen gibt, der nicht irgendeine Abweichung von einer noch näher zu definierenden Norm aufweisen kann, wäre jeder Mensch krank. Dieser Ausspruch aber hätte den verheerenden Effekt, daß sich jeder Mensch ständig nur Krankheiten einreden würde und somit sein körpereigenes Immunsystem enorm schwächt (physiologische Beeinflussung über das Hypophysen-Hormonsystem). Daher muß eine negative Denkweise unbedingt vermieden werden. Vielmehr ist es notwendig und im Sinne der körpereigenen Heilungsmöglichkeiten richtig, positiv zu denken und den Begriff »Krankheit« so eng wie möglich zu fassen.

> Unter »gesund« wollen wir den Zustand verstehen,
> der eine maximale Lebenserwartung bietet.

Es scheint zweckmäßig zu sein, jede Abweichung von einem 100%ig gesunden Zustand in eine von drei Klassen einzuteilen:

☐ Risikopotential Jede meßtechnische Abweichung, welche die Wahrscheinlichkeit für eine organische Veränderung erhöht bzw. auf eine möglicherweise bereits existierende hinweist.

☐ Fehlfunktion Jede organische Veränderungen, die eine Normalfunktion des Körpers nicht mehr gewährleistet.

☐ Krankheit Jede organische Veränderung, die einen Ausfall einer Körperfunktion zur Folge hat.

Meßtechnische Abweichungen sind beispielsweise erhöhter Blutdruck, erhöhte Blutwerte und Übergewicht. Zu den Körperfunktionen gehören auch die enzymatischen und hormonellen Regelsysteme. Eine Arterienverkalkung kann als Fehlfunktion betrachtet werden, da die benötigte Blutmenge und damit beispielsweise der notwendige Sauerstoff nicht mehr ausreichend transportiert werden kann oder das Herz überstark belastet wird. Solange die Arterien nicht ganz oder zeitweise verstopft sind, sollte noch nicht von einer Krankheit gesprochen werden, da das entsprechende Organ (die Arterien) nicht ausgefallen ist. Dies wäre beispielsweise beim Herzinfarkt der Fall.

Es muß also das Ziel eines jeden Menschen und Arztes sein, Krankheiten in diesem Sinne gänzlich zu verhindern. Fehlfunktionen können zwar schnell zu Krankheiten führen und erhöhen auch deren Risiko beträchtlich, sind aber mit Hilfe geeigneter Maßnahmen auszugleichen oder gar zu beseitigen.

Das Kapitel »Überprüfung des Gesundheitszustandes« muß also als Standortbestimmung verstanden werden, die angibt, auf welchem Niveau sich der Mensch hinsichtlich seiner Abweichungen vom 100%ig gesunden Zustand befindet. Eine solche Überprüfung ist vor allem als Präventivmaßnahme sehr sinnvoll. Das Bild 33 zeigt das Schema einer solchen Überprüfung für den Bereich Übergewicht und KHK-Risiko (Herzinfarkt).

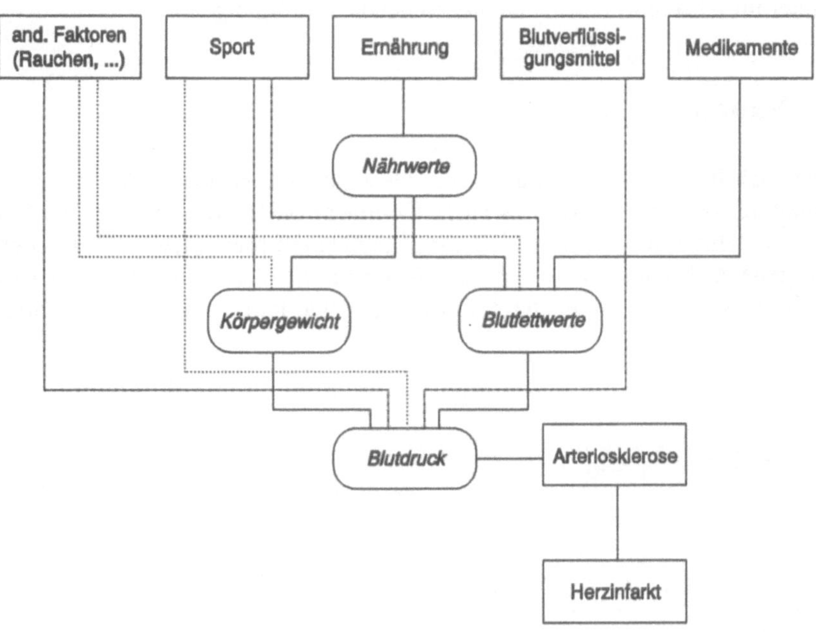

Bild 33: Schema einer Gesundheitsüberprüfung als Vorsorge gegen Herzinfarkt (in runden Kästchen sind die zu überprüfenden Faktoren dargestellt)

In der ersten Reihe sind alle Primärfaktoren, die letztendlich einen Herzinfarkt beeinflussen können, aufgeführt. Welche einzelnen Faktoren neben dem Rauchen noch in die erste Gruppe »and.Faktoren« gehören, ist im Abschnitt *Risikofaktoren* in → Kapitel 8.1 näher beschrieben. Die Blutverflüssigungsmittel und die übrigen Medikamente werden in → Kapitel 8.4 näher besprochen. Fette Verbindungslinien stellen die Abhängigkeitsbeziehungen dar. Gepunktete Linien sind dort verwendet worden, wo eine Beinflussung möglich, aber nicht primär relevant ist. In abgerundeten Kästchen sind die Sekundärfaktoren angegeben, die meßtechnisch überprüft werden können, und somit eine Vorsorge ermöglichen. Diese vier Kontrollmaßnahmen werden in den nächsten Unterkapiteln behandelt.

Die mit dieser Software und den der Allgemeinheit zur Verfügung stehenden Unter-
suchungsmöglichkeiten erzielbaren Ergebnisse sind am Beispiel des Autors auf den
folgenden Seiten ausführlich dargestellt. Das Programm hat hierbei die Aufgabe zu
erfüllen, die tatsächlich aufgenommenen Nährwerte zu ermitteln. Die daraus resultieren-
den Blutwerte wurden einerseits durch Blutentnahme beim Arzt (Laboranalyse) und
durch Blutmessungen in der Apotheke ermittelt. Auf den Wert und die Problematik
dieser beiden Methoden wird an späterer Stelle noch näher eingegangen. Schließlich
unterstützt die Software wiederum die graphische Gegenüberstellung von Nährwerten und
Blutwerten einerseits und berechnet die mathematischen Zusammenhänge zwischen den
Werten andererseits. Die hierbei auftretenden (mathematischen) Schwierigkeiten und der
dennoch mögliche Nutzen, der aus einer solchen Korrelationsrechnung gezogen werden
kann, findet im Abschnitt 8.3.4 eine ausreichende Würdigung.

8.3.2   Nährwerte

Der erste Schritt zur Überprüfung des Gesundheitszustandes wäre die kritische
Betrachtung der Nährwertkurven. Es ist eine einfache Methode, die außer der Software
keine weiteren Hilfsmittel verlangt. Die Einzelpunkte repräsentieren die Tageswerte, die
durchgezogene Zick-Zack-Kurve stellt die Wochenmittel dar. Zum leichteren Vergleich
mit dem Grenzwert wird dieser durch die waagerechte fette Linie gekennzeichnet.

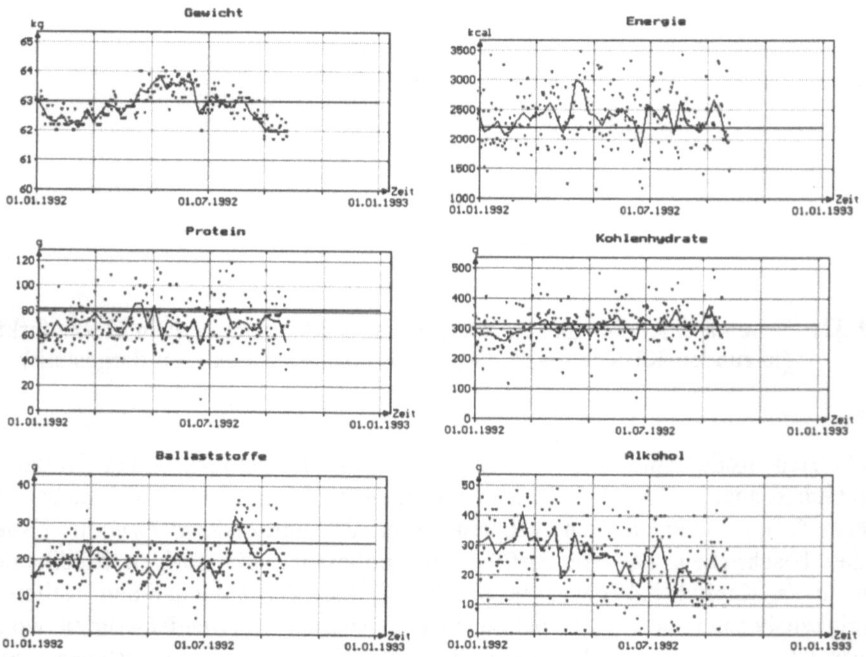

Bild 34:   Nährwertaufnahme des Autors 1992 (Teil 1)

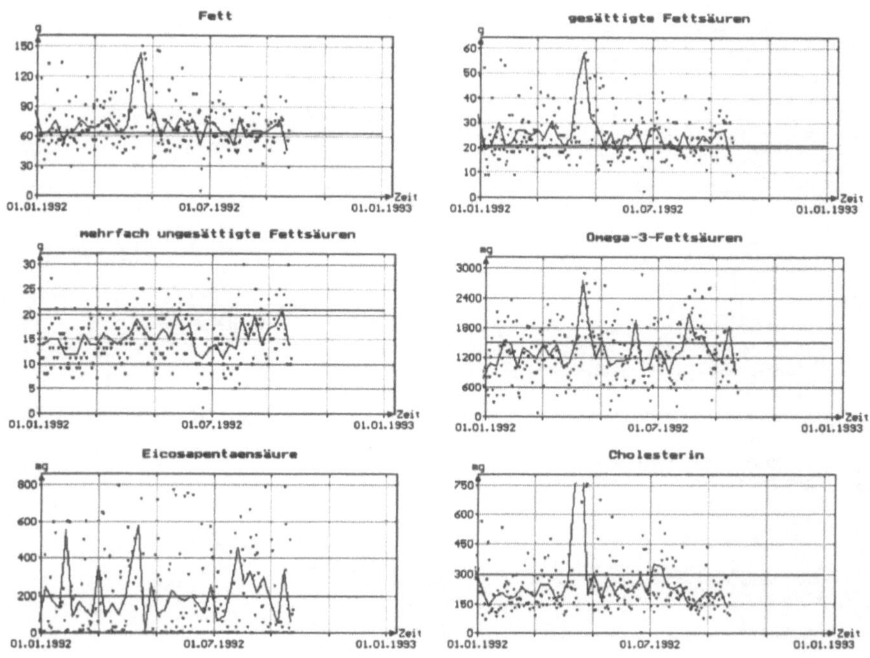

Bild 35: Nährwertaufnahme des Autors 1992 (Teil 2)

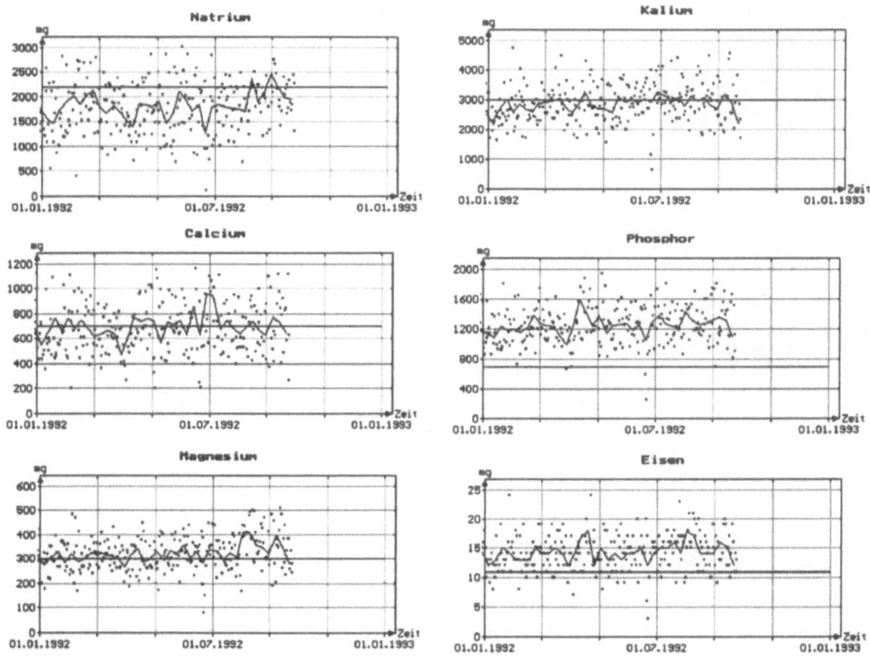

Bild 36: Nährwertaufnahme des Autors 1992 (Teil 3)

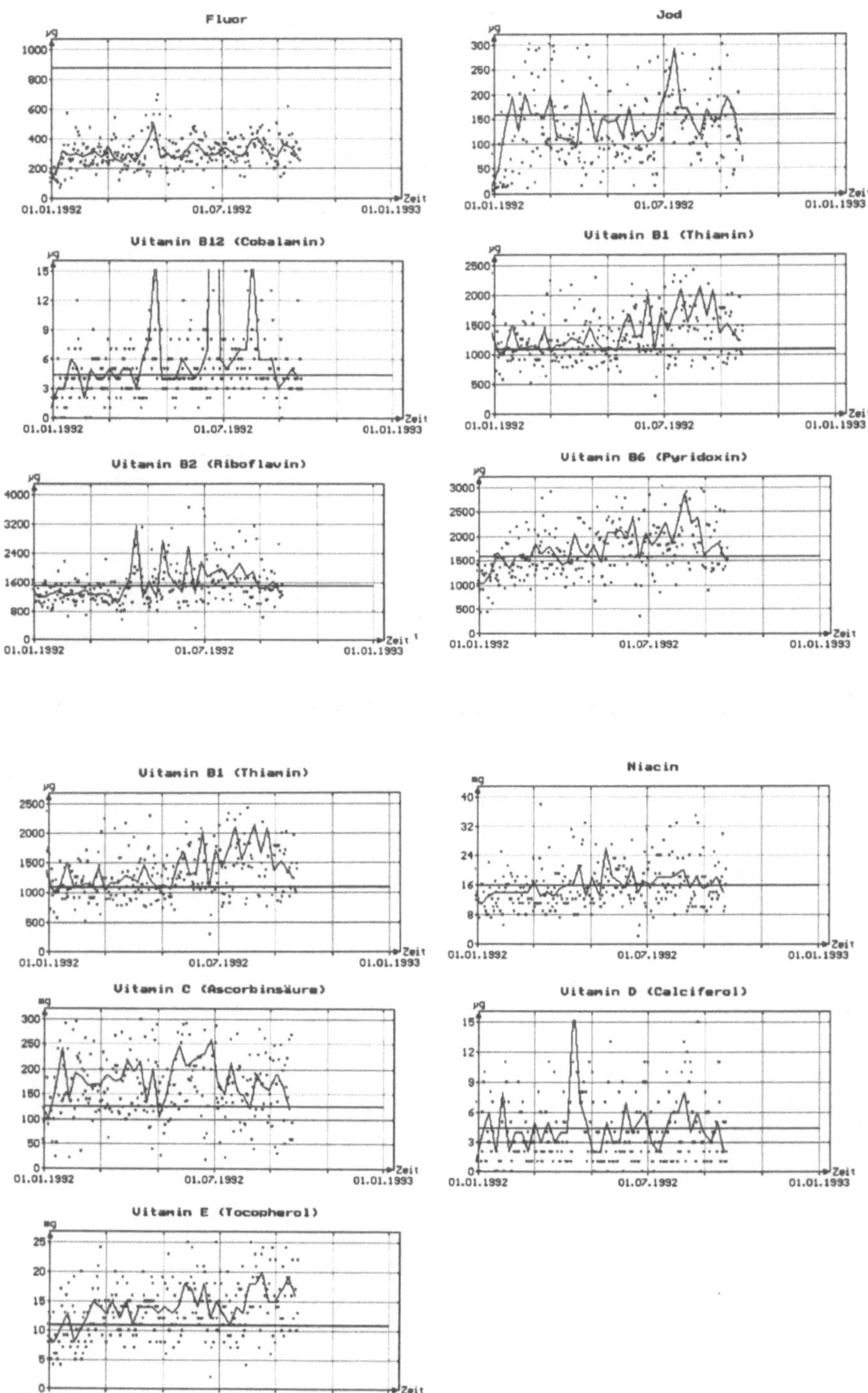

Bild 38: Nährwertaufnahme des Autors 1992 (Teil 5)

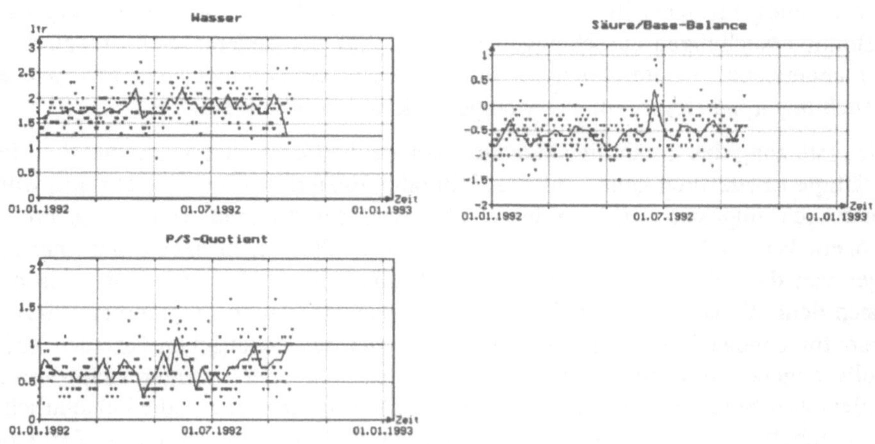

Bild 39: Nährwertaufnahme des Autors 1992 (Teil 6)

Bei zahlreichen Nährwerten ist die 14tägige Testphase im April 1992 deutlich zu erkennen, so zum Beispiel bei der Energie, dem Fett, den gesättigten Fettsäuren, den Omega-3-Fettsäuren, der Eicosapentaensäure, dem Cholesterin, den Vitaminen A, B_{12} und D. Weniger deutlich fällt sie beim Phosphor, Eisen und Fluor aus.

Als Folge der erhöhten Energiezufuhr nahm das Gewicht zu und blieb etwa sechs Wochen lang im oberen Niveau. Der Grund für das etwas höhere Gewicht trotz wieder reduzierter Energie nach der Testphase liegt vermutlich daran, daß der Autor während dieser Zeit etwas weniger Sport betrieben hat. Der umgekehrte Grund (also mehr Sport) gilt für den Zeitraum ab Juli 92, wo trotz gleichbleibender Energiezufuhr das Gewicht heruntergeht. In den Grenzwerten wurde für die benötigte Energiezufuhr (= waagerechte Linie bei 2200 kcal) eine durchschnittliche sportliche Betätigung angenommen. Zu manchen Zeiten betreibt man mehr Sport und benötigt daher auch mehr Energie, so daß bei gleichbleibender Energiezufuhr das Gewicht eben abnimmt und umgekehrt. Schließlich spielt auch der Anteil an Alkohol an der Energie eine Rolle, da dieser zu keiner Gewichtszunahme führt (→ Kapitel 8.2.6).

Die Zufuhr von Ballaststoffen war beim Autor schon immer - wie wohl bei den meisten Menschen - zu gering. Durch Überwachung mit Hilfe des ErnährungsManagers konnte die durchschnittliche Ballaststoffrate immerhin auf rund 80% des Sollwertes gesteigert werden und in den letzten Monaten sogar auf das Sollniveau angehoben werden.

Die Alkoholkurve scheint den Autor als Säufer zu entlarven. Das ist natürlich nicht der Fall. Die besonderen Schwierigkeiten beim Festlegen der Grenzwerte für Alkohol werden in → Kapitel 7.7.4 erörtert. Danach wäre der Grenzwert für den Autor bei 25 g pro Tag anzusetzen, wobei die Grenze für Schwachtrinker bei 40 g pro Tag liegt. So betrachtet ist die langfristige Zufuhr von 20-30 g pro Tag ganz und gar im erlaubten, ja sogar wünschenswerten Rahmen. Dennoch hat der Autor für sich in Anspruch genommen, die Grenze auf die Hälfte zu senken. Dies ist unter dem Gesichtspunkt erfolgt, daß Alkohol auf jeden Fall den Triglyceridspiegel steigert (→ Blutuntersuchung). Ob diese Entscheidung richtig war, ist unter Berücksichtigung der US-Studie (→ Kapitel 8.2), in der eine Verringerung des KHK-Risikos bei einer höheren Alkoholzufuhr selbst bei erhöhten

Triglyceridspiegel festgestellt wurde, natürlich fraglich. Hier werden weitere experimentelle Blutuntersuchungen ausschlaggebend sein. Auf der anderen Seite reagiert jeder Körper anders, und insofern mag es für den Verfasser stimmen, daß er - wie erste Untersuchungen nahelegen - lieber weniger Alkohol zuführen sollte.

Mit Unterstützung des ErnährungsManagers konnte die Gesamtfettmenge und die Menge an gesättigten Fettsäuren genau auf das Sollmaß reduziert werden. Gleichzeitig wurden die mehrfach ungesättigten Fettsäuren über das Mindestmaß von 10 g pro Tag angehoben. Wie in Bild 36 zu erkennen ist, gibt es Phasen, in denen man mal etwas weniger von diesen essentiellen Fettsäuren ißt (Juni/Juli 1992), und welche, in denen man sich dem Wunschwert von 21 g verdächtig nähert (August/September 1992). Der Sollwert für Omega-3-Fettsäuren ist beim Verfasser aus diätetischen Gründen auf das Doppelte angehoben worden. Diese Grenze wird mehr oder weniger knapp erreicht. Besonders groß sind die Schwankungen bei der Eicosapentaensäure, die bekanntlich nur in Fisch enthalten ist. Der Ernährungsplan sieht in der Praxis nun einmal (leider) so aus, daß man nicht jede Woche genügend Fisch ißt und zu anderen Zeiten wieder echte Fischwochen einlegt. Im Durchschnitt erreicht der Autor sein gesetztes Ziel recht gut, in einigen Wochen wird es wesentlich überschritten.

Die Menge an Nahrungscholesterin bewegt sich im Wochenmittel (fast) immer unter 300 mg/d und beträgt im langfristigen Mittel etwa 200 mg/d. In einer Testphase 1991 konnte der Autor über sechs Wochen sogar einen Mittelwert von 85 mg/d erzielen, ohne dabei auf allzu viel Schlemmereien verzichten zu müssen.

Die Erfassung von Natrium ist insofern sehr schwierig, als daß in zahlreichen Lebensmitteln Kochsalz in unbekannter Menge verwendet wird. Daher ist es richtig, daß der erfaßte Natriumwert unter der täglichen Sollmarke liegt. Der Bedarf an Kalium, Calcium, Magnesium und Eisen wird hervorragend gedeckt. Ebenso beim Phosphor, der allerdings möglichst nur in gleicher Menge wie Calcium aufgenommen werden sollte. Der Faktor 1.7 ist für einen Erwachsenen allerdings noch vertretbar. Die Aufnahme von Fluor durch Nahrung läßt beim Verfasser ebenso wie bei allen anderen Menschen sehr zu wünschen übrig. Da es aber auch im wesentlichen nur für die Zähne wichtig zu sein scheint, kann man dieses Manko durch fluorangereicherte Zahnpasta beseitigen. Der oft monierte Mangel an Jod tritt genau dann nicht auf, wenn oft genug Fisch auf dem Speiseplan steht. Da dieser aber wechselnden Appetitsperioden unterworfen ist, zeigt die Jodkurve ebenso wie die Kurve der Eicosapentaensäure ausgewachsene Extremwerte.

Der Bedarf an Vitaminen wird beim Autor ebenfalls gut gedeckt. Sogar das Problemkind Thiamin (Vitamin B_1) zeigt keine Unterdeckung. Die Spitzen bei den Vitaminen A und D im April 1992 sind eine Folge der Testphase, in der unter anderem Leber, Lachs und viel Eier gegessen und Eierlikör getrunken wurde.

Die Säure/Base-Balance würde bei einer typischen, durch Fleisch, Zucker und viel (starken) Kaffee gekennzeichneten Ernährung bei etwa -2 liegen. Der Autor kann durch seine bewußte Ernährung (wenig Fleisch, Honig und schwachen, entsäuerten Kaffee) den Wert immerhin auf besser als -1 bringen, im Durchschnitt auf -0.5. Beachtet man, daß die Skala so aufgebaut wurde, daß -1 einer nur ganz leichten Säurewirkung entspricht, dann ist mit -0.5 schon beinahe die Neutralität erreicht.

Der P/S-Quotient liegt mit durchschnittlichen 0.6 in einem recht guten Bereich. Der typische Wert liegt in der Bevölkerung unterhalb von 0.3, weil zuviel fettes Fleisch gegessen wird.

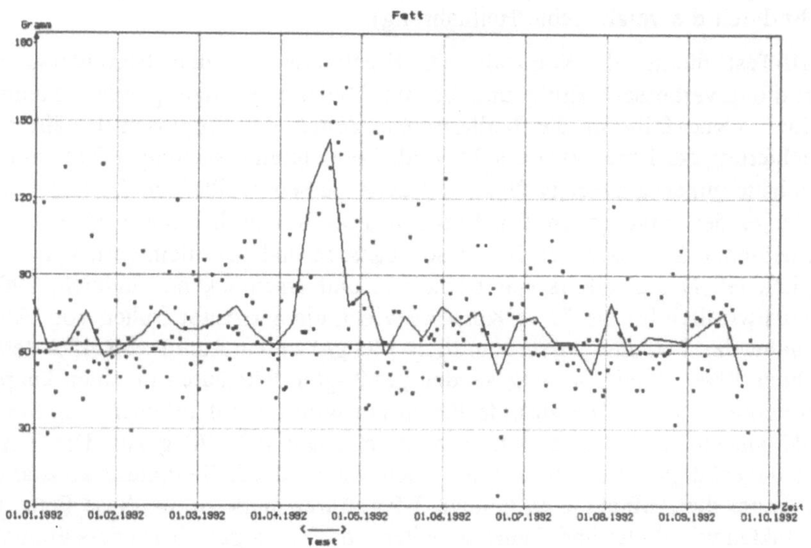

Bild 40: Fettaufnahme des Autors mit Testphase im April 1992

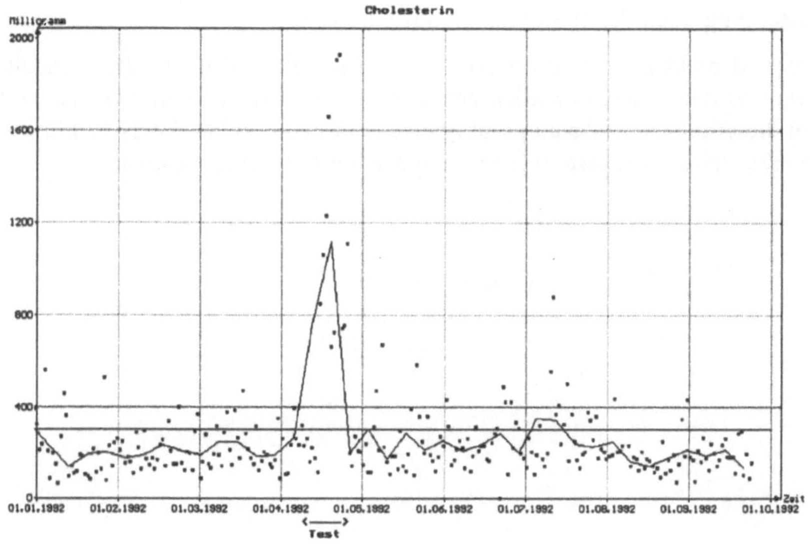

Bild 41: Cholesterinaufnahme des Autors mit Testphase im April 1992

Zwei besondere Situationen sollen noch besprochen werden. Zum einen die Testphase im April und zum anderen eine dreitägige Viruskrankheit im Juni. Die Virusinfektion, die den Autor zwei Tage lang ans Bett fesselte, ist verantwortlich für die plötzliche Gewichtsabnahme um 1 kg im Juni 1992 (→ Bild 34). Gleichzeitig gibt es ein spitzes Tal bei der Energie und spitze Maxima bei B_{12} und bei der Säure/Base-Balance (beides verursacht durch die verabreichte Heilnahrung).

Der April-Test diente als Kontrolle der Ergebnisse aus den Blutuntersuchungen. Nachdem durch verbesserte Ernährung die Blutfettwerte günstiger geworden sind, sollte durch einen »Rückfall« in die barbarischen Zeiten der sorglosen Ernährung eine Verschlechterung der Blutwerte erreicht werden (→ Blutuntersuchung). Obwohl der Test eigentlich hätte mindestens sechs Wochen dauern müssen, wollte sich der Verfasser nicht unnötig lange der ungesunden Ernährung aussetzen und hat diese Phase auf zwei Wochen begrenzt. In dieser Zeit hat er so gegessen und geschlemmert, wie er es vor 1991 täglich tat. Das Ergebnis war frapierend und erschreckend zugleich. 2900 kcal waren verantwortlich für die 72 kg Körpergewicht, die der Autor früher wog. An dieser Energie hatte das Fett mit durchschnittlich 140 g/d einen Anteil von 45% (statt den gewünschten 30%). Allein die ungesunden gesättigten Fettsäuren machten knapp 19% aus (statt maximal 10%). Die absurde Fettzufuhr wird noch deutlicher, wenn man sich in Bild 41 ansieht, daß das tägliche Maximum sogar bei 170 g lag. Die Zufuhr an mehrfach ungesättigten Fettsäuren blieb auch während der Testphase konstant. Dem hingegen nahm die Aufnahme an Omega-3-Fettsäuren stark zu, da diese Fette auch in Milchprodukten wie Butter und Sahne enthalten sind. Einen ganz besonders dramatischen Anstieg konnte beim Cholesterin verzeichnet werden. Der Mittwert stieg von 200 mg/d auf weit über 1000 mg/d an (Ursache sind die Schlagsahne, die Eier und der Eierlikör gewesen). Der Rekordtag führte dem Körper sogar 2000 mg Cholesterin zu. Die meisten Vitamine und Mineralien blieben im normalen Rahmen. Nur bei den Vitaminen A ist ein Ausbruch zu beobachten, der an der Rindsleber liegt, die der Autor genüßlich vertilgte. Ebenso hat die hohe Dosis an Vitamin D ihre Ursache in der testspezifischen Ernährung. Wie erwartet ging auch der P/S-Quotient auf 0.3 zurück.

Dieser Test hat nicht nur - wie erwartet - die Blutwerte sofort wieder verschlechtert, sondern dem Verfasser auch deutlich gemacht, wie unvernünftig er sich früher ernährt hat. Allein die erhöhte Zufuhr an gesättigten Fettsäuren erhöhte das Herzinfarkt-Risiko auf 250%. Das muß nicht sein, wie die umgestellte Ernährung beweist.

8.3.3   Körpergewicht

Tägliches Wiegen zeigt sofort den Erfolg an, sofern es sich darum handelt, daß Sie Ihr Gewicht reduzieren wollen. Es ist aber auch ein Indiz dafür, daß Sie nicht zu viel Kalorien zu sich genommen haben, oder daß Sie Ihre körperliche Betätigung (Sport) erhöht haben. Hinsichtlich des Idealgewichtes lesen Sie bitte in → Kapitel 6.5.2 nach. Stellen Sie ein Übergewicht fest, so sollten Sie unbedingt das gesamte Kapitel 6.5 lesen.

Verwenden Sie nach Möglichkeit eine Digitalwaage, damit sich keine Ablesefehler einschleichen. Allerdings ist die Anzeigeart (digital statt analog) keine Garantie dafür, daß die Waage auch richtig mißt. Kaufen Sie sich daher eine Waage mit 100g-Teilung, da das Gesetz verlangt, daß der mittlere Meßfehler nicht größer als ± 1 Anzeigeeinheit sein darf. Dies ist bei guten Waagen, die zwischen 100.- und 200.- DM kosten auch tatsächlich der Fall. Preiswertere Waagen haben meistens eine Genauigkeit von ± 2 Anzeigeeinheiten. Wenn Sie also eine billige Digitalwaage mit 500g-Teilung kaufen, müssen Sie damit rechnen, daß das angezeigte Gewicht 1 kg größer oder kleiner ist als Ihr tatsächliches Gewicht. Das wäre nicht akzeptabel. Andererseits würde eine preiswerte 100g-Waage durchaus Ihr Gewicht auf ± 200 g genau bestimmen. Das ist völlig ausreichend und ebenso gut wie eine bessere und teurere Digitalwaage mit 200g-Teilung. Schauen Sie auch in die Warentests hinein, die von verschiedenen Organisationen veröffentlicht werden.

Beim Neukauf einer Waage empfiehlt es sich, eine Digitalwaage mit 100g-Teilung zu erwerben. Selbst preiswertere Waagen (ab 70.- DM) haben eine Genauigkeit von ± 200 g.

8.3.4   Blutuntersuchung

Sie sollten zu Beginn und drei Monaten nach Umstellung Ihrer Ernährung eine ausführliche Blutuntersuchung vom Arzt durchführen lassen. Lassen Sie folgende Werte bestimmen:

- ☐ Triglyceride (Serumtriglyceride)
- ☐ Gesamtcholesterin (Serumcholesterin)
- ☐ HDL-Cholesterin
- ☐ LDL-Cholesterin
- ☐ Glucose
- ☐ Harnsäure

Danach sollten Sie regelmäßig im Abstand von drei bis vier Monaten in Ihrer Apotheke eine Blutuntersuchung auf folgende Werte durchführen lassen:

- ☐ Triglyceride
- ☐ Gesamtcholesterin
- ☐ HDL-Cholesterin

Wenn der Wert für Glucose oder Harnsäure an der kritischen Grenze lag, lassen Sie auch diese(n) bestimmen. Die Messung in der Apotheke kostet pro Wert ca. 5.- DM. Das im allgemeinen verwendete Gerät (Reflotron der Fa. Boehringer) ist hinsichtlich seiner Meßgenauigkeit höchst zuverlässig. Leider haben eigene Tests ergeben, daß die Blutwerte in der Praxis doch stärker streuen als erwünscht (siehe Abschnitt *Blutanalyse* am Ende dieses Abschnitts). Vor allem scheint Vorsicht bei Messungen des Triglyceridspiegels geboten zu sein.

Den erlaubten Bereich für die Blutfettwerte können Sie am Ende des → Kapitels 8.1 im Abschnitt *Grenzwerte* nachschlagen. Der Glucosegehalt sollte bei Erwachsenen im Bereich 69 - 115 mg/dl liegen. Die Harnsäure muß unter 7.0 mg/dl liegen, da sich bei größeren Serumkonzentrationen die Harnsäure nicht mehr vollständig im Blut löst. Die Folge ist, daß sie als Harnsäurekristalle ausfällt und zum Beispiel Nierensteine bildet.

Anhand der oben genannten Blutfettwerte kann der Arzt nach dem Prinzip von Bild 34 das Risiko für einen Herzinfarkt bestimmen und so die geeigneten Maßnahmen einleiten.

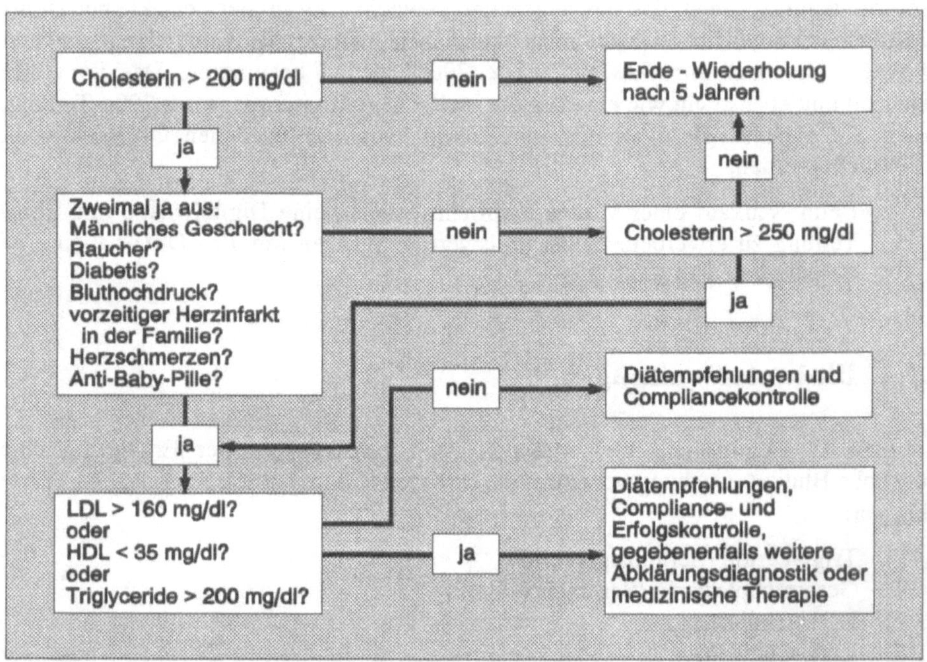

Bild 42:   Stufenmodell zur Erkennung von Hochrisikopatienten für Herzinfarkt nach Assmann und Gleichmann /19/

Beispiel einer Blutanalyse

Am Beispiel der eigenen Untersuchungen des Autors sollen die Zusammenhänge zwischen Ernährung und Blutwerten analytisch dargestellt werden. Diese Betrachtungen haben vor allem für Ärzte und Diätassistenten hohen Wert und dienen als Anregung, für ihre Patienten ebensolche durchzuführen. Aber auch für den interessierten und ernährungsmäßig engagierten Laien bieten die folgenden Seiten einige lesenswerte Neuigkeiten.

Zunächst betrachten wir die Tabelle 18, die einerseits die Blutwerte Triglyceride (TG), Gesamtcholesterin (Chol), HDL-Cholesterin (HDL), LDL-Cholesterin (LDL) und das Verhältnis LDL/HDL (L/H) und andererseits die effektiven Nährwerte zu den jeweiligen Tagen der (nüchternen) Blutentnahme enthalten. In der ersten Reihe sind die Nährwerte für die kurze Zeitskala von 1 Tag und in der zweiten Reihe die effektiven Nährwerte für die lange Zeitskala von 10 Tagen angegeben (→ Kapitel 7.12). Die kurze Zeitskala ist nur für den Triglyceridspiegel interessant, die lange Zeitskala für alle Cholesterinwerte.

Datum	TG	CHOL	HDL	LDL	L/H	Prot	KH	Ball	Alk	Fett	gesF	muF	Omega3	Eico	Chol
29.04.1991	(608)	(318)	50	R146	2.9	82.0	258.0	18.0	22.0	125.0	50.0	16.0	2440.0	12.0	694.0
						82.0	258.0	18.0	22.0	125.0	50.0	16.0	2440.0	12.0	694.0
20.06.1991	180	262	53	121	2.3	53.7	154.3	11.8	20.7	78.9	28.5	21.1	876.4	163.1	240.6
						57.3	192.1	13.9	26.0	87.8	30.8	19.2	1135.5	121.9	269.9
16.08.1991	111	207	40	145	3.6	52.7	283.8	20.6	10.6	50.4	14.2	17.7	495.6	8.3	67.6
						60.2	283.7	18.9	19.5	65.5	19.9	20.9	777.7	58.0	85.4
13.02.1992	135	189				79.3	272.1	19.5	32.0	52.4	22.0	9.8	1415.1	168.3	165.8
						69.8	263.7	19.9	31.2	63.5	23.7	12.1	1214.5	175.4	196.3
02.04.1992	180	189				60.2	318.7	22.4	21.8	54.0	19.8	12.5	1454.2	363.2	160.4
						66.3	306.8	20.8	30.7	66.0	23.5	13.8	1200.6	155.7	205.8
09.04.1992	133					71.2	317.2	19.3	5.9	82.4	28.7	15.8	1565.5	420.5	253.2
						66.4	296.6	18.5	21.6	70.0	24.3	15.2	1248.6	222.7	221.4
16.04.1992	182	194				67.6	309.1	18.6	4.4	63.8	18.5	17.5	2237.2	955.9	141.5
						70.1	301.9	18.5	20.8	69.3	22.8	16.7	1848.0	504.9	210.9
27.04.1992	107	252				85.1	290.4	14.4	32.9	149.3	63.0	19.8	2250.8	0.1	1030.4
						82.2	292.9	18.1	28.8	122.5	48.2	17.3	1922.6	192.7	839.0
23.07.1992	111	227	26	179	6.9	60.8	327.4	16.8	8.8	52.1	15.7	16.3	1320.6	618.7	160.5
						74.5	319.1	17.4	25.4	64.3	22.6	12.7	1368.9	179.6	286.2
15.09.1992						81.6	347.3	26.1	7.8	90.6	29.3	28.1	1649.3	503.1	242.2
						74.3	342.8	23.4	21.0	70.7	25.1	18.8	1307.3	188.4	196.3

Tabelle 18: Blutfettwerte und zugehörige effektive Nährwerte des Verfassers

In Klammern stehende Werte sind zwar gemessen worden, aber unter solchen Randbedingungen, daß sie für die Ausgleichsrechnung nicht verwendet werden dürfen. Werte mit einem vorangestellten R wurden vom Autor berechnet (Näheres siehe unten).

Eine weitere Messung am 16.12.1992 ergab folgende Werte, die weder in den Diagrammen noch in den Auswertungen berücksichtigt wurden:

TG = 117, CHOL = 206, HDL = 42, LDL = 141, L/H = 3.4

Die Blutentnahme am 29.4.91 erfolgte (nur beiläufig) an einem Nachmittag, so daß der Triglyceridspiegel selbstverständlich zu hoch war. Daraus folgt zwangsläufig, daß auch der Cholesterinspiegel zu hoch sein mußte, da die zum Triglyceridtransport notwendigen Lipoproteine (VLDL) auch zusätzliches Cholesterin binden. Der zugehörige LDL-Wert wurde vom Labor nicht angegeben.

 An dieser Stelle muß deutlich darauf hingewiesen werden, daß der LDL-Wert von den meisten Labors nicht gemessen, sondern nur nach der *Friedewald-Gleichung* berechnet wird. Dies geschieht wohl einerseits deshalb, weil die Messung des LDL-Wertes etwas aufwendiger ist, und andererseits wohl auch deswegen, weil die Friedewald-Gleichung im Normalbereich hinreichend genau ist:

$$LDL = Chol - HDL - \frac{TG}{5}$$

wobei HDL und LDL die jeweiligen Unterfraktionen des Cholesterins sind und mit Chol der Gesamtcholesterinwert gemeint ist. TG ist der Triglyceridwert in mg/dl. Die Friedewald-Gleichung liefert zuverlässige Werte, wenn ...

- ☐ keine Chylomikronen vorhanden sind
- ☐ die Triglyceride nicht über 400 mg/dl liegen
- ☐ kein Typ III vorliegt.

Wie Gespräche mit mehreren Ärzten leider ergaben, klären die Labors ihre Kunden - also die Ärzte - nicht genügend über diesen Sachverhalt auf. So wußte keiner der angesprochenen Ärzte, daß der LDL-Wert gar nicht gemessen, sondern berechnet wird. Logischerweise wußte demzufolge auch keiner der Ärzte die Randbedingungen. Kann sich demzufolge ein Arzt darauf verlassen, daß der angegebene LDL-Wert auch zuverlässig ist? Wenn dem Labor die Bestimmung von LDL - obwohl vom Arzt und auch vom Verfasser bei den Blutanalysen eindeutig verlangt - zu kostenspielig ist, darf wohl auch nicht davon ausgegangen werden, daß die Anzahl der Chylomikronen und der Typ der Hyperlipoproteinämie bestimmt wird, der im allgemeinen elektrophoretisch ermittelt wird.

Aufgefallen ist dem Autor dieser Zusammenhang rein zufällig, als er von einem der weltweit bedeutendsten Hersteller für Analysegeräte, der Firma Eppendorf Netheler Hinz, eine Beschreibung des ELAN-Analyzers erhielt. Eine Kontrolle der eigenen Blutwerte ergab in drei Fällen eine erstaunliche Übereinstimmung:

```
LDL = 262 - 53 - 180/5 = 173     Labor = 121        Differenz = 52
LDL = 207 - 40 - 111/5 = 145     Labor = 145 √
LDL = 227 - 26 - 111/5 = 179     Labor = 179 √
LDL = 206 - 42 - 117/5 = 141     Labor = 141 √
```

Die Untersuchungen wurden in drei verschiedenen Labors durchgeführt. Warum das erste Labor trotz Erfüllung aller Randbedingungen nicht gerechnet, sondern ganz offensichtlich gemessen hat, ist unbekannt - aber lobenswert, wie die Differenz deutlich zeigt. Der rechnerische LDL-Wert wäre genauso schlecht gewesen wie bei der dritten Laboruntersuchung, obwohl der wahre LDL-Werte eindeutig wesentlich besser liegt. Gilt dies nun auch im dritten Fall am 23.7.92? Als Patient und Arzt sollte einen das interessieren.

Noch ein Wort zu den Randbedingungen der Formel: Typ III ist - wie Tabelle 15 zeigt - recht selten. Ebenso kommen Chylomikronen im Nüchternserum nur in äußerst geringen Mengen vor.

Die Nicht-Nüchtern-Messung am 29.4.91 ist eigentlich nur bezüglich HDL einigermaßen zuverlässig. Dennoch lohnen sich Zahlenspielereien, die immerhin aufzeigen, daß die Werte trotz der Nichteinhaltung der Randbedingungen vernünftig zueinander passen. Nach der Friedewald-Gleichung ergäbe sich trotz eines wahrscheinlichen Chylomikronenanteils und trotz eines TG-Wertes über 400 mg/dl ein LDL-Wert von 146 mg/dl und ein Verhältnis LDL/HDL von 2.9. Diese Werte klingen vernünftig, um so mehr, als daß die Summe aus HDL+LDL = 196 ergibt. Ähnliche Werte ergeben die Summen der übrigen Untersuchungstage, nämlich 174, 185, 205 und 183. Alle zusammen ergeben einen Mittelwert von 189 ± 5 mg/dl. Aus diesen Gründen mißt der Verfasser dem LDL-Wert von 146 für den 29.4.91 trotz aller offiziellen Bedenken eine hohe Wahrscheinlichkeit bei.

□

Bevor wir nun zur Interpretation der Blutmessungen kommen, muß noch darauf hingewiesen werden, daß die Labormessungen dadurch gekennzeichnet sind, daß neben den Triglyceriden und dem Gesamtcholesterin auch das HDL- und LDL-Cholesterin gemessen wurde. Die Werte an den Tagen, wo nur der TG- und der CHOL-Wert angegeben sind, sind in der örtlichen Apotheke mit dem Reflotron® bestimmt worden. Das Reflotron ist eine kleines Blutanalysegerät, welches eine hohe Genauigkeit aufzuweisen hat (1-2%). Dabei wird ein Tropfen Blut aus der Fingerkuppe oder dem Ohrläppchen mit Hilfe eines Spezialmessers genommen (völlig schmerzfrei) und auf einen kleinen Meßstreifen jongliert. Der Streifen wird ins Gerät geschoben. Nach zwei Minuten wird das Ergebnis digital angezeigt.

Leider hat sich im Nachherein herausgestellt, daß die Blutentnahme aus der Fingerkuppe unter Umständen zu großen Fehlern bei der Bestimmung des Triglyceridwertes führen kann. Beim Verfasser wollte das Blut nämlich nicht gleich so strömen, wie es sich die freundliche PTA gewünscht hatte. Es mußte jedesmal gedrückt und gepreßt werden, wodurch dem Patienten langsam der Schweiß auf der Stirn erschien (und wahrscheinlich auch auf dem Finger). Das jämmerlich austretende Blut bildete keinen durch Adhäsionskräfte zusammengehaltenes Bluttröpfchen auf dem Finger, sondern verlief sofort. Der Verfasser vermutet nun, daß sich hierbei zuviel Hautfett ins Blut gemischt hat und somit der Triglyceridwert zumindest in zwei Fällen zu groß ausfiel. Leider wurde über die Reihenfolge (erst Triglyceride, dann Cholesterin oder umgekehrt) und über die Blutentnahmeschwierigkeiten kein Protokoll geführt, so daß Einzelheiten nicht nachgeprüft werden können.

Es gibt nun drei Wege, die Messungen auszuwerten. Der direkteste Weg ist es, zunächst einmal die Tabelle 18 zu interpretieren. Ein weiterer Weg wäre die Begutachtung der nachfolgenden Diagramme. Der dritte Weg ist die Ausgleichsrechnung. Wir wollen alle drei Möglichkeiten am Beispiel der Untersuchungen des Autors durcharbeiten.

Interpretation der Analysetabelle

Die Nährwerte am 29.4.91 sind nachträglich geschätzt worden, da durch diese erste Blutuntersuchung der ErnährungsManager ja erst geboren wurde. Die Werte sind bereits recht hoch (Fett, Cholesterin). Wie aber der April-Test zeigte (siehe 27.4.92), lagen die früheren Nährwerte möglicherweise noch viel drastischer. Auf Anhieb fällt auf, daß mit angeblich verbesserter Ernährung der HDL-Wert abnimmt, obwohl er eigentlich zunehmen sollte. Gleichzeitig nimmt der LDL-Wert zu, obwohl eine Abnahme angestrebt war. Dies läßt sich aber relativ leicht erklären. Während der ersten Messungen war der Autor noch in der Probierphase, die richtige Ernährung zu finden. Nachdem er sie in den kommenden Monaten einigermaßen ausgelotet hatte, mußte er nun aber feststellen, daß die strikte Einhaltung der so ermittelten Ernährungsregeln recht stressig ist. Er entschloß sich, eine praxisnahe Testphase einzuschieben, während der er sich zwar im großen und ganzen an die Regeln einer bewußten Ernährung hielt, aber durchaus Ausnahmen zuließ. Das Ergebnis ist leider eine Verschlechterung der Blutwerte gewesen, so daß eine striktere Beachtung notwendig ist.

Suchen wir doch zunächst einmal die Korrelationen heraus, die augenscheinlich vorhanden sind. Dabei wollen wir uns nur auf die gesättigten und mehrfach ungesättigten Fettsäuren sowie auf das Nahrungscholesterin konzentrieren. Für den Triglyceridwert muß auch noch der Alkohol hinzugezogen werden.

Am 20.6.91 betrug die Zufuhr von Fett und Alkohol (obere Zeile) rund 100 g/d, während die Summe am 16.8.91 nur 60 g betrug. Dementsprechend ging der Triglyceridwert von 180 auf 111 mg/dl zurück. Die Messung am 13.2.92 lag genau dazwischen. Nicht verständlich ist, warum der TG-Wert am 2.4.92 bei einer Fett-Alkohol-Summe von 76 g/d wieder auf 180 angestiegen war. Vermutlich spielt hier das oben genannte Problem mit dem Hautfett eine Rolle. Der TG-Wert am 9.4.92 ist dem vom 13.2.92 sehr ähnlich, was auch für die Fett-Alkohol-Summe gilt. Am 16.4.92 ist diese mit 68 g/d wieder recht niedrig und läßt somit den hohen Wert von 182 mg/dl nicht verstehen (vermutlich wieder Hautfett?!). Am 23.7.92 betrug die Fett-Alkohol-Summe wieder nur 61 g/d und brachte erwartungsgemäß einen niedrigen TG-Wert (111 mg/dl). Soweit lassen sich alle Triglyceridmessungen gut interpretieren. Nur der Wert am 27.4.92 fällt völlig aus dem Rahmen. So wurde während des April-Tests besonders viel Fett und Alkohol aufgenommen (Summe = 182 g/d). Das hätte einen TG-Wert von über 300 mg/dl erwarten lassen. Statt dessen lag er bei 107 mg/dl, so niedrig wie nie zuvor. Da dieser Wert deterministisch nicht zu verstehen ist, muß angenommen werden, daß bei dieser Messung (Blutentnahme in der Apotheke) ein unkontrollierter Verdünnungseffekt eingetreten ist. Wegen der schon erwähnten Schwierigkeiten bei der Blutentnahme bot sich eine Wiederholungsmessung leider nicht an. Dieser Wert muß daher ignoriert werden.

Betrachten wir zunächst die Apothekenmessungen ab dem 13.2.92. Die ersten drei Cholesterinbestimmungen ergeben einen Wert um 190 mg/dl bei einer Zufuhr von Nahrungscholesterin um etwa 200 mg/d. Die Messung am 23.7.92 fällt mit 227 mg/dl etwas höher aus, was durch einen gleichzeitig höheren Wert des Nahrungscholesterins von 286 mg/d erklärt werden könnte. Insbesondere zeigt die Testphase bezüglich des Serumcholesterins den erwarteten Trend. Bei einer Zufuhr von langfristigen 839 mg/d stieg der Gesamtcholesterinspiegel auf 252 mg/dl an. Nicht ganz ins Bild paßt der Wert vom 20.6.91, bei dem das Gesamtcholesterin immerhin 262 mg/dl bei einer Nahrungsaufnahme von 270 mg/d betrug (hier hätte man eher einen Serumwert um 225 mg/dl erwartet). Ebenfalls fällt die Messung am 16.8.91 aus dem Rahmen, bei dem eine Nahrungszufuhr von nur 85 mg/d immerhin noch einen Serumwert von 207 hervorbrachte.

Die beiden letztgenannten Ausnahmen lassen den Verdacht aufkommen, daß noch weitere Faktoren für den Cholesterinspiegel veranwortlich sind, um so mehr, als daß es sich hierbei um Labormessungen handelt. Andererseits ist aus zahlreichen Veröffentlichungen bekannt, daß das Nahrungscholesterin nur einen geringen Einfluß auf das Serumcholesterin hat. Suchen wir also nach weiteren Einflußgrößen.

Vergleichen wir die Ergebnisse vom 16.8.91 und 13.2.92 miteinander. Da fällt auf, daß sowohl Alhokol und Fett wie auch Cholesterin vermehrt aufgenommen wurde. Daran kann die Verbesserung des CHOL-Wertes also nicht liegen. Sogar die gesättigten Fettsäuren wie auch der P/S-Quotient haben sich verschlechtert. Lediglich die Zufuhr von Omega-3-Fettsäuren und Eicosapentaensäure haben sich wesentlich erhöht. Der 2.4.92 gleicht dem 13.2.92 und bestätigt die Erkenntnis. Am 16.4.92 waren die Zufuhr von Omega-3-Fettsäuren und Eicosapentaensäure nochmals gesteigert worden, brachten aber keine weitere Verbesserung. Bei der Messung am 27.4.92 haben die hohen Werte dieser beiden Fettsäuren wohl etwas nur Linderung beigetragen, aber die hohe Zufuhr an gesättigten Fettsäuren und der sehr schlechte P/S-Quotient haben wohl den hohen Serumwert überwiegend beeinflußt. Auch beim Wert vom 23.7.92 scheinen andere Faktoren noch mit eine Rolle gespielt zu haben, denn sonst hätte der CHOL-Wert höchstens 200 betragen dürfen. Die bisherigen Erklärungen allein reichen auch nicht aus, um den Wert vom 20.6.91 zu verstehen. Hinsichtlich der bisher betrachteten Nährwerte ähnelt er dem 23.7.92, bringt aber einen wesentlich höheren CHOL-Wert zutage. Dies kann an dem etwas höheren Pegel gesättigter Fettsäuren und Gesamtfett liegen, kann aber auch durch den sehr niedrigen Wert von Ballaststoffen bedingt sein.

Vergleicht man nun einmal die Werte vom 2.4.92 und 23.7.92, so stellt man wiederum fest, daß alle Fett-Nährwerte sehr ähnlich sind. Der höhere Wert an Nahrungscholesterin allein kann aber nicht die Ursache für den deutlich höheren Serumwert sein, so daß ein weiterer Faktor eine Rolle spielen muß. Hier drängt sich zum zweiten Mal der Verdacht auf, daß die niedrigere Zufuhr an Ballaststoffen verantwortlich ist.

Zusammenfassend können also folgende Einflußfaktoren vermutet werden, die durch die noch ausstehenden Betrachtungen verifiziert werden müssen:

Der Triglyceridspiegel wächst mit zunehmender Alkohol- und Fettzufuhr. Der Gesamtcholesterinspiegel wächst mit zunehmender Zufuhr an Nahrungscholesterin und gesättigten Fettsäuren. Er sinkt mit wachsendem Anteil an mehrfach ungesättigten Fettsäuren, insbesondere an Omega-3-Fettsäuren und Eicosapentaensäure. Weiterhin wird er durch Ballaststoffe reduziert.

Analysediagramme

In den nachfolgenden Diagrammen sind die Apothekenmessungen durch offene Kreise und die Labormessungen durch ausgefüllte Kreise dargestellt. Insbeosndere bei den Triglyceriden müssen die Apothekenwerte mit Vorsicht betrachtet werden.

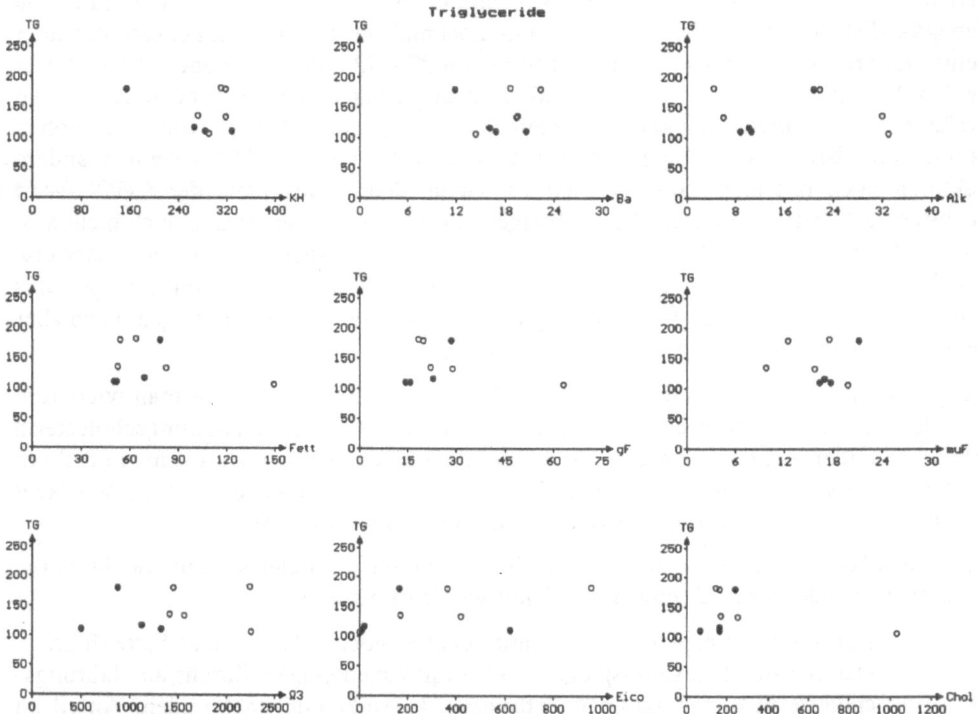

Bild 43: Serumtriglyceride in Abhängigkeit der Nährwertaufnahme

Der Triglyceridwert scheint weder bei den Laborwerten noch bei den Apothekenwerten eine steigende oder fallende Abhängigkeit von Omega-3-Fettsäuren, Eicosapentaensäure oder Cholesterin zu haben. Beim Fett ist der Ausreißer vom 27.4.92 deutlich ganz rechts im Diagramm zu erkennen. Lassen wir ihn außer acht, so zeigen die übrigen Werte keine Korrelation. Betrachtet man aber nur die zuverlässigeren Laborwerte, dann zeigt sich deutlich eine positive Korrelation zwischen Nahrungsfett und Serumtriglyceriden. Dieser Trend ist naheliegenderweise auch bei den gesättigten und mehrfach ungesättigten Fettsäuren festzustellen. Die bereits erwähnte Abhängigkeit zum Alkohol wird ebenfalls in der Graphik sichtbar. Auch hier können nur die Laborwerte herangezogen werden. Die negative Korrelation bei den Kohlenhydraten und den Ballaststoffen ist vermutlich nicht primärer Natur, sondern dadurch zu erklären, daß bei reduzierter Fettaufnahme die Zufuhr anderer Energieträger wächst. Allen voran stehen im allgemeinen die Kohlenhydrate, mit denen die Ballaststoffe mehr oder weniger einhergehen (wenn man sich nicht nur von Zucker ernährt). So bestätigen die Diagramme also die zuvor anhand der Tabelle gefundenen Abhängigkeiten zwischen Nahrungsfetten und Alkohol einerseits und den Serumtriglyceriden andererseits.

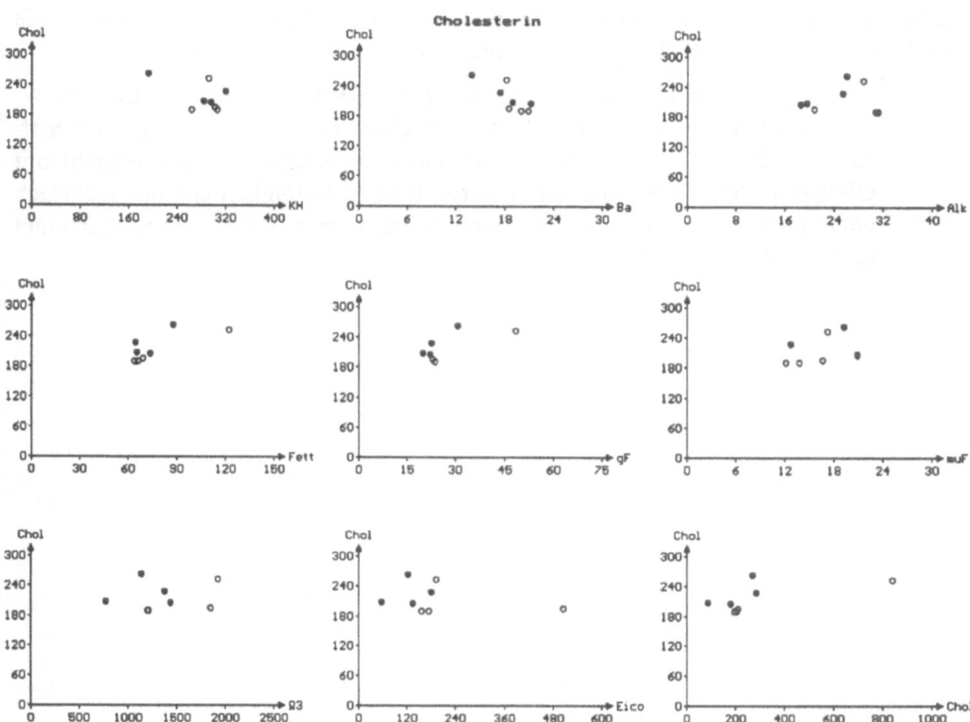

Bild 44: Serumcholesterin in Abhängigkeit der Nährwertaufnahme

Beim Cholesterin werden die Zusammenhänge komplizierter. Da die Bestimmung des Serumcholesterins auch in der Apotheken zu vernünftigen Ergebnissen führte, werden für die folgenden Betrachtungen alle Werte herangezogen. Bei den Fetten erkennt man eine positive Korrelation, die aber deutlicher noch bei den gesättigten Fettsäuren ausfällt und deshalb nur bei diesen betrachtet werden soll. Umgekehrt zu den Fetten ist wie schon bei den Triglyceriden eine negative Korrelation zur Kohlenhydratzufuhr zu erkennen, der keine weitere Bedeutung beigemessen werden braucht. Beim Alkohol kann keine Korrelation ausfindig gemacht werden. Entgegen der Vermutung der Tabellenauswertung zeigen die Diagramme ben Omega-3-Fettsäuren und der Eicosapentaensäure keine Korrelationen. Hinsichtlich des Nahrungscholesterins zeigt sich die geringe Korrelation wie sie zuvor schon vermutet wurde. Außerdem steigt der Serumcholesterinspiegel mit zunehmender Aufnahme an gesättigten Fettsäuren deutlich und an mehrfach ungesättigten Fettsäuren leicht. Insbesondere letzteres widerspricht den Erkenntnissen aus der Tabellenauswertung. Besonders deutlich hebt sich aber die strenge Korrelation zwischen Ballaststoffen und Serumcholesterin hervor, die wohl als die bedeutendste Erkenntnis aus den Diagrammen angesehen werden kann. Die fehlenden Abhängigkeiten zwischen mehrfach ungesättigten Fettsäuren, Omega-3-Fettsäuren und Eicosapentaensäure einerseits und Serumcholesterin andererseits ist möglicherweise auch darauf zurückzuführen, daß bei derart vielen Abhängigkeitsgraden keine isolierte Betrachtung mehr erlaubt ist. Hier wird also die Ausgleichsrechnung weitere Aufschlüsse bringen müssen.

Zusammenfassend können also folgende Einflußfaktoren qualitativ verifiziert werden, die durch die noch ausstehende Ausgleichsrechnung quantifiziert werden müssen:

 Der Triglyceridspiegel wächst mit zunehmender Alkohol- und Fettzufuhr. Der Gesamtcholesterinspiegel sinkt vor allem mit wachsender Ballaststoffzufuhr und steigt mit zunehmender Zufuhr an gesättigten Fettsäuren sowie mit erhöhter Zufuhr an Nahrungscholesterin. Eine Abhängigkeit von den mehrfach ungesättigten Fettsäuren sowie deren Untergruppen kann isoliert betrachtet nicht verifiziert werden.

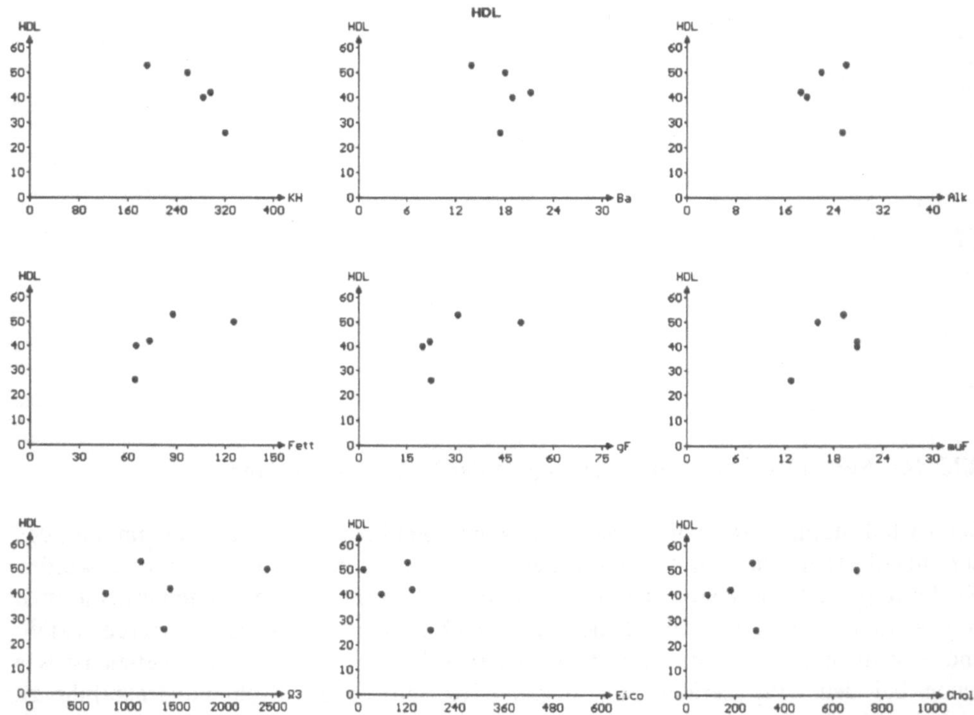

Bild 45: HDL-Cholesterin in Abhängigkeit der Nährwertaufnahme

HDL-Cholesterin zeigt bei den Fetten, den gesättigten und den mehrfach ungesättigten Fettsäuren eine positive Korrelation und demzufolge - sekundär bedingt - bei den Kohlenhydraten eine entsprechende negative Korrelation. Besonders krass fällt die Abhängigkeit von den Ballaststoffen auf, die schon beinahe unheimlich ist. Die Beziehungen zu den übrigen Nährwerten sind durch zu große Streuungen recht unsicher. Alle erwähnten Korrelationen zeigen aber eines gemeinsam: einen Trend in die falsche Richtung. Ausnahme: die mehrfach ungesättigten Fettsäuren und eventuell die Omega-3-Fettsäuren. Daher wird diesen beiden Nährwerten bei der Ausgleichsrechnung besondere Aufmerksamkeit geschenkt.

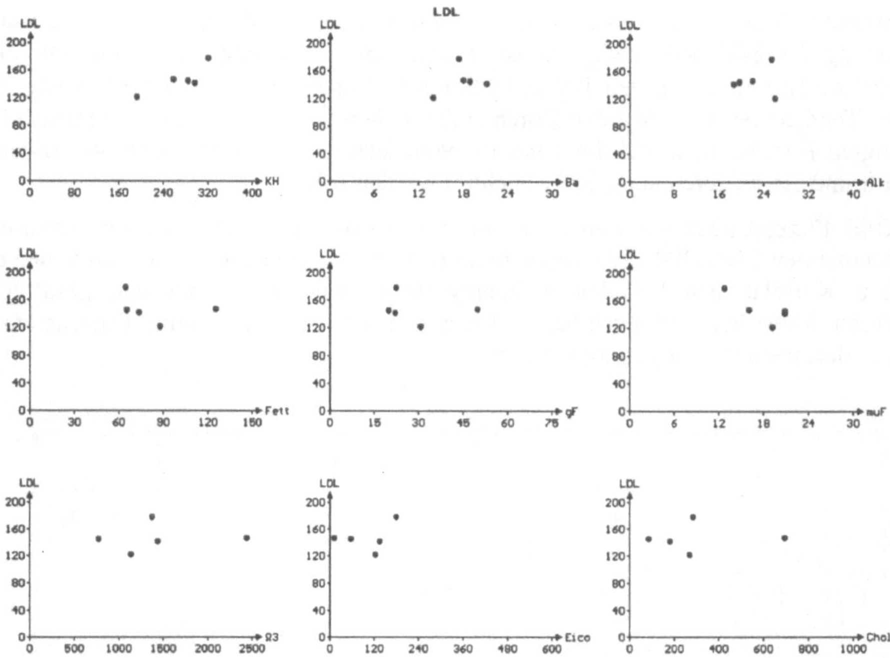

Bild 46: LDL-Cholesterin in Abhängigkeit der Nährwertaufnahme

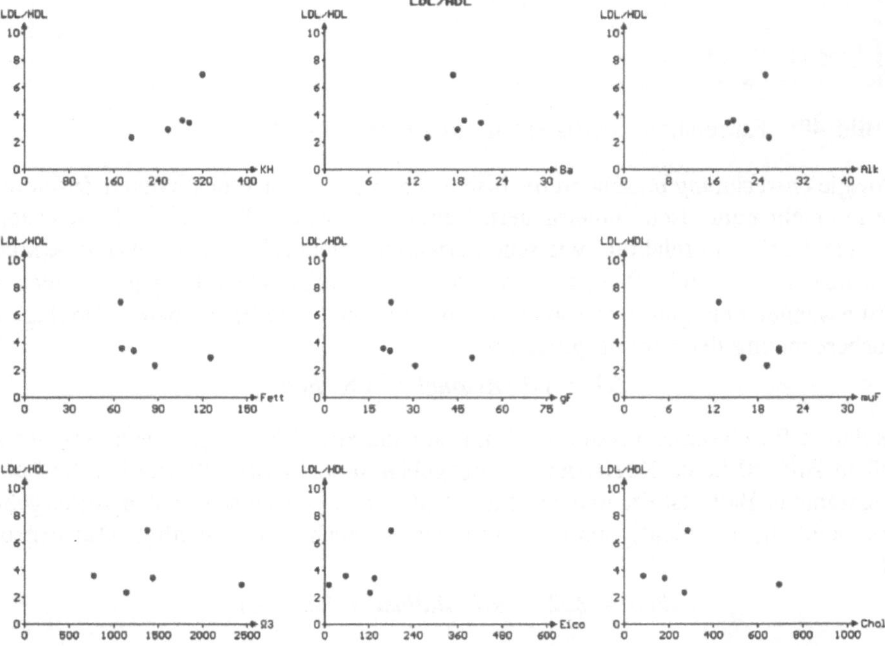

Bild 47: Quotient LDL/HDL in Abhängigkeit der Nährwertaufnahme

Die meisten Beziehungen zwischen LDL-Cholesterin und Nährwerten sind nicht aussagekräftig (→ Bild 46). Lediglich ist wieder eine Beziehung zum Fett und eine umgekehrte Beziehung zu den Kohlenhydraten festzustellen, die aber auch wieder die falsche Tendenz besitzen. Mit den Fetten einher gehen die gesättigten und mehrfach ungesättigten Fettsäuren, wobei die Tendenz beim letztgenannten Nährwert wie erwartet verläuft und im weiteren auch berücksichtigt werden soll.

Das Bild 47 zeigt auch nur wenige relevante Korrelationen zwischen Nährwerten und dem Quotienten LDL/HDL. Wie schon beim HDL zeigen sich auch beim Quotienten die falschen Korrelationen bei den Kohlenhydraten, den Fetten und den gesättigten Fettsäuren. Außerdem auch noch bei der Eicosapentaensäure. Die richtige Tendenz ergibt sich bei den mehrfach ungesättigten Fettsäuren.

ERIK	TG	CHOL	HDL	LDL	LDL/HDL
Protein	162.12	361.77	-32.29	275.34	17.218
Kohlenhydrate					
Ballaststoffe		-9.397			
Alkohol	-				
Fett	-0.280				
gesätt.Fettsäuren		(1.968)			
mehrf.unges.Fetts.		-0.352	(3.254)	-6.381	-0.613
Omega-3-Fettsäuren		-0.016	(0.013)	-0.012	-0.002
Eicosapentaensäure					
Cholesterin					
Prognose 15.09.1992	137	164	46	139	3.2

Bild 48: Korrelationskoeffizienten des Autors 1991/92

Die Ausgleichsrechnung präsentiert die bisher schon gefundenen qualitativen Zusammenhänge nunmehr numerisch [1] untermauert. Dabei zeigt sich, daß die auf alle Messungen basierende Triglyceridrelation - wie schon erwartet - nicht relevant ist (→Bild 48). Deshalb wurde sie in Bild 49 auch nicht erneut berechnet. Dem hingegen zeigen die Labormessungen eine gute Korrelation und bilden somit eine brauchbare Grundlage zur Vorausberechnung der Serumtriglyceride:

$$TG = 1.7 \cdot Alkohol + 1.8 \cdot Fett$$

Die Relation für Gesamtcholesterin soll nur anhand aller Messungen bestimmt werden, so daß in Bild 50 keine Koeffizienten angegeben sind. In Bild 49 wurden die beiden Hauptparameter Ballaststoffe und gesättigte Fettsäuren, wie sie sich in den vorhergehenden Betrachtungen eindeutig als relevant ergeben haben, berücksichtigt. Das Ergebnis lautet:

$$Chol = 352 - 9.7 \cdot Ballast + 1.5 \cdot gesF$$

---

[1]   Ist der Fehler eines Koeffizienten größer als 30%, so steht er in Klammern. Ist der Fehler größer als 100%, so steht stattdessen ein Strich.

Nimmt man auch noch die verdächtigen Nährwerte (mehrfach ungesättigte und Omega-3-Fettsäuren) hinzu, dann erhält man gemäß Bild 48 folgende Beziehung:

$$Chol = 362 - 9.4 \cdot Ballast + 2.0 \cdot gesF - 0.4 \cdot muF - 0.016 \cdot \omega3$$

Summanden mit positivem Vorzeichen verschlechtern den Cholesterinspiegel, Summanden mit negativem Vorzeichen verbessern ihn. Die Koeffizienten für Ballaststoffe und gesättigte Fettsäuren sind in beiden Formeln von der gleichen Größenordnung, was eine hohe Signifikanz bescheinigt.

ERIK

	TG	CHOL	HDL	LDL	LDL/HDL
	142.37	351.52	8.619	236.06	11.180
Protein					
Kohlenhydrate					
Ballaststoffe		-9.679			
Alkohol					
Fett					
gesätt.Fettsäuren		1.533			
mehrf.unges.Fetts.			(1.955)	-5.135	-0.422
Omega-3-Fettsäuren					
Eicosapentaensäure					
Cholesterin					
Prognose 15.09.1992	142	163	45	140	3.3

Bild 49: Korrelationskoeffizienten des Autors 1991/92

ERIK-LAB

	TG	CHOL	HDL	LDL	LDL/HDL
	1.418	232.00	42.250	147.75	3.925
Protein					
Kohlenhydrate					
Ballaststoffe					
Alkohol	1.713				
Fett	1.814				
gesätt.Fettsäuren					
mehrf.unges.Fetts.					
Omega-3-Fettsäuren					
Eicosapentaensäure					
Cholesterin					
Prognose 15.09.1992	179	232	42	148	3.9

Bild 50: Korrelationskoeffizienten des Autors 1991/92 (nur Laborwerte)

Für die verbleibenden Blutwerte HDL, LDL und deren Quotient stehen nur wenige Labormessungen zur Verfügung. Der Haupteinfluß wird wohl von den mehrfach ungesättigten Fettsäuren ausgeübt, die in folgender Form in Relation zu den Blutwerten stehen:

$$HDL = 9 \quad + 2.0 \cdot muF$$
$$LDL = 236 \quad - 5.1 \cdot muF$$
$$L/H = 11.2 \quad - 0.4 \cdot muF$$

Unter Einbeziehung der Omega-3-Fettsäuren ergeben sich folgende Gleichungen:

$$HDL = -20 + 3.3 \cdot muF + 0.013 \cdot \omega 3$$
$$LDL = 267 - 6.4 \cdot muF - 0.012 \cdot \omega 3$$
$$L/H = 15.3 - 0.6 \cdot muF - 0.002 \cdot \omega 3$$

Bei allen vorstehenden Gleichungen sind die Blutwerte in mg/dl, alle Nährwerte (außer $\omega 3$) in g/d und $\omega 3$ in mg/d angegeben.

Die nachstehende Tabelle 19 faßt die Ergebnisse nochmals zusammen. Dabei wurde ausgehend von der Normalernährung eines Normmenschen eine Änderung der Nährwerte von 10% vorgenommen. Der dadurch verursachte Effekt bei den Blutwerten ist durch Pfeile gekennzeichnet.

	TG	Chol	HDL	LDL	L/H
Ballast		↓↓↓			
Alkohol	↑				
Fett	↑↑				
gesF		↑			
muF		↓	↑↑↑	↓↓↓	↓↓↓
ω-3		↓	↑	↓	↓

Tabelle 19:   Einfluß verschiedener Nährwerte auf die Blutwerte

↑	Veränderung um 0-5%	↓
↑↑	Veränderung um 5-10%	↓↓
↑↑↑	Veränderung um 10-15%	↓↓↓

Abschließend sei noch die Abhängigkeit des Serumscholesterins vom Nahrungscholesterin quantitativ angegeben, wie sie sich aus den Untersuchungen des Verfassers ergeben. Die Bestimmung war aber nur isoliert möglich, was gleichzeitig wiederum die Signifikanz des Wertes einschränkt. Dennoch stimmt die Größenordnung gut mit den durch andere Untersuchungen gefundenen Werten überein. Bei Änderung des Nahrungscholesterins um 100 mg/d erhöht sich das Serumcholesterin um 7.4 mg/dl.

8.3.5 Blutdruck

Der Blutdruck wirkt auf die Wände der Blutadern. Bei einer höheren Geschwindigkeit des Blutes ist der Druck niedriger, d.h. bei höherer Pulsfrequenz registriert man einen niedrigeren Blutdruck im Normalzustand, nicht nach Sport oder bei Krankheiten. Das Herz pumpt das Blut impulsartig, d.h. in Schüben (Pulsen), bei denen es einen oberen (systolischen) und einen unteren (diastolischen) Druck gibt.

Im Falle einer Hypercholesterinämie würde nach etlichen Jahren eine langsame Arterienverkalkung (Arteriosklerose) eintreten. Hierbei lagert sich Cholesterin an den Arterienwänden ab und verengen den Querschnitt. Das Blut fließt langsamer und der Blutdruck erhöht sich. Gleichzeitig haften die Blutplättchen (Thrombozyten) besser an den Gefäßwänden und verstärken den Effekt.

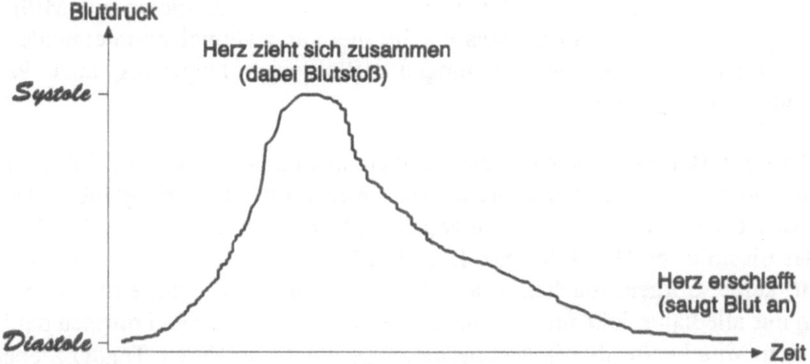

Bild 51: Blutdruckverlauf während einer Herzperiode

Wenn Sie bereits hohen Blutdruck haben, wird er sich aufgrund veränderter Ernährungs- und Lebensweise nicht sofort senken lassen, aber Sie verhindern ein weiteres Ansteigen, und langfristig ist auch mit einer Abnahme zu rechnen.

Die klassische Methode, den Blutdruck zu messen, ist - wie es beim Arzt auch heute noch der Fall ist - mit dem Stethoskop. Dieses Verfahren verlangt eine Menge Übung und Erfahrung, um genaue Ergebnisse zu erzielen. Sie können aber heutzutage mit Hilfe moderner Geräte, die den Blutdruck oszillometrisch mit Unterstützung eines Mikroprozessors messen, Ihren Blutdruck kontinuierlich selbst prüfen. Solche Geräte gibt es in der Preislage von 100.- bis 300.- DM. Alle Geräte besitzen eine Manschette, die die Druckschwankungen, die die Pulswellen Ihrer Oberarm-Arterie auslösen, mißt und an den Mikroprozessor weiterleitet. Die Geräte sind amtlich geeicht. Es gibt sie mit automatischem Aufpumpen und Luft-Ablassen. Die Pulsfrequenz wird grundsätzlich mit angezeigt. Ziehen Sie beim Kauf auch die Warentests zu Rate.

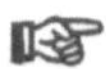

Beachten Sie unbedingt die Gebrauchsanleitung! Die Manschette muß den richtigen Sitz haben und Sie dürfen beim Messen auf keinen Fall reden oder den Arm bewegen.

Die Eigenmessung des Blutdrucks hat den Vorteil, daß man dies täglich über Monate hinweg vornehmen kann. Dadurch wird ein zufällig untypischer Blutdruck, wie er bei einer Einmalmessung beim Arzt oftmals vorliegt, vermieden. Über Schwankungen, die durch Sport oder Aufregung verursacht werden, variiert der Blutdruck ohnehin von Tag zu Tag und von Stunde zu Stunde. Ja sogar Wiederholungsmessungen nach wenigen Minuten können völlig verschieden ausfallen. Deshalb empfiehlt es sich:

Messen Sie Ihren Blutdruck täglich - am besten morgens. Schreiben Sie sich die Werte in eine Liste oder zeichnen Sie sich diese gleich auf Millimeterpapier in ein Diagramm. Messen Sie niemals zweimal hintereinander - das verwirrt nur. Typische Streuungen mitteln sich langfristig über Wochen automatisch heraus.

In Bild 52 ist ein Beispiel gegeben. Die Testperson (männlich) war 62 Jahre alt. Die Messungen wurde über einen Zeitraum von zwei Monaten durchgeführt. Deutlich erkennbar sind die täglichen Schwankungen. Im Mittel liegt der systolische Druck bei 130 und der diastolische Druck bei 80. Das sind hervorragende Werte, bei denen sich der Patient keine Sorgen machen braucht. In diesem Fall empfiehlt es sich, die Messungen nur alle halbe Jahr für zwei Monate durchzuführen. Dabei müssen dann aber die jeweiligen Mittelwerte dieser Meßperioden gebildet und deren Tendenz ebenfalls verfolgt werden.

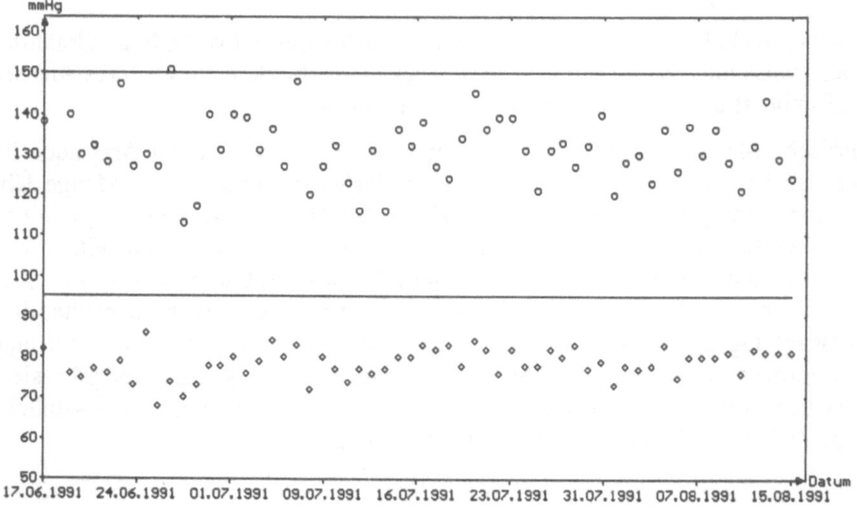

Bild 52:   Blutdruck einer 62jährigen Testperson

Als Normalbereich für den Blutdruck gelten in Abhängigkeit vom Alter die folgenden Werte:

Alter	Systole	Diastole
15-30 Jahre	115-125	75
30-40 Jahre	125-135	80
40-60 Jahre	135-150	80-95

Tabelle 20: Normalwerte des Blutdrucks in mmHg

Wird der obere Grenzwert erreicht, so sollten Sie kontinuierliche Messungen durchführen. Bereits ein Wert von 165/95 oder auch 150/100 wäre für einen 40-60jährigen Menschen gefäßbelastend.

8.4 Behandlung von Hyperlipoproteinämie

Der erste Schritt einer jeden Behandlung von Hyperlipoproteinämie und Hypercholesterinämie ist eine diätetische Ernährung. Solche Diätempfehlungen gibt der Arzt ebenso wie die Diätassistenten in Krankenhäusern und Reformhäusern oder zahlreiche Fachbücher.

Der Einfluß der Ernährung ist in diesem Buch hinreichend und ausführlich dargestellt worden. Zusammenfassend seien einige Regeln dem Patienten an die Hand gegeben, die nicht in jedem Fall zum Erfolg führen müssen. Jeder Organismus reagiert anders und jeder Mensch wird für sich spezifisch Ernährungsregeln herausfinden müssen. Tendentiell aber helfen folgende Hinweise weiter:

- ☐ Fett und Alkohol sollten die Richtwerte nicht überschreiten. Je nach körperlicher Arbeit und sportlicher Betätigung darf man etwa 1 g Fett pro kg Körpergewicht essen.

  - ☞ wenig Fett
  - ☞ wenig Alkohol
  - ☞ viel Sport

- ☐ Achten Sie darauf, daß Sie möglichst viel »gesundes« Fett zu sich nehmen. Das sind mehrfach ungesättigte Fettsäuren, allen voran die Omega-3-Fettsäuren und die dazugehörige Eicosapentaensäure. Vermeiden Sie gesättigte Fettsäuren, wie sie vor allem in tierischen Produkten wie Fleisch und Milch enthalten sind. Omega-3-Fettsäuren sind vorwiegend in Obst und Getreide. Eicosapentaensäure ist in Fisch enthalten.

  - ☞ wenig Fleisch
  - ☞ viel Fisch
  - ☞ viel Obst und Gemüse
  - ☞ viel Brot und Getreide

- ☐ Ballaststoffe sind nicht nur wichtig für die Verdauung, sondern auch für den Abtransport nicht erwünschter Stoffe im Blut, wie z.B. Cholesterin.

  - ☞ viel Brot und Getreide

- ☐ Sie sollten auch versuchen, die Zufuhr an Nahrungscholesterin einzuschränken. Innereien, Eier und Sahne sollten Sie deshalb meiden.

  - ☞ keine Innereien
  - ☞ wenig Eidotter
  - ☞ wenig Sahne

Über diese nährwertspezifischen Maßnahmen hinaus lohnt es sich auch, Knoblauch zu essen. Knoblauch enthält Wirkstoffe, die das Blut verflüssigen und somit ebenso wie Eicosapentaensäure den Blutdruck senken. Vermutlich hat Knoblauch keinen Einfluß auf den Cholesterinspiegel im Blut und auch keine vorbeugende Wirkung gegen Herzinfarkt. Lediglich hilft Knoblauch, das KHK-Risiko bei solchen Menschen zu senken, die bereits einen zu hohen Blutdruck haben. Daher brauchen Sie diese für die Umwelt nicht immer ganz angenehme Ernährung erst anzufangen, wenn Sie unter Bluthochdruck leiden. Ob Sie Knoblauchpillen oder frisches Knoblauch zu sich nehmen, bleibt Ihnen und Ihrem Geldbeutel vorbehalten, denn die Pillen sind nicht so ganz preiswert.

Es existieren im menschlichen Körper Rückkopplungsmechanismen, die bei hohen Spiegeln von LDL-Cholesterin und bei großer Cholesterinzufuhr durch Nahrung die endogene Synthese hemmen. Trotz der Kontrolle durch Rückkopplung kommt es während reichlicher Zufuhr von Fett aus gesättigten Fettsäuren oder reichlicher Energiezufuhr bei vielen Personen zu Hypercholesterinämie.

Fette werden im wesentlichen durch die Chylomikronen vom Darm ins Gewebe transportiert. Sobald Fett dem Körper zugeführt wurde, bilden sich diese relativ großen Lipoproteine, die gleichzeitig auch etwa 3% Cholesterin besitzen. Es besteht der Verdacht, daß dieses Cholesterin der Cholymikronen im wesentlichen vom Nahrungscholesterin her stammt, und daß die Absorption des Nahrungscholesterins abhängig ist von der zugeführten Fettmenge, insbesondere der gesättigten Fettsäuren. Wer also viel Nahrungscholesterin ißt und gleichzeitig viel abführende Ballaststoffe und wenig Fette, der wird weniger Probleme haben als jemand, der viel cholesterinreich ißt bei gleichzeitiger Ballastarmut und Fettreichtum.

Lipidsenker

Wenn trotz aller vorgenannter Empfehlungen der Triglycerid- und der Cholesterinspiegel zu hoch bleiben, dann müssen sogenannte Lipidsenker eingesetzt werden. Seit einiger zeit sind hier sogenannte CSE-Hemmer (Cholesterin-Synthese-Enzym-Hemmer) auf dem Markt, die sich immer größerer Beliebtheit erfreuen, weil sie relativ direkt und wirkungsvoll die engogene Synthese von Cholesterin hemmen und dabei wenig oder kaum Nebenwirkungen zeigen. Dies wird dadurch erreicht, daß das Schlüsselenzym, die HMG-CoA-Reduktase, gehemmt wird.

Da diese Präparate aber erst seit einigen Jahren eingesetzt werden, können noch keine Aussagen über Langzeiteffekte gemacht werden. Das aber wäre sehr wünschenswert, denn wenn der Organismus zu viel Cholesterin produziert, würde er dies immer tun. Daraus folgt, daß solche Lipidsenker als Dauermedikament eingesetzt werden müssen. Einige Ärzte gehen vorsichtig heran und lassen ihre Patienten erst einmal nur 3-6 Monate solche CSE-Hemmer einnehmen. Nach einer Pause von weiteren 3-6 Monaten beobachten sie dann die Reaktion des Körpers. Untersuchungen /22/ haben gezeigt, daß nach Absetzen einer solchen CSE-Hemmer-Behandlung der Cholesterinspiegel sogar noch über das Ausgangsniveau anwächst. Insofern teilt der Verfasser die Meinung anderer Ärzte, daß solche Präparate nur als Langzeitmedikament Sinn machen, die aber relativ gut dosiert werden können und müssen. Die Langzeitdosis muß vom Arzt unbedingt in Rhythmen von 3 Monaten durch Blutuntersuchungen empirisch gefunden werden.

Von den zahlreichen Wirksubstanzen sollen nur einige genannt werden. Hierzu zählen Neomycin, Sitosterin, Cholestyramin, Nikotinylalkohol und Nikotinsäure, Clofibrat, D-Thyroxin und essentielle Phosphatide. Nähere Einzelheiten möge der interessierte Arzt in /17/ nachlesen. Weitere CSE-Hemmer-Wirkstoffe sind Pravastatin und Lovastatin. Die beiden letztgenanten und das Cholestyramin sind besonders verträglich und wirkungsvoll und sollen deshalb im folgenden nochmals etwas ausführlicher beleuchtet werden.

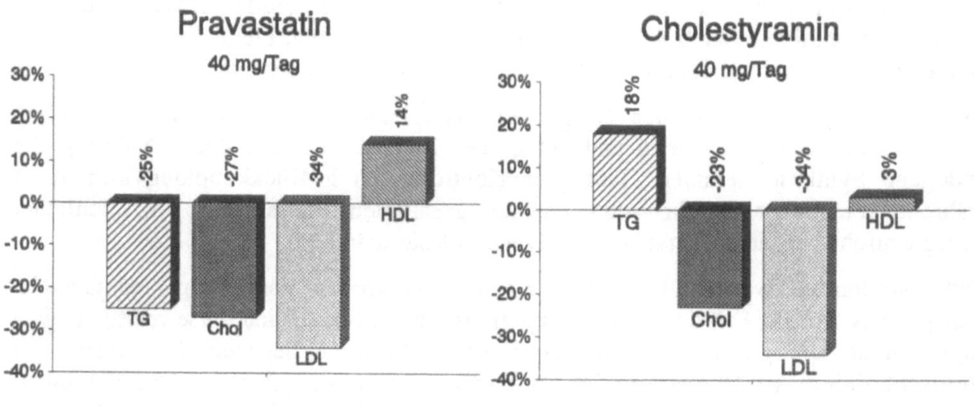

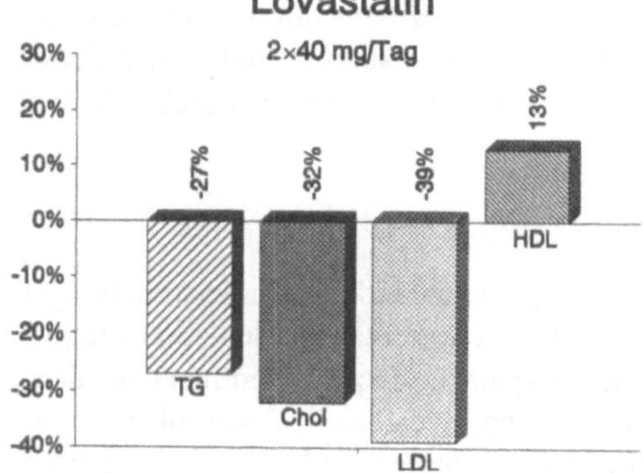

Bild 53:
Veränderungen der Blutwerte bei längerfristiger Einnahme verschiedener CSE-Hemmer

Auffallend ist, daß Cholestyramin nicht nur die niedrigen Verbesserungen mit sich bringt, sondern auch den Triglyceridspiegel hebt statt zu senken. Dieses Mittel darf also bei Typ IV nicht angewendet werden und sollte auch bei Typ IIb vermieden. Dem hingegen kann es bei Typ IIa im Falle einer gewissen »Reserve« beim TG-Wert verabreicht werden. Unkritischer und im allgemeinen sinnvoller scheint die Anwendung von Präparaten mit Pravastatin und Lovastatin. Letzteres zeigt sehr gute Werte, wobei beachtet werden muß, daß hierbei die doppelte Dosis verabreicht wurde. Das beste Ergebnis würde eine Kombination aus Pravastatin und Cholestyramin (jeweils 20 mg/d) ergeben. Tests haben hierfür eine Senkung des LDL-Cholesterins um 52% ergeben.

Bei Lovastatin konnte der Quotient LDL/HDL von 5.2 auf 2.7 verbessert werden. Die Werte für dieses Präparat gelten nur für Typ II.

Alle drei CSE-Hemmer zeigen nur sehr geringe Nebenwirkungen. Bei Lovastatin wurde eine Rate von 2-6% festgestellt. Bei etwa 2% aller Testpersonen mußte die Behandlung abgebrochen werden.

Nährwerttabelle

Aufschnitt

Lebensmittel	Ab z	Ener kcal	Prot g	Fett g	gesF g	muF g	Ω3-F mg	Eico mg	Chol mg	Khyd g	Ball g	Alk g	Na mg	K mg	Ca mg	P mg	Mg mg	Fe mg	F µg	J µg	A µg	B1 µg	B2 µg	B6 µg	B12 µg	Niac mg	C mg	D µg	E mg	S/B
Abba Bücklingscreme		544	10.5	54.7	24.0	17.6	662	325	63	2.0	0.0	0.0	1233	131	41	79	9	0.4	104	16	10	20	136	145	3.0	1.2	0	9.0	14.5	-1
Abba Lachscreme		534	9.2	53.0	23.1	17.2	616	102	32	5.1	0.0	0.0	1354	122	35	84	10	0.4	10	11	23	101	87	316	1.0	2.2	1	5.0	14.0	-1
Abba Thunfischcreme		534	7.9	54.4	24.2	17.9	301	49	22	3.1	0.0	0.0	1489	132	38	101	1	0.4	10	16	123	20	37	150	1.0	1.9	1	2.0	15.1	-1
Bücklingsfilet in Sojaöl		263	19.9	20.5	6.2	7.0	2189	1054	85	0.0	0.0	0.0	146	301	33	240	28	1.0	339	52	28	38	235	471	9.4	4.0	0	28.2	2.4	-2
Fleischsalat mit Mayo ♦		288	10.9	25.4	4.5	13.3	56	0	73	3.6	0.3	0.0	433	182	22	123	17	1.4	10	0	14	203	136	236	0.6	2.8	3	1.0	0.1	-1
Geflügelsalat mit wenig Mayo		191	9.8	15.6	2.4	8.5	54	0	56	2.7	0.4	0.0	184	242	20	129	20	1.3	21	2	22	69	146	249	0.5	3.7	4	0.7	0.1	-1
Gemüsesalat mit Mayo ♦		215	1.0	20.9	2.9	12.7	15	0	32	5.5	1.5	0.0	190	134	29	56	10	1.1	15	5	304	62	78	75	0.1	0.5	15	1.0	0.6	+1
Heringsfilet in Kräuter-Creme		258	11.1	21.3	7.5	3.9	1833	1485	64	5.5	0.1	0.0	272	238	56	164	20	0.7	9	28	59	33	166	264	5.2	2.1	0	16.6	2.5	0
Heringsfilet in Paprika-Creme		236	10.3	16.8	5.1	3.8	1782	1485	50	10.9	0.0	0.0	306	292	31	141	20	0.8	7	28	39	29	126	262	4.9	2.2	1	16.5	2.5	-2
Heringsfilet in Senf-Creme		218	12.1	17.4	5.3	3.8	1780	1485	50	3.3	0.0	0.0	533	226	51	167	27	1.0	0	28	22	22	121	247	4.9	2.1	0	16.5	2.4	-1
Heringsfilet in Soße ♦		204	14.8	15.0	7.6	4.6	2250	1890	42	2.4	0.0	0.0	526	352	49	190	61	1.9	0	35	240	60	180	300	6.0	2.6	1	20.0	3.1	-2
Heringsfilet in Zwiebel-Creme		238	11.1	20.1	3.1	7.6	2617	1620	55	2.9	0.2	0.2	281	237	27	155	20	0.7	4	41	29	27	135	279	5.4	2.3	1	18.0	2.3	-1
Heringsfilet »Balkan«		227	10.6	16.9	5.1	3.8	1790	1485	50	8.3	0.3	0.0	360	416	37	148	24	0.9	11	28	71	41	138	300	4.9	2.4	7	16.5	2.8	-1
Heringsfilet »Currycocktail«		244	10.2	17.8	5.6	4.1	1784	1485	50	10.8	0.0	0.0	300	281	30	141	20	0.8	6	28	37	28	126	260	4.9	2.2	1	16.5	2.7	-2
Heringsfilet »Mexiko«		227	10.7	17.9	5.6	4.1	1791	1485	50	5.8	0.4	0.0	367	404	37	152	26	0.9	10	28	69	45	141	307	4.9	2.5	8	16.5	3.0	-1
Heringssalat mit Mayo ♦		306	8.6	28.8	3.9	13.7	753	500	60	3.1	0.3	0.0	687	78	35	115	8	0.7	1	3	21	52	150	95	0.1	0.1	3	7.5	0.1	0
Hähnchenbrustfilet in Gelee		82	15.0	2.0	0.4	0.4	43	0	41	1.0	0.3	0.0	481	228	22	128	23	1.1	52	0	60	51	90	322	0.6	5.2	19	0.0	0.5	-1
Krabbensalat mit Mayo ♦		287	7.9	26.6	3.8	16.1	154	86	96	4.1	0.3	0.0	270	135	55	138	28	1.2	65	52	4	54	68	73	0.4	1.1	4	1.0	0.1	-1
Krabbensalat mit wenig Mayo		246	12.6	21.0	3.0	12.6	252	143	120	1.7	0.0	0.0	230	190	72	180	44	1.5	107	87	2	50	57	97	0.6	1.7	2	0.7	0.1	-1
Käsesalat mit Mayo ♦		350	12.0	31.6	9.8	13.2	140	0	60	3.6	0.4	0.0	367	100	428	292	21	0.7	47	17	182	46	180	55	0.9	0.2	9	1.1	0.4	0
Lachs, geräuchert		170	21.6	9.3	2.8	2.4	1535	320	42	0.0	0.0	0.0	540	300	14	245	29	1.0	30	35	59	300	170	980	3.0	6.8	0	16.0	0.0	-2
Lachssalat mit Mayo ♦		367	11.0	34.7	5.6	19.5	768	160	61	2.5	0.0	0.0	470	170	25	167	15	0.9	15	18	31	175	135	505	1.6	3.5	3	9.0	0.1	-1
Leberwurst (Schwein)		420	12.4	41.2	14.3	1.7	0	0	85	0.0	0.0	0.0	810	145	40	155	8	5.3	0	0	1725	210	920	0	0.0	3.6	0	0.0	0.7	-2
Leberwurst, mager (Schwein)		268	17.0	21.0	9.0	2.0	0	0	85	2.0	0.0	0.0	400	140	9	240	16	5.5	0	0	1725	150	1100	0	0.0	4.5	0	0.0	0.7	-2
Makrele geräuchert in Sojaöl		207	17.9	15.1	2.8	4.7	2394	661	67	0.0	0.0	0.0	287	379	16	236	29	1.0	29	72	96	125	345	604	8.6	7.2	0	1.0	1.8	-2
Makrelenfilet »China«		193	10.8	13.6	4.9	3.3	1235	379	39	6.9	0.2	0.0	298	342	23	143	22	0.8	23	42	78	87	215	390	4.9	4.3	3	0.6	2.4	-2
Makrelenfilet »Hanseaten«		157	10.9	10.2	3.1	2.4	1233	379	39	5.4	0.4	0.0	355	456	25	147	25	0.8	29	42	114	92	218	412	4.9	4.5	10	0.6	1.9	-1
Makrelenfilet »Wikinger«		184	10.9	13.7	2.1	5.9	1258	379	39	4.4	0.4	0.0	356	429	26	147	25	0.8	28	42	99	91	214	399	4.9	4.4	6	0.6	4.9	-1
Nudelsalat mit Mayo ♦		279	6.6	24.2	4.2	13.1	40	0	60	8.5	0.5	0.0	413	104	21	86	13	1.1	7	0	8	193	102	115	0.4	1.2	3	1.0	0.1	-1
Pastete »Exquisit«		290	7.0	23.5	9.9	8.2	63	0	0	13.0	3.0	0.0	258	441	26	323	36	3.0	10	1	17	709	1086	452	0.0	9.5	1	0.0	7.0	0
Pastete, Kräuter-		230	7.5	16.5	8.1	4.6	34	0	0	14.0	3.3	0.0	215	392	24	356	37	3.2	7	0	1	780	1202	487	0.0	10.4	0	0.0	3.8	0
Putengrillbrust		110	18.8	3.0	1.1	0.7	25	0	66	2.1	0.0	0.0	464	268	33	218	16	1.7	0	0	12	77	152	46	0.1	4.9	1	0.0	1.0	-2
Rein-Rind-Saftschinken		94	18.0	2.0	1.2	0.1	2	0	35	1.0	0.1	0.0	220	160	10	77	13	1.1	2	1	2	30	97	3	0.0	2.3	0	0.0	0.0	-2
Salami (Rind, 10%)		186	22.0	10.0	4.2	1.0	0	0	85	1.0	0.0	0.0	1185	285	35	0	0	0.0	0	0	0	150	200	0	0.0	1.0	0	0.0	0.0	-2
Salami (Rind, 20%)		186	22.0	20.0	8.4	2.0	0	0	85	1.0	0.0	0.0	1185	285	35	0	0	0.0	0	0	0	150	200	0	0.0	1.0	0	0.0	0.0	-2
Salami (Schwein)		519	17.8	49.7	10.7	2.9	0	0	85	0.0	0.0	0.0	1260	300	35	165	10	2.0	0	0	0	180	200	0	1.0	2.6	0	0.0	0.1	-2
Schinken, gekocht (mager)		203	21.4	12.8	5.1	1.3	125	1	85	0.0	0.0	0.0	960	270	15	135	25	2.3	0	0	0	610	210	360	1.0	3.7	0	0.0	0.0	-4
Schinken, gekocht (sehr mager)		142	23.3	5.0	2.0	0.5	50	0	85	0.0	0.0	0.0	960	270	15	135	25	2.3	0	0	0	610	210	360	1.0	3.7	0	0.0	0.0	-4
Schinken, geräuch.(sehr mager)		126	19.3	5.0	2.0	0.5	50	0	85	0.0	0.0	0.0	1400	250	10	205	20	2.3	0	0	0	550	210	400	1.0	3.5	0	0.0	0.0	-4
Schinken, geräuchert		372	18.0	33.3	10.4	2.8	160	0	85	0.0	0.0	0.0	1400	250	10	205	20	2.3	0	0	0	550	210	400	1.0	3.5	0	0.0	0.0	-4
Schinken, geräuchert (mager)		193	18.0	12.8	5.1	1.3	125	0	85	0.0	0.0	0.0	1400	250	10	205	20	2.3	0	0	0	550	210	400	1.0	3.5	0	0.0	0.0	-4
Seelachssalat		265	10.3	23.8	3.3	14.4	151	33	74	2.3	0.0	0.0	224	224	23	206	16	0.9	0	110	7	72	238	14	2.3	2.3	3	0.9	0.1	-1
Thunfisch, pikant		112	13.4	4.9	1.1	3.1	347	95	25	3.5	0.7	0.0	296	268	16	213	5	1.1	25	32	236	71	67	314	2.5	4.0	4	3.1	5.4	-1

Brotwaren

Lebensmittel	Ab %	Ener kcal	Prot g	Fett g	gesF g	muF g	Ω3-F mg	Eico mg	Chol mg	Khyd g	Ball g	Alk g	Na mg	K mg	Ca mg	P mg	Mg mg	Fe mg	F µg	J µg	A µg	B1 µg	B2 µg	B6 µg	B12 µg	Niac mg	C mg	D µg	E mg	S/B
Brötchen, Mehrkorn ◆		321	10.5	2.2	0.3	0.9	69	0	0	63.8	6.3	0.0	400	230	26	197	52	2.4	18	0	25	220	186	247	0.0	2.3	0	0.0	0.6	-2
Brötchen, Roggen ◆		268	8.5	0.9	0.1	0.4	36	0	0	55.8	4.3	0.0	400	179	25	127	27	1.6	37	1	10	149	130	196	0.0	1.5	0	0.0	0.5	-2
Brötchen, Sonnenblumenkerne		279	9.5	3.7	0.4	2.0	37	0	0	51.6	3.4	0.0	400	157	22	128	35	2.0	14	0	18	243	144	102	0.0	1.5	0	0.0	1.5	-2
Brötchen, Vierkorn (100%)		256	9.5	3.6	0.4	1.9	59	0	0	45.3	8.5	0.0	400	296	42	307	116	3.0	65	5	26	469	173	292	0.0	3.8	0	0.0	2.0	0
Brötchen, Vollkorn (Lieken)		260	10.6	4.7	0.7	2.0	189	0	0	42.9	8.2	0.0	400	369	52	304	110	3.6	71	5	37	425	180	404	0.0	3.6	0	0.1	1.4	0
Brötchen, Weizen1050		268	9.2	1.4	0.2	0.7	52	0	0	52.6	3.7	0.0	400	191	19	209	45	2.5	56	2	28	399	140	258	0.0	1.9	0	0.0	1.1	-1
Brötchen, Weizen550		260	8.7	0.8	0.1	0.3	34	0	0	54.1	3.2	0.0	400	121	17	97	10	1.7	15	0	19	137	144	109	0.0	1.3	0	0.0	0.2	-2
Brötchen, WeizenVK (100%)		243	9.1	1.5	0.2	0.7	60	0	0	47.2	9.2	0.0	400	245	35	303	108	2.7	60	6	38	430	159	334	0.0	4.5	0	0.0	1.1	0
Brötchen, hell		255	7.9	0.8	0.1	0.3	30	0	0	53.8	3.2	0.0	400	110	16	82	9	1.0	15	0	11	100	107	169	0.0	1.3	0	0.0	0.2	-2
Franzbrötchen		344	6.7	15.1	2.9	4.8	456	0	14	44.5	2.5	0.0	259	93	19	78	10	1.4	15	0	128	97	102	80	0.1	0.8	0	0.5	3.0	-2
Franzbrötchen mit Rosinen		338	6.3	13.6	2.6	4.3	416	0	12	46.6	2.8	0.0	219	163	20	82	10	1.3	14	0	115	100	98	84	0.1	0.8	0	0.4	2.7	-2
Klöben VK		315	6.9	12.2	5.4	1.2	179	0	49	42.4	3.2	0.3	20	304	41	167	34	1.7	52	3	94	235	151	160	0.2	1.2	0	0.2	1.9	0
Knäckebrot		380	10.0	1.0	0.3	0.1	10	0	0	77.0	10.0	0.0	460	435	55	320	50	4.7	150	0	0	200	180	300	0.0	2.2	0	0.0	4.0	+2
Knäckebrot, Wasa Extra Dünn		320	9.5	1.9	0.3	0.8	64	0	0	65.7	13.5	0.0	460	498	65	331	114	4.4	135	6	4	368	219	285	0.0	2.2	0	0.0	1.9	0
Käsebrötchen		266	9.7	3.8	2.1	0.3	72	0	12	48.4	2.9	0.0	400	107	96	118	11	1.0	14	0	36	93	116	160	0.0	1.2	0	0.1	0.2	-2
Laugenbrötchen		253	7.8	0.8	0.1	0.3	30	0	0	53.4	3.2	0.0	600	110	24	83	9	1.0	15	0	11	99	106	168	0.0	1.3	0	0.0	0.2	-2
Mehrkornbrot ◆		321	10.5	2.2	0.3	0.9	69	0	0	63.8	6.3	0.0	400	230	26	197	52	2.4	18	0	25	220	186	247	0.0	2.3	0	0.0	0.6	-2
Roggenmischbrot		265	8.8	1.3	0.2	0.5	46	0	0	53.6	5.7	0.0	400	275	38	189	55	2.8	71	3	10	215	142	176	0.0	1.4	0	0.0	1.0	-1
Roggenvollkornbrot mit SB		208	7.1	5.8	0.7	3.0	88	0	0	32.0	12.6	0.0	560	440	60	300	120	4.0	110	5	3	410	150	230	0.0	1.8	0	0.0	3.1	0
Roggenvollkornmischbrot		190	6.1	1.3	0.3	0.6	50	0	0	38.6	9.1	0.0	425	410	45	280	100	3.8	110	5	9	310	150	230	0.0	1.6	0	0.0	1.7	0
Rosinenbrötchen		320	6.5	12.0	2.3	3.9	370	0	1	45.4	3.0	0.0	253	156	20	85	11	1.4	11	0	100	115	116	93	0.0	1.0	0	0.4	2.4	-2
Rosinenvollkornbrötchen		315	9.9	1.4	0.1	0.6	59	0	0	64.3	6.6	0.0	400	260	30	199	51	2.4	35	3	29	275	160	219	0.0	2.6	0	0.0	0.6	-1
Salzstangen/Salzbrezel		372	10.3	5.0	2.1	1.5	48	0	0	71.1	4.2	0.0	1790	125	145	105	10	0.7	20	0	15	10	40	212	0.0	1.5	0	0.0	1.2	-2
Toast, Dreikorn (Harry)		225	7.0	3.0	1.0	0.5	50	0	0	41.0	6.6	0.0	400	400	20	150	24	1.5	0	0	15	150	100	0	0.0	1.5	0	0.0	0.2	-2
Toast, Vollkorn (Lieken)		240	8.2	4.1	0.7	1.5	127	0	1	42.7	7.2	0.0	410	258	63	253	86	2.7	65	5	42	318	132	290	0.2	2.7	0	0.1	1.4	0
Vierkornbrot (100%)		238	8.6	3.6	0.4	1.9	49	0	0	42.0	6.6	0.0	400	239	35	243	90	2.5	47	4	22	390	151	222	0.0	2.9	0	0.0	1.8	0
Wasa Skorpa		410	12.0	12.0	4.0	4.0	150	0	0	65.0	8.0	0.0	430	300	95	265	92	2.0	0	0	0	250	150	0	0.0	3.3	0	0.0	0.0	-1
Weizenmischbrot		235	6.2	1.1	0.3	0.1	10	0	0	50.1	3.5	0.0	400	410	20	145	24	1.5	0	0	0	150	100	0	0.0	1.5	0	0.0	0.2	-2
Weizenvollkornbrot (100%)		243	9.1	1.5	0.2	0.7	60	0	0	47.2	9.2	0.0	400	245	35	303	108	2.7	60	6	38	430	159	334	0.0	4.5	0	0.0	1.1	0
Weizenvollkornbrot ◆		267	8.9	1.1	0.1	0.5	44	0	0	54.2	4.8	0.0	400	167	22	170	41	1.9	38	2	22	262	129	237	0.0	2.1	0	0.0	0.7	-1
Weißbrot		255	7.9	0.8	0.1	0.3	30	0	0	53.8	3.2	0.0	400	110	16	82	9	1.0	15	0	11	100	107	169	0.0	1.3	0	0.0	0.2	-2
Zwieback, Müsli		379	13.4	6.9	0.9	1.8	158	0	7	65.9	6.9	0.0	207	373	43	199	51	2.3	15	1	34	263	205	300	0.0	2.0	1	0.0	1.9	-1
Zwieback, Vollkorn		325	14.0	6.5	0.9	2.0	182	0	0	52.3	18.8	0.0	415	419	84	450	165	3.0	70	8	65	469	319	616	0.0	6.1	0	0.0	2.2	0

Eis

Lebensmittel	Ab %	Ener kcal	Prot g	Fett g	gesF g	muF g	Q3-F mg	Eico mg	Chol mg	Khyd g	Ball g	Alk g	Na mg	K mg	Ca mg	P mg	Mg mg	Fe mg	F µg	J µg	A µg	B1 µg	B2 µg	B6 µg	B12 µg	Niac mg	C mg	D µg	E mg	S/B
Diätbecher Vanille-Himbeer		152	3.2	3.5	2.0	0.1	47	0	12	26.8	0.0	0.0	49	134	112	85	13	0.1	19	3	23	36	152	45	0.9	0.1	1	0.0	0.1	+1
Einfacheiskrem		98	3.0	3.0	1.8	0.1	40	0	10	19.0	0.0	0.0	49	134	112	85	13	0.1	19	3	23	36	152	45	0.9	0.1	1	0.0	0.1	+1
Eis, CARTE D'OR (Ananas)		168	1.1	0.1	0.1	0.0	7	0	2	39.2	0.0	0.0	50	137	114	87	13	0.1	28	3	80	36	157	46	0.9	0.1	23	0.2	0.2	+1
Eis, CARTE D'OR (Erdbeer)		247	1.6	10.2	5.6	0.3	129	0	32	36.0	0.0	0.0	50	137	114	87	13	0.1	28	3	80	36	157	46	0.9	0.1	23	0.2	0.2	+1
Eis, CARTE D'OR (Vanille)		231	2.3	14.1	7.9	0.5	177	0	44	23.3	0.0	0.0	50	137	114	87	13	0.1	28	3	80	36	157	46	0.9	0.1	1	0.2	0.2	+1
Eis, CARTE D'OR (Walnuß)		298	4.6	18.7	6.8	5.5	988	0	34	27.5	0.6	0.0	50	137	114	87	13	0.1	28	3	80	36	157	46	0.9	0.1	1	0.2	0.2	+1
Eis, CARTE D'OR (Weiße Schoko)		279	4.1	15.4	8.6	0.5	192	0	48	30.7	0.0	0.0	50	137	114	87	13	0.1	28	3	80	36	157	46	0.9	0.1	1	0.2	0.2	+1
Eis, Du darfst (Schoko)		174	5.6	6.5	3.9	0.3	82	0	21	24.2	0.0	0.0	50	137	114	87	13	0.1	28	3	80	36	157	46	0.9	0.1	1	0.2	0.2	+1
Eis, Du darfst (Vanille)		155	4.1	4.1	2.2	0.1	52	0	13	25.1	0.0	0.0	50	137	114	87	13	0.1	28	3	80	36	157	46	0.9	0.1	1	0.2	0.2	+1
Eis, Du darfst (Walnuß)		190	4.4	7.6	4.3	0.2	97	0	13	25.5	0.0	0.0	50	137	114	87	13	0.1	28	3	80	36	157	46	0.9	0.1	1	0.2	0.2	+1
Eis, Gino Ginelli (Malagetta)		205	3.5	9.2	4.4	1.9	26	0	7	24.9	0.0	0.0	50	137	114	87	13	0.1	28	3	80	36	157	46	0.9	0.1	1	0.2	0.2	+1
Eis, Gino Ginelli (Tiramisu)		245	2.8	9.2	4.4	1.9	26	0	7	37.2	0.0	0.0	50	137	114	87	13	0.1	28	3	80	36	157	46	0.9	0.1	1	0.2	0.2	+1
Eis, Gino Ginelli (Van.-Krok.)		203	3.7	10.8	5.1	2.3	30	0	9	22.6	0.0	0.0	50	137	114	87	13	0.1	28	3	80	36	157	46	0.9	0.1	1	0.2	0.2	+1
Eis, Königsrolle		175	3.4	9.0	5.1	0.2	113	0	28	19.9	0.0	0.0	50	137	114	87	13	0.1	28	3	80	36	157	46	0.9	0.1	1	0.2	0.2	+1
Eis, Leichter Genuß (Vanille)		158	3.9	3.5	2.0	0.1	47	0	12	27.8	0.0	0.0	49	134	112	85	13	0.1	19	3	23	36	152	45	0.9	0.1	1	0.0	0.1	+1
Eis, McSundae		140	4.2	5.1	2.5	0.2	51	0	18	18.8	0.0	0.0	61	132	160	83	13	0.1	18	3	24	47	306	44	0.9	0.1	1	0.1	0.1	+1
Eis, Natreen (Schoko)		96	4.5	3.4	1.3	0.1	20	0	13	9.8	0.8	0.0	63	198	145	121	25	0.3	21	3	29	52	203	59	1.0	0.2	1	0.0	0.1	+2
Eis, Natreen (Vanille)		93	4.3	3.3	1.2	0.1	21	0	13	9.4	0.0	0.0	66	181	149	114	17	0.1	20	4	30	48	207	60	1.0	0.1	1	0.0	0.1	+2
Eis, Viennetta (Vanille)		286	4.2	18.7	10.6	0.5	235	0	58	25.4	0.0	0.0	50	137	114	87	13	0.1	28	3	80	36	157	46	0.9	0.1	1	0.2	0.2	+1
Eis, Zarter Schmelz (Fürst-P.)		162	3.9	7.4	4.2	0.2	93	0	23	20.8	0.0	0.0	50	137	114	87	13	0.1	28	3	80	36	157	46	0.9	0.1	1	0.2	0.2	+1
Eis, Zarter Schmelz (Vanille)		171	3.5	8.8	4.9	0.3	111	0	28	19.4	0.0	0.0	50	137	114	87	13	0.1	28	3	80	36	157	46	0.9	0.1	1	0.2	0.2	+1
Eiskrem		160	3.0	10.0	5.6	0.3	125	0	31	15.0	0.0	0.0	50	137	114	87	13	0.1	28	3	80	36	157	46	0.9	0.1	1	0.2	0.2	+1
Fruchteiskrem		138	2.0	8.0	4.7	0.4	151	0	23	20.0	1.2	0.0	24	224	62	58	21	0.5	32	3	75	39	103	149	0.4	0.4	23	0.1	0.3	+1
Fruchtspeiseeis		138	2.0	2.0	0.8	0.2	69	0	6	29.0	1.6	0.0	20	272	57	57	24	0.7	25	3	34	43	109	188	0.4	0.5	32	0.0	0.2	+1
Milchspeiseeis		128	5.0	3.0	1.1	0.1	19	0	11	20.0	0.0	0.0	79	231	185	140	20	0.2	26	5	27	57	264	72	1.5	0.2	2	0.1	0.1	+2
Pfirsich-Quark-Eis		80	6.2	2.5	1.4	0.1	17	0	8	7.7	0.6	0.0	17	108	43	87	8	0.3	16	2	52	26	144	36	0.5	0.3	4	0.5	0.0	+1
Rahmeis (Sahneeis)		220	2.6	17.0	6.6	0.5	112	0	60	15.0	0.0	0.0	41	119	93	73	11	0.1	13	2	148	29	148	39	0.9	0.1	1	0.5	0.4	+1
Softeis		98	3.0	3.0	1.8	0.1	40	0	10	19.0	0.0	0.0	49	134	112	85	13	0.1	19	3	23	36	152	45	0.9	0.1	1	0.0	0.1	+1

Lebensmittel	Ab Z %	Ener kcal	Prot g	Fett g	gesF g	muF g	Ω3-F mg	Eico mg	Chol mg	Khyd g	Ball g	Alk g	Na mg	K mg	Ca mg	P mg	Mg mg	Fe mg	F µg	J µg	A µg	B1 µg	B2 µg	B6 µg	B12 µg	Niac mg	C mg	D µg	E mg	S/B
Baguette (Champignon)		218	7.2	7.2	3.7	1.4	86	0	7	31.2	2.1	0.0	225	135	100	117	13	0.8	19	2	56	75	145	135	0.2	1.1	8	0.2	1.2	-1
Baguette (Vollkorn)		247	9.6	10.4	4.5	2.2	73	0	12	28.8	4.8	0.0	460	358	114	237	70	2.0	43	3	72	303	166	194	0.3	2.5	12	0.0	2.0	0
Big Mäc		262	12.4	15.4	5.6	3.4	226	0	46	17.7	1.1	0.0	396	136	65	150	20	1.7	6	0	52	95	185	225	0.8	1.3	1	0.2	4.0	-2
Blätterteigpizza mit Broccoli		199	9.5	13.7	4.4	2.7	128	0	44	9.2	1.2	0.0	271	217	167	139	18	0.9	26	2	202	106	191	122	0.7	0.7	32	0.4	0.3	0
Blätterteigpizza mit Hack		230	12.2	16.1	5.5	2.8	123	0	54	9.0	0.6	0.0	190	146	143	154	20	0.9	27	2	127	53	156	149	1.1	0.7	3	0.5	0.4	-1
Bofrost Menü 134 Schwein		121	8.0	5.1	1.9	0.5	65	0	30	11.1	1.2	0.0	390	173	26	79	13	1.3	23	2	99	245	114	167	1.2	1.6	7	0.4	0.4	-1
Bofrost Menü 138 Blumenkohl		74	3.6	3.6	1.5	0.4	93	0	11	6.9	2.1	0.0	390	295	62	72	17	0.6	12	1	68	109	134	162	0.3	0.7	59	0.1	0.4	+2
Bofrost Menü 140 Bolognese		119	6.8	4.2	1.7	0.7	41	0	25	13.5	1.0	0.0	390	215	17	71	22	0.8	25	18	40	61	69	89	0.2	1.1	3	0.1	0.6	0
Bofrost Menü 141 Putengeschn.		124	6.6	3.8	1.7	0.7	31	0	16	15.9	0.5	0.1	390	116	15	82	18	0.4	14	2	23	33	42	137	0.2	2.7	1	0.1	0.7	-1
Bofrost Menü 147 Schw'lendchen		199	8.0	4.1	1.8	0.5	41	0	35	12.3	1.4	0.0	390	223	43	88	17	1.5	27	3	217	220	119	190	1.2	1.5	17	0.3	0.4	0
Bofrost Menü 150 Putengulasch		123	9.6	4.3	2.0	1.1	30	0	15	11.4	1.6	0.3	390	213	21	87	16	1.0	11	2	16	100	87	60	0.0	1.7	8	0.0	1.1	0
Bofrost Menü 152 Seelachs		93	6.0	4.5	2.0	0.6	120	15	24	7.0	1.3	0.1	390	308	57	114	25	1.0	23	52	124	76	156	109	1.1	1.4	11	0.1	0.7	+1
Bofrost Menü 154 Hähnchen		112	8.2	3.4	1.6	0.8	18	0	18	12.2	0.7	0.0	390	157	18	84	23	0.5	49	13	13	47	53	162	0.3	3.2	4	0.0	0.6	0
Bofrost Menü 156 Stroganoff		106	7.1	2.0	0.8	0.3	46	0	40	14.4	1.4	0.0	390	164	22	62	14	1.0	27	2	138	91	85	124	0.4	1.3	5	0.1	0.2	0
Bofrost Menü 168 Lachs		116	5.0	6.8	3.3	0.8	377	70	19	8.6	1.3	0.0	390	290	49	98	19	0.7	17	20	114	85	97	286	0.8	1.9	7	3.2	0.2	+2
Cheeseburger		270	14.0	12.6	5.1	2.3	170	0	40	23.3	1.3	0.0	554	129	110	158	19	1.6	7	0	76	100	200	210	0.7	1.2	1	0.2	3.0	-2
Chefsalat McDonald		122	6.4	9.3	3.9	2.6	133	0	58	3.0	1.2	0.0	378	185	87	134	17	0.7	38	8	100	141	158	118	0.5	0.6	2	0.3	4.2	+1
Chefsalat Thunfisch/Käse light		89	8.4	4.2	2.3	0.5	142	23	19	4.0	0.9	0.0	360	198	156	149	13	0.7	18	9	166	51	110	145	1.0	1.3	23	0.9	0.6	0
Chefsalat mit Thunfisch/Käse		124	7.7	8.1	2.9	2.9	155	23	14	4.9	1.0	0.0	255	216	136	137	27	0.8	27	10	179	48	99	159	0.9	1.3	26	0.8	2.8	0
Chicken McNuggets		281	19.7	16.8	3.3	5.2	480	0	56	12.1	0.3	0.0	643	186	27	149	26	0.7	94	0	89	157	216	279	0.7	7.0	1	0.4	2.5	-2
Fischmäc		307	10.8	17.9	5.1	6.3	414	25	27	24.9	1.5	0.0	518	184	69	165	16	0.7	6	59	69	96	185	65	58.5	1.7	1	0.3	2.3	-2
Frühlingsrolle		116	4.6	2.4	1.0	0.7	29	0	14	19.0	2.0	0.0	273	174	35	58	15	0.9	19	1	28	55	50	105	0.0	0.4	8	0.0	0.6	+1
Hamburger		252	12.3	9.7	3.1	2.5	130	0	29	27.9	1.5	0.0	466	137	51	119	18	1.7	8	0	49	97	165	229	0.8	1.4	1	0.1	3.4	-2
Hamburger Royal mit Käse		275	16.6	15.6	6.0	2.9	205	0	52	16.1	0.9	0.0	508	150	108	163	23	2.2	5	0	59	78	294	249	1.4	1.0	5	1.3	3.5	-2
Heilnahrung Milupa (Brei)		88	3.7	1.8	1.2	0.3	0	0	0	14.2	0.0	0.0	63	149	97	65	11	0.8	30	10	60	70	110	90	270.0	1.0	5	1.3	0.8	+2
Labskaus		107	7.1	5.0	2.8	0.2	75	1	27	8.1	1.3	0.0	473	277	46	78	19	0.8	30	3	28	68	81	129	0.5	1.3	9	0.0	0.3	+2
McRib		243	12.7	11.0	2.6	1.3	113	0	33	22.2	1.4	0.0	564	223	60	112	14	0.8	29	1	197	458	192	297	0.5	2.3	16	0.3	0.9	-2
Mexicana-Salat		99	3.2	5.8	1.9	2.5	92	0	11	5.8	1.9	0.0	338	212	12	90	18	0.3	26	5	57	57	65	120	0.1	0.9	2	0.1	4.4	+1
Pizza Spinat		207	6.9	9.8	4.3	2.0	210	0	15	23.1	2.1	0.0	400	177	145	100	22	1.0	27	2	200	66	97	134	0.0	0.6	11	0.2	1.7	0
Pizza Thunfisch		292	10.2	17.9	5.7	4.2	716	123	18	22.6	1.8	0.0	400	140	174	160	17	0.7	33	12	200	79	120	160	0.8	1.6	7	1.0	2.8	-1
Pizza ♦		230	11.2	9.4	2.9	0.5	117	0	33	24.8	2.2	0.0	347	301	180	165	16	1.1	14	3	92	120	186	130	0.0	1.9	4	1.0	0.3	-1
Pizza, Vollkorn		201	11.3	11.0	3.8	4.5	187	13	24	14.8	2.8	0.0	353	207	145	205	39	1.3	46	13	159	159	208	214	0.9	2.1	12	1.0	4.4	-1
Spinattorte		125	5.7	7.1	2.6	2.0	59	0	10	9.6	1.9	0.0	124	227	143	112	35	1.5	52	1	283	107	165	143	0.0	0.5	15	0.0	2.0	+1
Zucchini, gefüllt		148	14.3	8.7	4.2	0.5	123	0	38	3.2	0.7	0.0	178	216	87	147	20	1.9	10	2	47	297	161	200	1.0	1.2	8	0.0	0.2	-1

Fisch

Lebensmittel	Ab %	Ener kcal	Prot g	Fett g	gesF g	muF g	Ω3-F mg	Eico mg	Chol mg	Khyd g	Ball g	Alk g	Na mg	K mg	Ca mg	P mg	Mg mg	Fe mg	F µg	J µg	A µg	B1 µg	B2 µg	B6 µg	B12 µg	Niac mg	C mg	D µg	E mg	S/B
Aal, geräuchert	25	247	13.4	21.5	4.4	3.2	2340	889	124	0.0	0.0	0.0	375	184	14	188	14	0.5	135	4	705	143	278	120	1.0	2.6	0	68.0	0.0	-2
Aal, geräuchert (Filet)		329	17.9	28.6	5.9	4.3	3120	1185	165	0.0	0.0	0.0	500	245	19	250	18	0.7	180	5	940	190	370	160	1.0	3.5	0	90.0	0.0	-2
Bismarckhering		210	16.5	16.0	2.0	1.9	1500	1000	56	0.0	0.0	0.0	1030	100	40	150	12	0.5	0	5	35	50	210	150	0.0	0.0	0	13.0	0.0	-1
Bückling		224	21.2	15.5	5.8	3.6	1850	1120	90	0.0	0.0	0.0	155	320	35	255	30	1.1	360	55	30	40	250	500	10.0	4.3	0	30.0	1.6	-2
Dornhai (Filet)		181	12.6	14.5	4.0	0.8	400	80	75	0.0	0.0	0.0	14	350	11	190	25	0.5	0	0	20	50	50	99	0.0	2.0	2	0.0	0.0	-2
Dorschleber		609	6.0	65.0					325	0.0	0.0	0.0	1	1							16000								2.1	-2
Dorschleber, abgetropft		563	7.3	57.0					290	0.0	0.0	0.0	1	1							14000								2.1	-2
Fischfilet »Bordelaise«		174	13.9	9.8	1.9	3.2	483	45	53	7.6	0.2	0.0	72	292	16	229	23	0.9	6	150	79	69	265	7	3.0	3.0	0	0.0	1.8	-2
Fischli »Moby Dick«		127	13.7	0.9	0.2	0.4	115	36	35	16.0	1.1	0.0	256	243	36	116	22	1.2	55	120	13	95	142	155	2.4	1.2	0	0.0	0.2	-2
Fischstäbchen TK		170	12.8	4.4	2.0	0.4	230	50	44	19.8	1.0	0.0	67	318	14	255	23	1.0	5	130	35	90	285	45	2.6	3.3	0	0.0	0.5	-2
Fischstäbchen TK Hanseat		143	12.7	2.9	1.2	0.8	191	39	46	16.5	0.9	0.0	444	274	23	218	20	1.0	5	130	10	84	254	45	2.6	2.9	0	0.0	0.5	-2
Forelle		102	19.5	2.7	0.4	0.7	585	150	55	0.0	0.0	0.0	40	465	18	240	25	0.7	30	3	45	85	75	0	0.0	3.4	0	0.0	0.0	-2
Heilbutt (Filet)		101	20.1	2.3	0.5	1.0	725	190	40	0.0	0.0	0.0	65	445	14	200	30	0.6	0	50	30	80	70	420	1.0	5.9	0	5.0	0.9	-2
Hering		233	18.2	17.8	2.7	3.5	3210	2700	90	0.0	0.0	0.0	115	360	35	250	30	1.1	0	50	40	40	220	450	9.0	3.8	0	30.0	1.5	-2
Heringsmilch		109	20.9	2.8					230	0.0	0.0	0.0	120	250								50	400				0			-2
Hummerfleisch		81	15.9	1.9	0.3	0.9	470	280	135	0.0	0.0	0.0	270	220	60	235	25	1.0	210	100	0	130	90	1180	0.1	1.8	0	0.0	1.5	-2
Kabeljau mit Broccoli		129	11.3	7.8	3.0	1.1	171	16	34	3.5	1.0	0.0	345	316	101	199	24	0.7	19	57	176	60	127	156	0.6	1.4	31	0.9	1.0	-1
Kabeljau/Dorsch (Filet)		74	17.7	0.4	0.0	0.1	92	35	45	0.0	0.0	0.0	70	355	25	185	25	0.4	30	120	10	55	50	200	1.0	2.3	0	1.0	0.3	-2
Karpfen		115	18.0	4.8	0.8	1.0	435	210	65	0.0	0.0	0.0	45	305	50	215	30	1.1	30	2	45	70	55	150	0.0	1.9	0	0.0	0.5	-2
Karpfen, ganzer Fisch	62	44	6.8	1.8	0.3	0.4	165	80	25	0.0	0.0	0.0	17	116	19	82	11	0.4	11	1	17	27	21	57	0.0	0.7	0	0.0	0.2	-2
Kaviar, deutscher		115	14.0	6.5	1.5	1.5			230	0.0	0.0	0.0	2120	101	51							50	400				0		1.2	-2
Krabben in Dosen		92	17.4	2.5	0.5	1.0	675	384	100	0.0	0.0	0.0	1000	110	45	182	48	0.8	200	0	18	80	80	350	0.0	2.5	0	0.0	0.0	-2
Krabben/Garnelen		87	18.6	1.4	0.3	0.6	378	215	140	0.0	0.0	0.0	145	265	90	225	65	1.8	160	130	1	50	35	130	0.8	2.4	0	0.0	0.0	-2
Krabbenchips		502	28.4	26.9	19.8	1.3	567	322	210	36.6	0.0	0.0	612	405	161	342	100	3.5	262	196	2	75	57	195	1.2	3.6	0	0.0	0.3	-2
Lachs		202	19.9	13.6	3.0	5.3	3390	700	35	0.0	0.0	0.0	50	370	13	265	30	1.0	30	35	65	170	170	980	3.0	7.5	0	16.0	0.0	-2
Lachs, gedünstet		186	19.9	11.0	2.8	2.8	1790	370	27	0.0	0.0	0.0	50	370	13	265	30	1.0	30	35	65	170	170	980	3.0	7.5	0	16.0	0.0	-2
Makrele		182	18.7	11.9	2.4	2.5	2205	690	70	0.0	0.0	0.0	95	395	12	245	30	1.0	30	75	100	130	360	630	9.0	7.5	0	1.0	1.3	-2
Matjeshering		267	16.0	22.6	4.0	5.0	2480	855	60	0.0	0.0	0.0	2500	235	43	200	35	1.3	0	10	10	50	200	220	6.0	3.0	0	0.0	0.0	-2
Muscheln		51	9.8	1.3	0.5	0.3	160	50	150	0.1	0.0	0.0	295	275	25	245	35	5.1	0	130	55	160	220	80	8.0	1.6	0	0.0	0.8	-2
Rotbarsch (Filet)		105	18.2	3.6	1.2	1.2	445	270	38	0.0	0.0	0.0	80	310	20	200	30	0.7	0	100	12	110	80	0	4.0	2.5	0	2.0	1.3	-2
Schellfisch		73	17.9	0.1	0.0	0.0	30	9	60	0.0	0.0	0.0	115	300	18	175	25	0.6	35	245	17	50	170	0	1.0	3.1	0	0.0	0.4	-2
Schillerlocke, geräuchert		302	21.3	24.1	6.6	4.7	2300	400	75	0.0	0.0	0.0	705	350	11	190	25	0.5	0	0	20	50	50	99	1.0	2.0	2	0.0	0.0	-2
Scholle (Filet)		76	17.1	0.8	0.1	0.2	205	135	65	0.0	0.0	0.0	105	310	60	200	20	0.9	0	190	2	210	220	220	1.0	4.0	0	0.0	0.0	-2
Scholle, gefüllt		244	17.2	14.6	7.4	0.7	175	115	46	11.0	0.0	0.0	65	280	12	158	20	0.5	0	95	71	48	44	110	0.5	1.6	2	0.0	0.0	-2
Schollenfilet, paniert		158	15.9	0.9	0.1	0.2	168	108	52	21.6	0.4	0.0	163	264	55	171	18	1.0	7	152	3	181	190	198	0.8	3.4	2	0.0	0.0	-2
Seehecht (Filet)		77	17.2	0.9	0.2	0.3	188	60	65	0.0	0.0	0.0	100	295	40	140	25	1.1	80	200	15	100	200	150	4.0	1.6	0	0.0	0.2	-2
Seelachs (Filet)		80	18.3	0.8	0.1	0.3	275	60	70	0.0	0.0	0.0	80	375	14	300	27	1.0	0	200	11	90	350	0	4.0	4.0	0	0.0	0.0	-2
Seelachs im Backteig		182	13.7	8.4	2.3	4.5	200	50	26	12.9	1.0	0.0	67	318	14	255	23	1.0	0	150	35	90	285	0	150.2	3.3	5	0.0	0.3	-1
Seelachs in Broccoli-Rahmsoße		96	11.0	4.0	1.2	0.7	197	30	43	4.0	0.2	0.0	300	240	43	175	17	0.7	5	101	50	57	220	17	2.2	2.1	5	0.1	0.3	-1
Seelachs in Kräuterrahmsoße		92	10.0	4.0	1.0	1.2	200	45	29	4.0	1.0	0.0	300	320	15	243	22	1.0	0	100	17	83	285	0	2.0	3.2	2	0.0	0.0	-2
Seezunge (Filet)		83	17.5	1.4	0.4	0.3	205	35	50	0.0	0.0	0.0	100	310	30	195	50	0.8	0	17	1	60	100	0	0.0	3.0	0	0.0	0.0	-2
Steinbeißer (Filet)		88	15.8	2.8	0.9	0.9	350	210	30	0.0	0.0	0.0	105	280	20	180	25	1.0	6	100	18	200	60	0	4.0	2.4	0	1.0	1.3	-2
Thunfisch in Öl		283	23.8	20.9	5.3	4.8	600	120	32	0.0	0.0	0.0	360	345	7	295	28	1.2	20	33	370	50	60	250	2.7	10.8	0	3.3	0.0	-2
Thunfisch, natur (Filet)		95	19.9	1.7	0.8	0.6	517	153	32	0.0	0.0	0.0	360	345	7	295	0	1.2	30	50	370	50	50	460	4.0	6.0	0	5.0	0.0	-2
Thunfisch, roh		226	21.5	15.5	3.7	4.2	3620	1070	32	0.0	0.0	0.0	45	0	40	200	0	1.0	30	50	450	160	160	460	4.0	8.5	0	5.0	0.0	-2
Tintenfisch		73	16.1	0.9	0.3	0.3	240	100	170	0.0	0.0	0.0	385	275	25	145	0	0.8	0	20	0	70	50	390	0.0	2.6	0	0.0	2.4	-2

Geflügel

Lebensmittel	Ab %	Ener kcal	Prot g	Fett g	gesF g	muF g	Ω3-F mg	Eico mg	Chol mg	Khyd g	Ball g	Alk g	Na mg	K mg	Ca mg	P mg	Mg mg	Fe mg	F µg	J µg	A µg	B1 µg	B2 µg	B6 µg	B12 µg	Niac mg	C mg	D µg	E mg	S/B
Ei	10	140	11.7	10.1	3.1	1.4	195	0	360	0.5	0.0	0.0	130	130	50	200	11	1.9	100	9	200	90	280	110	1.8	0.1	0	1.8	0.6	−2
Eidotter		352	16.1	31.9	9.3	4.2	615	0	1260	0.2	0.0	0.0	50	140	140	590	16	7.2	30	12	1000	290	400	300	2.0	0.1	0	20.0	2.0	+2
Eierstich		110	8.2	7.5	2.4	0.9	122	0	207	2.6	0.0	0.0	138	150	88	154	12	1.1	64	7	128	68	246	83	2.0	0.1	1	2.0	0.0	0
Eipulver (Vollei)		571	46.2	41.9	12.6	5.9	800	0	1440	2.2	0.0	0.0	455	516	208	792	47	9.7	430	30	800	440	1380	80	0.0	0.2	0	0.0	2.8	−2
Eiweiß		48	11.1	0.2	0.0	0.0	0	0	0	0.4	0.0	0.0	170	155	11	20	12	0.2	80	7	0	20	320	12	0.0	0.1	0	0.0	0.0	−4
Eiweiß, gesalzen		48	11.1	0.2	0.0	0.0	0	0	0	0.4	0.0	0.0	365	155	11	20	12	0.2	80	7	0	20	320	12	0.0	0.1	0	0.0	0.0	−4
Ente ♦	20	182	14.5	13.8	4.6	2.5	132	0	56	0.0	0.0	0.0	64	232	9	148	15	1.6	0	0	0	240	160	152	0.2	2.8	6	0.0	0.0	−2
Entenbrust ♦		206	19.0	14.0	4.3	3.1	165	0	75	0.0	0.0	0.0	81	294	11	181	19	2.1	0	0	25	313	188	190	0.0	3.8	8	0.0	0.0	−2
Entenbrustfilet		132	21.3	6.0	1.8	1.3	70	0	75	0.0	0.0	0.0	81	294	11	181	19	2.1	0	0	25	313	188	190	0.0	3.8	8	0.0	0.0	−2
Entenfleisch ♦		227	18.1	17.2	5.8	3.1	165	0	70	0.0	0.0	0.0	80	290	11	185	19	2.0	0	0	0	300	200	190	0.3	3.5	8	0.0	0.0	−2
Gans ♦	33	230	10.5	20.8	5.7	2.2	134	0	57	0.0	0.0	0.0	55	280	8	120	17	1.3	0	3	44	80	175	390	0.0	4.3	5	0.0	0.0	−2
Geflügel-Bratwurst		298	14.0	26.0	10.0	2.5	150	0	90	2.0	0.0	0.0	520	140	5	150	10	1.0	35	0	0	400	100	500	1.0	2.0	0	0.0	0.1	−2
Hähnchen Chicken Chips		131	17.3	0.7	0.2	0.2	7	0	42	13.9	0.8	0.0	255	223	20	168	28	1.2	101	10	2	67	77	316	0.7	7.7	0	0.0	0.3	−1
Hähnchen frites		159	20.0	5.0	2.3	1.2	17	0	48	8.5	0.6	0.0	167	230	17	181	29	1.1	115	0	2	66	78	348	0.8	8.5	0	0.0	1.2	−2
Hähnchen »Cordon bleu« (bo)		138	19.6	3.0	1.0	0.2	33	0	53	8.2	0.5	0.0	350	228	70	203	30	1.1	110	2	19	98	100	338	0.9	8.0	0	0.1	0.3	−2
Hähnchen »Cordon blue« (Aldi)	25	148	16.0	4.0	1.8	0.3	41	0	51	13.0	0.7	0.0	456	208	95	192	27	1.1	84	3	28	148	112	300	0.8	6.2	0	0.1	0.3	−2
Hähnchen ♦		100	15.5	4.2	0.9	0.9	64	0	60	0.0	0.0	0.0	64	270	9	150	26	1.4	26	0	30	64	120	375	1.0	5.1	2	0.0	0.1	−2
Hähnchen, Brustfilet		100	22.8	1.0	0.2	0.1	3	0	60	0.0	0.0	0.0	65	265	15	210	35	1.1	140	0	0	70	90	400	1.0	10.5	0	0.0	0.3	−2
Hähnchen, gegrillt	25	85	15.8	2.0	0.4	1.0	20	0	59	0.0	0.0	0.0	180	267	12	149	26	1.4	26	0	30	63	118	370	1.0	5.0	2	0.0	0.8	−2
Hähnchenbällchen		219	15.0	9.8	1.9	3.0	281	0	36	17.7	0.5	0.0	316	172	20	137	24	0.8	84	0	71	49	57	257	0.6	6.2	1	0.3	2.0	−2
Hähnchenfleisch, ohne Knochen	35	133	20.6	5.6	1.2	1.3	85	0	80	0.0	0.0	0.0	85	360	12	200	35	1.8	35	0	40	85	160	500	1.0	6.8	0	0.0	0.1	−2
Hähnchenschenkel, mit Knochen		68	13.4	1.6	0.4	0.3	7	0	49	0.0	0.0	0.0	62	162	9	123	23	1.2	23	0	26	65	156	325	0.0	3.6	0	0.0	0.1	−2
Knusperhähnchen, gefüllt		144	15.6	3.8	1.7	0.9	14	0	39	11.8	0.6	0.0	276	191	19	150	24	0.9	95	0	2	56	65	289	0.7	7.0	0	0.0	0.9	−2
Leber (Geflügel)		131	22.1	4.7	1.0	0.7	99	0	555	0.0	0.0	0.0	70	220	18	240	13	7.4	190	0	13000	320	2490	800	25.0	12.0	30	1.0	0.4	−2
Pute, Brustfilet		105	24.1	1.0	0.3	0.2	50	0	60	0.0	0.0	0.0	45	335	25	240	20	1.0	0	0	13	45	80	460	1.0	11.0	0	0.0	0.9	−2
Pute, Keulenfleisch		114	20.5	3.6	1.3	0.8	25	0	75	0.0	0.0	0.0	85	290	25	240	17	2.0	0	0	13	90	180	0	0.0	4.7	0	0.0	1.2	−2
Putenfleisch ♦		216	20.3	15.0	4.7	4.4	230	0	75	0.0	0.0	0.0	65	300	25	225	25	1.4	0	0	13	100	180	0	0.0	11.0	0	0.0	2.5	−2
Putenfleisch, Jungtier ♦		151	22.4	6.8	2.2	1.6	80	0	75	0.0	0.0	0.0	65	315	25	240	30	1.5	0	0	13	80	140	0	0.0	8.0	0	0.0	1.9	−2
Rührei		168	11.0	13.3	3.6	2.6	299	0	323	1.1	0.0	0.0	325	138	66	188	12	1.7	92	9	212	86	276	104	1.8	0.1	0	1.9	1.4	−1

Gemüse

Lebensmittel	Ab %	Ener kcal	Prot g	Fett g	gesF g	muF g	Ω3-F mg	Eico mg	Chol mg	Khyd g	Ball g	Alk g	Na mg	K mg	Ca mg	P mg	Mg mg	Fe mg	F µg	J µg	A µg	B1 µg	B2 µg	B6 µg	B12 µg	Niac mg	C mg	D µg	E mg	S/B
Avocado	40	133	1.1	14.1	2.0	1.2	54	0	0	0.2	2.0	0.0	2	300	6	24	18	0.4	0	0	7	48	90	318	0.0	0.6	8	0.0	0.8	+2
Avocado, nur Fruchtfleisch		221	1.9	23.5	3.4	2.1	90	0	0	0.4	3.3	0.0	3	500	10	40	30	0.6	0	0	11	80	150	530	0.0	1.1	13	0.0	1.3	+2
Bambussprossen		17	2.5	0.3	0.1	0.2	50	0	0	1.0	0.0	0.0	6	470	15	55	0	0.7	0	0	2	130	80	0	0.0	0.6	7	0.0	0.0	+2
Blumenkohl		23	2.5	0.3	0.0	0.1	110	0	0	2.6	2.9	0.0	16	330	20	55	17	0.6	12	1	6	110	100	200	0.0	0.6	75	0.0	0.0	+2
Bohnen		32	2.4	0.2	0.0	0.1	60	0	0	5.1	1.9	0.0	2	250	55	40	23	0.8	12	3	55	80	120	280	0.0	0.6	20	0.0	0.1	-1
Broccoli		26	3.3	0.2	0.0	0.1	75	0	0	2.5	3.0	0.0	13	465	105	80	25	1.3	10	1	333	95	210	170	0.0	1.0	115	0.0	0.5	+2
Champignons		15	2.7	0.2	0.0	0.1	85	0	0	0.6	1.9	0.0	8	420	8	125	13	1.3	30	18	2	100	440	65	0.0	5.2	5	2.0	0.1	0
Chinesische Gemüsepfanne		80	2.3	6.0	1.2	2.0	230	0	1	4.1	1.9	0.0	242	262	33	51	18	1.4	16	2	181	83	89	125	0.0	1.3	27	0.4	1.6	+1
Crème-fraîche Gemüsemischung		77	2.2	5.0	1.4	1.3	170	0	4	5.8	2.7	0.0	235	335	76	69	20	1.1	16	6	444	84	142	139	0.1	0.6	55	0.2	1.1	+2
Erbsen		81	6.6	0.5	0.1	0.3	50	0	0	12.3	4.3	0.0	2	305	25	110	35	1.8	25	4	63	300	160	160	0.0	2.4	25	0.0	0.4	-1
Erbsen, gefroren		70	5.6	0.5	0.1	0.3	50	0	0	10.8	4.3	0.0	2	305	25	110	35	1.8	25	4	63	300	160	160	0.0	2.4	25	0.0	0.4	-1
Erbsen, verzehrfertig		68	5.4	0.5	0.1	0.3	50	0	0	10.4	4.1	0.0	236	192	22	91	20	1.3	20	3	53	230	160	50	0.0	2.0	17	0.0	0.2	-1
Feldsalat		14	1.8	0.4	0.0	0.0	0	0	0	0.7	1.5	0.0	4	420	35	50	13	2.0	0	18	650	65	80	250	0.0	0.4	35	0.0	0.6	+2
Gewürzgurke		17	1.0	0.2	0.0	0.0	40	0	0	1.6	0.9	0.0	450	105	30	30	8	1.6	10	1	21	3	20	25	0.0	0.2	2	0.0	0.0	-1
Grünkohl		37	4.3	0.9	0.1	0.5	355	0	0	2.5	4.2	0.0	40	490	210	85	30	1.9	20	12	683	100	250	250	0.0	2.1	105	0.0	1.7	+2
Grünkohl, verzehrfertig		28	4.5	0.8	0.1	0.5	200	0	0	0.8	3.0	0.0	36	310	160	55	20	1.6	20	12	666	50	100	200	0.0	1.6	75	0.0	3.6	+2
Gurken		12	0.6	0.2	0.0	0.1	40	0	0	1.8	0.9	0.0	9	140	15	25	8	0.5	20	3	28	18	30	35	0.0	0.2	8	0.0	0.1	+2
Kohlrabi		24	1.9	0.1	0.0	0.0	45	0	0	3.8	1.4	0.0	30	380	70	50	45	0.9	0	1	33	50	80	250	0.0	1.8	65	0.0	0.0	0
Kopfsalat		11	1.3	0.2	0.0	0.1	70	0	0	1.1	1.5	0.0	10	225	35	35	11	1.1	30	3	132	60	80	55	0.0	0.3	13	0.0	0.4	+2
Lauch (Porree)		24	2.2	0.3	0.1	0.2	35	0	0	3.2	2.3	0.0	3	225	85	45	18	1.0	10	1	25	100	60	250	0.0	0.5	30	0.0	0.9	+2
Mais in Dosen		110	3.2	1.5	0.0	0.0	0	0	0	21.0	2.0	0.0	209	230	4	50	45	0.4	0	2	30	30	50	60	0.0	1.2	5	0.0	0.1	-1
Maiskolben	60	35	1.3	0.5	0.1	0.2	0	0	0	6.3	1.5	0.0	120	120	2	46	20	0.2	0	1	12	60	48	88	0.0	0.7	5	0.0	0.0	-1
Maiskörner		87	3.3	1.2	0.2	0.5	0	0	0	15.7	3.7	0.0	300	300	6	115	50	0.5	0	3	30	150	120	220	0.0	1.7	12	0.0	0.1	-1
Mungobohnenkeimlinge		38	3.1	0.1	0.0	0.1	14	0	0	6.1	1.3	0.0	1	160	16	50	22	0.9	0	6	0	63	30	0	0.0	0.3	0	0.0	0.0	+2
Möhren		25	1.0	0.2	0.0	0.1	12	0	0	4.6	3.4	0.0	60	290	40	35	18	2.0	25	15	1100	70	55	95	0.0	0.6	7	0.0	0.6	+2
Paprika, grün		14	0.9	0.1	0.0	0.0	20	0	0	2.1	2.0	0.0	2	190	11	30	12	0.8	0	2	56	60	50	270	0.0	0.6	140	0.0	0.6	+2
Paprika, rot		21	1.3	0.5	0.1	0.3	100	0	0	2.9	2.0	0.0	5	260	10	30	14	0.6	0	1	354	40	120	450	0.0	1.6	140	0.0	2.9	+2
Petersilie		26	4.4	0.4	0.0	0.2	120	0	0	1.3	4.3	0.0	35	1000	245	130	40	6.0	110	15	1200	140	300	200	0.0	1.4	165	0.0	2.7	+2
Pfifferling		11	1.5	0.5	0.1	0.3	220	0	0	0.2	0.0	0.0	3	505	8	45	14	6.5	50	0	0	20	230	0	0.0	6.5	6	2.0	0.0	0
Pfifferlinge in Dosen		33	1.4	0.7	0.1	0.3	220	0	0	5.3	2.0	0.0	165	155	5	33	6	1.0	10	0	0	20	230	0	0.0	6.5	6	2.0	0.0	0
Radieschen		14	1.1	0.1	0.0	0.0	45	0	0	2.1	1.5	0.0	17	255	35	25	8	1.5	70	8	4	35	30	60		0.2	30	0.0	0.0	0
Rahmspinat, gefroren		42	2.3	2.7	1.2	0.5	131	0	3	2.1	2.1	0.0	235	298	120	46	42	1.9	65	7	461	83	155	175	0.1	0.5	26	0.0	1.3	+2
Rosenkohl		35	4.5	0.3	0.0	0.2	155	0	0	3.2	4.4	0.0	7	410	30	85	20	1.1	0	1	67	150	140	280	0.0	0.7	115	0.0	0.9	-2
Rosenkohl, gekocht		30	4.2	0.3	0.0	0.2	155	0	0	3.0	3.0	0.0	5	273	32	72	18	0.8	0	1	52	80	140	200	0.0	0.6	87	0.0	0.4	-2
Rotkohl, verzehrfertig		22	1.5	0.2	0.0	0.1	45	0	0	3.5	2.5	0.0	4	265	35	30	18	0.5	12	5	5	70	50	150	0.0	0.4	50	0.0	1.7	+2
Salat, gemischter		19	1.4	0.3	0.0	0.1	48	0	0	2.7	1.8	0.0	19	230	24	31	14	0.9	23	3	164	58	67	139	0.0	0.6	45	0.0	0.7	+2
Sauerkraut		17	1.5	0.3	0.1	0.2	0	0	0	0.8	2.1	0.0	355	290	50	45	14	0.6	45	0	3	25	50	210	0.0	0.2	20	0.0	0.0	+2
Schnittlauch		27	3.6	0.7	0.1	0.4	290	0	0	1.6	6.0	0.0	3	435	130	75	45	1.9	0	4	50	140	150	420	0.0	0.6	45	0.0	1.6	+2
Sojakeimlinge		56	5.3	1.2	0.1	0.5	50	0	0	4.9	1.0	0.0	0	220	40	12	15	0.6	0	6	4	190	150	60	0.0	1.8	16	0.0	0.1	+2
Spargel in Dosen		14	1.9	0.3	0.1	0.1	13	0	0	1.0	1.3	0.0	355	105	17	40	6	0.6	0	1	58	60	80	30	0.0	0.8	15	0.0	0.0	-2
Spargel, gekocht		17	1.9	0.1	0.0	0.0	6	0	0	2.0	1.5	0.0	200	200	25	46	20	1.0	50	7	50	110	120	60	0.0	1.0	20	0.0	2.0	-2
Spargel, geschält		17	1.9	0.1	0.0	0.0	6	0	0	2.0	1.5	0.0	4	205	20	45	20	1.0	50	7	50	110	120	60	0.0	1.0	20	0.0	2.0	-2
Spargel, ungeschält	38	11	1.2	0.1	0.0	0.0	4	0	0	1.2	0.9	0.0	2	127	12	28	12	0.6	31	4	31	68	74	37	0.0	0.6	12	0.0	1.2	-2
Spinat		15	2.5	0.3	0.1	0.1	135	0	0	0.5	1.8	0.0	65	635	125	55	60	4.0	110	12	700	110	230	220	0.0	0.5	50	0.0	1.6	+2
Spinat, gefroren		12	2.3	0.3	0.1	0.1	135	0	0	0.1	2.3	0.0	40	320	120	45	46	2.1	70	7	500	90	160	190	0.0	0.5	29	0.0	1.0	+2
Steinpilz		17	2.8	0.4	0.0	0.0	0	0	0	0.5	2.0	0.0	6	485	25	115	12	1.0	65	0	0	35	370	0	0.0	4.9	3	3.0	0.2	0
Tomate		19	1.0	0.2	0.0	0.1	11	0	0	3.0	1.8	0.0	6	295	14	25	20	0.5	25	2	137	55	35	100	0.0	0.5	25	0.0	0.8	+2
Zucchini		18	1.6	0.4	0.1	0.2	120	0	0	2.1	1.1	0.0	0	200	30	25	0	1.5	0	2	58	500	90	0	0.0	0.4	16	0.0	0.0	0
Zwiebel		31	1.3	0.3	0.1	0.1	15	0	0	5.6	3.1	0.0	8	175	30	40	11	0.5	40	2	5	35	30	130	0.0	0.2	9	0.0	0.1	+2

Lebensmittel	Ab %	Ener kcal	Prot g	Fett g	gesF g	muF g	Ω3-F mg	Eico mg	Chol mg	Khyd g	Ball g	Alk g	Na mg	K mg	Ca mg	P mg	Mg mg	Fe mg	F µg	J µg	A µg	B1 µg	B2 µg	B6 µg	B12 µg	Niac mg	C mg	D µg	E mg	S/B
Amaretto		270	0.0	0.0	0.0	0.0	0	0	0	32.0	0.0	20.2																		-2
Ananassaft, naturtrüb		50	0.4	0.1	0.0	0.0	0	0	0	11.4	0.0	0.0	1	140	12	10	12	0.7	0	5	0	50	20	100	0.0	0.2	8	0.0	0.0	0
Apfelsaft, naturtrüb		48	0.1	0.0	0.0	0.0	0	0	0	11.1	0.0	0.1	2	115	7	7	4	0.3	10	1	8	20	25	50	0.0	0.3	1	0.0	0.0	0
Bananennektar		56	0.3	0.1	0.0	0.0	6	0	0	13.3	0.5	0.0	0	102	3	8	9	0.2	5	1	10	12	14	93	0.0	0.2	19	0.0	0.1	+1
Bier, hell		44	0.5	0.0	0.0	0.0	0	0	0	2.9	0.0	3.6	5	40	4	30	9	0.0	50	1	0	4	30	50	0.0	0.9	1	0.0	0.0	-1
Birnennektar		55	0.3	0.0	0.0	0.0	0	0	0	12.9	0.5	0.0	1	39	3	5	3	0.1	3	1	1	10	20	5	0.0	0.0	0	0.0	0.1	-1
Birnensaft, klar		43	0.5	0.0	0.0	0.0	0	0	0	10.0	0.0	0.0	2	125	10	15	8	0.2	12	2	5	35	40	15	0.0	0.2	5	0.0	0.4	+4
Bowle		63	0.4	0.1	0.0	0.1	18	0	0	10.6	0.7	2.2	2	125	12	15	11	0.5	12	7	6	39	22	64	0.0	0.2	15	0.0	0.1	0
Coca-Cola		44	0.0	0.0	0.0	0.0	0	0	0	11.0	0.0	0.0	6	1	4	14	0	0.0	0	0	0	0	0	0	0.0	0.0	0	0.0	0.0	-4
Cointreau		240	0.0	0.0	0.0	0.0	0	0	0	6.5	0.0	32.2																		-2
Eierlikör		310	4.4	8.3	2.6	1.0	151	0	304	25.7	0.0	16.0	20	59	53	156	6	1.8	10	4	244	75	125	77	0.5	0.0	0	4.9	0.5	-1
Heidelbeerwein (13 Vol%)		121	0.0	0.0	0.0	0.0	0	0	0	12.0	0.0	10.4	2	80	10	15	10	0.6	0	3	0	0	0	0	0.0	0.0	0	0.0	0.0	-2
Heidelbeerwein (8.5 Vol%)		96	0.0	0.0	0.0	0.0	0	0	0	12.0	0.0	6.8	2	80	10	15	10	0.6	0	3	0	0	0	0	0.0	0.0	0	0.0	0.0	-2
Johannisbeernektar, schwarz		56	0.4	0.0	0.0	0.0	0	0	0	12.5	0.0	0.2	5	100	15	10	5	0.3	0	0	4	5	2	1	0.0	0.0	30	0.0	0.0	-1
Kaffee normal mit Milch/Zucker		23	0.2	0.2	0.1	0.0	1	0	1	5.2	0.0	0.0	2	8	6	4	1	0.0	1	0	1	2	9	1	0.0	0.0	0	0.0	0.0	-2
Kaffee, schwarz (normal)		0	0.0	0.0	0.0	0.0	0	0	0	0.0	0.0	0.0	0	0	0	0	0	0.0	0	0	0	0	0	0	0.0	0.0	0	0.0	0.0	-2
Kaffee, schwarz (schwach)		0	0.0	0.0	0.0	0.0	0	0	0	0.0	0.0	0.0	0	0	0	0	0	0.0	0	0	0	0	0	0	0.0	0.0	0	0.0	0.0	-1
Kaffee, schwarz (stark)		0	0.0	0.0	0.0	0.0	0	0	0	0.0	0.0	0.0	0	0	0	0	0	0.0	0	0	0	0	0	0	0.0	0.0	0	0.0	0.0	-4
Kirsberry		133	0.0	0.0	0.0	0.0	0	0	0	12.0	0.0	12.1	2	80	10	15	10	0.6												-2
Limonade		49	0.0	0.0	0.0	0.0	0	0	0	12.0	0.0	0.0	1	1	0	0	0	0.0	0	0	0	0	0	0	0.0	0.0	0	0.0	0.0	-1
Malzbier (Vitamalz)		46	0.5	0.0	0.0	0.0	0	0	0	5.7	0.0	0.3	4	35	3	11	6	0.2	1	0	0	1	30	0	0.0	0.5	0	0.0	0.0	-4
Mineralwasser (Bismarck)		0	0.0	0.0	0.0	0.0	0	0	0	0.0	0.0	0.0	1	0	8	0	1	0.0	0	0	0	0	0	0	0.0	0.0	0	0.0	0.0	0
MultiVitaminNektar Diät		23	0.5	0.0	0.0	0.0	0	0	0	4.8	0.3	0.0	1	80	2	8	6	0.1	0	0	450	500	700	600	1.7	5.0	25	0.0	4.0	+1
MultiVitaminSaft		47	1.0	0.0	0.0	0.0	0	0	0	10.0	0.5	0.0	1	160	4	15	12	0.2	0	0	450	10	800	0	0.0	8.5	38	0.0	0.0	+2
MultiVitaminSaft Ca+		47	1.0	0.0	0.0	0.0	0	0	0	10.0	0.5	0.0	1	160	100	15	12	0.2	0	0	450	10	800	0	0.0	1.5	38	0.0	0.0	+2
Orangennektar Valensina Ca+		43	0.4	0.1	0.0	0.0	0	0	0	10.0	0.9	0.0	1	112	114	10	7	0.2	1	1	7	48	12	30	0.0	0.2	20	0.0	0.0	+2
Orangensaft		44	0.7	0.2	0.0	0.0	10	0	0	9.0	0.5	0.0	1	170	15	16	12	0.3	1	1	12	75	20	30	0.0	0.3	45	0.0	0.0	+2
Orangensaft, frischgepreßt		47	0.7	0.2	0.0	0.0	10	0	0	10.5	1.8	0.0	1	157	11	16	12	0.2	1	1	12	100	30	50	0.0	0.4	52	0.0	0.0	+4
Pfirsichnektar		60	0.4	0.1	0.0	0.0	0	0	0	14.2	0.8	0.0	1	98	4	12	4	0.2	9	1	34	13	23	11	0.0	0.4	6	0.0	0.0	+1
Rotweingrog		45	0.1	0.0	0.0	0.0	0	0	0	7.4	0.0	2.0	1	47	5	8	5	0.3	9	12	0	0	5	9	0.0	0.0	0	0.0	0.0	-2
Solberry		147	0.0	0.0	0.0	0.0	0	0	0	12.0	0.0	14.1	2	80	10	15	10	0.6												-2
Tee		0	0.0	0.0	0.0	0.0	0	0	0	0.0	0.0	0.0	0	0	0	0	0	0.0	0	0	0	0	0	0	0.0	0.0	0	0.0	0.0	0
Tee mit Honig		25	0.0	0.0	0.0	0.0	0	0	0	7.0	0.0	0.0	1	4	1	2	1	0.1	0	0	0	0	4	12	0.0	0.0	0	0.0	0.0	0
Traubennektar		100	0.1	0.0	0.0	0.0	0	0	0	25.0	0.0	0.0	2	79	7	7	5	0.3	6	3	1	24	12	12	0.0	0.1	1	0.0	0.0	-1
Traubensaft, rot (natur)		69	0.2	0.0	0.0	0.0	0	0	0	17.1	0.0	0.0	2	132	12	12	9	0.4	10	5	2	40	20	20	0.0	0.2	1	0.0	0.0	+1
Traubensaft, weiß (natur)		69	0.2	0.0	0.0	0.0	0	0	0	17.1	0.0	0.0	2	132	12	12	9	0.4	10	5	2	40	20	20	0.0	0.2	1	0.0	0.0	+1
Trinkschokolade		67	2.0	2.0	0.9	0.1	8	0	4	10.2	1.3	0.0	17	133	46	58	21	0.5	10	2	14	17	79	19	0.0	0.1	1	0.0	0.0	-1
Wein, halbtrocken (10 Vol%)		64	0.0	0.0	0.0	0.0	0	0	0	1.5	0.0	8.0	2	100	10	18	10	0.6	20	25	0	1	10	20	0.0	0.1	0	0.0	0.0	-2
Wein, halbtrocken (12 Vol%)		75	0.2	0.0	0.0	0.0	0	0	0	1.5	0.0	9.6	2	100	10	18	10	0.6	20	25	0	1	10	20	0.0	0.1	0	0.0	0.0	-2
Wein, lieblich (8 Vol%)		59	0.2	0.0	0.0	0.0	0	0	0	3.0	0.0	6.4	2	100	10	18	10	0.6	20	25	0	1	10	20	0.0	0.1	0	0.0	0.0	-2
Wein, lieblich (9 Vol%)		64	0.2	0.0	0.0	0.0	0	0	0	3.0	0.0	7.2	2	100	10	18	10	0.6	20	25	0	1	10	20	0.0	0.1	0	0.0	0.0	-2
Wein, lieblich (10 Vol%)		70	0.2	0.0	0.0	0.0	0	0	0	3.0	0.0	8.0	2	100	10	18	10	0.6	20	25	0	1	10	20	0.0	0.1	0	0.0	0.0	-2
Wein, lieblich (11 Vol%)		76	0.2	0.0	0.0	0.0	0	0	0	3.0	0.0	8.8	2	100	10	18	10	0.6	20	25	0	1	10	20	0.0	0.1	0	0.0	0.0	-2
Wein, lieblich (12 Vol%)		81	0.2	0.0	0.0	0.0	0	0	0	3.0	0.0	9.6	2	100	10	18	10	0.6	20	25	0	1	10	20	0.0	0.1	0	0.0	0.0	-2
Wein, lieblich (13 Vol%)		87	0.2	0.0	0.0	0.0	0	0	0	3.0	0.0	10.4	2	100	10	18	10	0.6	20	25	0	1	10	20	0.0	0.1	0	0.0	0.0	-2
Wein, süß (10 Vol%)		82	0.2	0.0	0.0	0.0	0	0	0	6.0	0.0	8.0	2	100	10	18	10	0.6	20	25	0	1	10	20	0.0	0.1	0	0.0	0.0	-2
Wein, süß (11 Vol%)		88	0.2	0.0	0.0	0.0	0	0	0	6.0	0.0	8.8	2	100	10	18	10	0.6	20	25	0	1	10	20	0.0	0.1	0	0.0	0.0	-2
Wein, süß (12 Vol%)		94	0.2	0.0	0.0	0.0	0	0	0	6.0	0.0	9.6	2	100	10	18	10	0.6	20	25	0	1	10	20	0.0	0.1	0	0.0	0.0	-2
Wein, trocken (10 Vol%)		59	0.2	0.0	0.0	0.0	0	0	0	0.4	0.0	8.0	2	100	10	18	10	0.6	20	25	0	1	10	20	0.0	0.1	0	0.0	0.0	-2
Wein, trocken (12 Vol%)		71	0.2	0.0	0.0	0.0	0	0	0	0.4	0.0	9.6	2	100	10	18	10	0.6	20	25	0	1	10	20	0.0	0.1	0	0.0	0.0	-2
Weinbrand (38 Vol%)		222	0.0	0.0	0.0	0.0	0	0	0	1.0	0.0	30.6	2	100	10	18	10	0.6	20	25	0	1	10	20	0.0	0.1	0	0.0	0.0	-2
Zitronensaft		35	0.4	0.2	0.0	0.0	0	0	0	8.0	0.5	0.0	2	142	11	12	10	0.2	1	5	2	40	10	0	0.0	0.1	51	0.0	0.0	0

Getreide

Lebensmittel	Ab %	Ener kcal	Prot g	Fett g	gesF g	muF g	Ω3-F mg	Eico mg	Chol mg	Khyd g	Ball g	Alk g	Na mg	K mg	Ca mg	P mg	Mg mg	Fe mg	F µg	J µg	A µg	B1 µg	B2 µg	B6 µg	B12 µg	Niac mg	C mg	D µg	E mg	S/B
Corn-Flakes Kellogg's		377	7.7	0.7	0.1	0.3	16	0	0	85.0	4.0	0.0	91	139	13	59	14	2.0	0	1	0	1400	1600	2000	5.0	19.0	0	0.0	12.0	+2
Corn-Flakes ♦		353	7.2	0.6	0.1	0.3	16	0	0	79.6	4.0	0.0	91	140	13	60	14	2.0	0	1	0	60	60	70	0.0	1.4	0	0.0	0.0	+2
Crunchy Nut		390	7.0	3.0	0.4	1.5	17	0	0	83.0	3.0	0.0	240	130	16	120	34	1.2	7	1	20	1400	1600	2000	5.0	19.0	0	0.0	12.0	-1
Fix-Teig Vollkorn		355	10.5	10.2	4.5	3.0	86	0	0	54.1	10.6	0.0	198	279	41	347	124	3.1	69	7	44	489	171	381	0.0	5.1	0	0.0	3.1	0
Gerste, ganzes Korn		315	9.8	2.1	0.5	1.3	110	0	0	64.3	9.8	0.0	18	445	40	340	115	2.8	120	7	1	430	180	560	0.0	4.8	1	0.0	0.7	0
Hafer, ganzes Korn		350	11.7	7.1	1.4	2.9	120	0	0	59.7	5.6	0.0	8	355	80	340	130	5.8	95	6	0	520	170	960	0.0	2.4	0	0.0	0.8	0
Haferflocken Kölln		354	12.3	8.0	1.4	4.0	100	0	0	58.1	9.5	0.0	5	320	65	350	135	4.0	35	4	0	650	150	160	0.0	1.0	0	0.0	1.5	0
Haferflocken ♦		366	12.5	7.0	1.4	4.0	100	0	0	63.3	5.4	0.0	5	335	55	390	140	4.6	35	4	0	590	150	160	0.0	1.0	0	0.0	1.0	0
Maismehl		361	8.3	2.8	0.5	2.9	25	0	0	65.2	9.2	0.0	1	120	18	255	45	2.4	0	2	50	440	130	60	0.0	1.9	0	0.0	0.0	+2
Müsli, Früchte (Kellogg's)		343	10.0	7.5	1.4	3.2	201	0	0	57.5	10.0	0.0	18	687	62	480	148	4.3	43	3	5	754	290	1029	0.0	2.7	1	0.0	5.1	0
Müsli, Schoko (Kellogg's)		373	10.0	5.0	1.7	1.3	55	0	1	70.0	5.0	0.0	15	335	59	242	91	2.7	33	3	8	312	131	145	0.0	1.2	0	0.0	0.9	-1
Naturreis, gekocht		188	4.0	1.2	0.3	0.4	16	0	0	40.4	1.6	0.0	6	83	14	179	85	1.4	28	1	0	226	49	369	0.0	2.9	1	0.0	0.7	0
Naturreis, roh		342	7.2	2.2	0.6	0.8	30	0	0	73.4	2.9	0.0	10	150	25	325	155	2.6	50	2	0	410	90	670	0.0	5.2	1	0.0	1.2	0
Paniermehl		349	13.0	1.0	0.1	0.4	40	0	0	72.0	4.0	0.0	237	112	21	78	8	1.1	20	0	15	65	38	181	0.0	0.8	0	0.0	0.3	-2
Reis, roh		344	6.8	0.6	0.1	0.2	12	0	0	77.8	1.4	0.0	6	105	6	120	65	0.6	50	2	0	60	30	150	0.0	1.3	0	0.0	0.4	-1
Reis, verzehrfertig		188	3.7	0.3	0.1	0.1	7	0	0	42.7	0.8	0.0	120	58	6	66	36	0.3	28	1	0	33	16	83	0.0	0.7	0	0.0	0.2	-1
Roggen, ganzes Korn		293	8.8	1.7	0.3	0.8	65	0	0	60.7	13.2	0.0	40	510	65	335	120	4.6	150	7	2	350	170	290	0.0	1.8	0	0.0	2.0	0
Roggenmehl 1150		316	8.3	1.3	0.2	0.7	80	0	0	67.8	8.0	0.0	1	295	20	175	65	2.4	70	3	41	220	100	0	0.0	1.2	0	0.0	1.6	-1
Roggenvollkornschrot		320	11.0	1.8	0.3	0.8	65	0	0	63.8	9.5	0.0	40	510	65	335	120	4.6	150	7	2	350	170	290	0.0	1.8	0	0.0	2.0	0
Sojamehl		347	37.3	20.6	2.7	12.1	1400	0	0	3.1	10.9	0.0	4	1870	195	555	245	12.0	110	1	14	770	280	1000	0.0	2.2	0	0.0	1.5	0
Stärkemehl		336	0.6	0.1	0.0	0.0	0	0	0	83.1	0.0	0.0	7	15	35	6	5	1.8	50	2	0	0	10	0	0.0	0.0	0	0.0	0.0	-2
Weizen, ganzes Korn		309	11.7	2.0	0.4	1.2	75	0	0	61.0	10.3	0.0	8	500	45	345	145	3.0	90	1	3	480	140	440	0.0	5.1	0	0.0	1.4	0
Weizenkeime		382	26.6	9.2	2.1	5.9	590	0	0	33.3	15.0	0.0	5	835	70	1100	250	8.0	0	0	0	2010	720	3300	0.0	4.5	0	0.0	12.0	0
Weizenkleie		183	14.9	4.7	0.7	2.4	160	0	0	20.3	42.4	0.0	2	1390	45	1280	590	3.6	0	0	1	650	510	2500	0.0	18.0	0	0.0	3.0	0
Weizenmehl 405		332	9.8	1.0	0.1	0.4	40	0	0	70.9	4.0	0.0	2	110	15	75	8	1.1	20	0	15	60	30	180	0.0	0.7	0	0.0	0.3	-2
Weizenmehl 550		339	10.3	1.3	0.1	0.5	50	0	0	70.3	4.1	0.0	3	125	16	95	10	2.0	20	3	25	110	80	100	0.0	0.7	0	0.0	0.3	-2
Weizenmehl 1050		330	10.9	1.7	0.2	0.8	65	0	0	65.4	4.3	0.0	2	205	18	230	53	2.8	70	3	35	430	70	280	0.0	1.4	0	0.0	1.4	-1
Weizenmehl 1700 (Vollkorn)		317	11.5	2.0	0.2	0.9	80	0	0	62.1	11.9	0.0	2	290	40	370	140	3.3	80	8	50	500	100	400	0.0	5.0	0	0.0	1.4	0
Wildreis, gekocht mit Butter		151	2.9	4.0	2.2	0.5	53	0	8	26.1	1.0	0.0	140	56	13	117	55	0.9	22	1	23	146	33	238	0.0	1.8	0	0.0	0.5	+1
Wildreis, gekocht mit Distelöl		150	2.9	4.1	0.7	2.6	25	0	0	26.1	1.0	0.0	141	55	13	117	55	0.9	18	1	0	146	32	238	0.0	1.8	0	0.0	2.5	+1

Kartoffeln

Lebensmittel	Ab %	Ener kcal	Prot g	Fett g	gesF g	muF g	Ω3-F mg	Eico mg	Chol mg	Khyd g	Ball g	Alk g	Na mg	K mg	Ca mg	P mg	Mg mg	Fe mg	F µg	J µg	A µg	B1 µg	B2 µg	B6 µg	B12 µg	Niac mg	C mg	D µg	E mg	S/B
Bratkartoffeln		147	2.8	6.5	3.2	1.8	46	0	0	19.5	3.4	0.0	7	604	14	68	34	1.1	14	5	3	149	61	285	0.0	1.6	23	0.0	1.6	+4
Kartoffelchips, gesalzen		539	5.5	39.4	9.7	20.1	20	0	0	40.6	6.0	0.0	450	1000	52	147	64	1.8	0	0	10	20	10	0	0.0	3.4	8	0.0	0.0	+4
Kartoffelgratin		141	2.9	10.0	3.8	0.4	84	0	57	9.5	1.4	0.0	263	306	48	70	19	0.6	17	4	90	79	101	135	0.5	0.7	10	0.5	0.4	+3
Kartoffelkroketten		115	3.2	0.8	0.3	0.3	26	0	0	23.8	2.5	0.0	196	373	16	51	21	0.8	15	4	3	96	53	189	0.0	1.1	13	0.0	0.3	+3
Kartoffeln, ohne Schale		70	2.0	0.1	0.0	0.1	25	0	0	14.8	2.5	0.0	5	445	10	50	25	0.8	10	4	2	110	45	210	0.0	1.2	17	0.0	0.1	+4
Kartoffelpuffer		146	2.3	4.6	2.2	1.2	37	0	13	23.9	2.2	0.0	244	382	19	52	22	0.9	15	4	9	97	49	184	0.1	1.0	14	0.1	1.0	+3
Kartoffelröstis		164	1.7	8.2	4.2	2.2	37	0	0	20.9	2.1	0.0	239	371	17	43	21	0.8	12	3	2	91	38	174	0.0	1.0	14	0.0	1.9	+3
Kartoffelsalat		172	1.6	13.1	1.8	8.0	20	0	20	11.7	1.8	0.0	126	327	17	59	18	0.8	8	3	3	90	58	156	0.1	0.9	14	0.5	0.1	+3
Pommes frites		122	2.3	3.9	1.9	1.1	31	0	0	19.4	2.3	0.0	239	410	17	47	23	0.8	11	4	2	101	42	193	0.0	1.1	16	0.0	1.0	+4
Pommes frites ♦		314	5.1	15.6	12.0	0.5	63	0	0	37.0	6.3	0.0	13	1113	25	125	63	2.0	25	10	5	275	113	525	0.0	3.0	43	0.0	0.4	+4
Püree mit Butter		100	2.3	5.0	2.9	0.2	86	0	14	11.2	1.7	0.0	97	338	44	61	21	0.6	19	4	40	84	78	154	0.0	0.8	12	0.0	0.2	+3
Püree mit Margarine		77	2.3	2.5	0.5	1.3	144	0	1	11.2	1.7	0.0	101	338	44	60	21	0.6	11	3	56	84	77	211	0.0	0.8	12	0.0	1.5	+3
Röstkartoffeln		131	2.3	3.6	0.8	1.9	38	0	0	22.1	2.3	0.0	268	383	10	46	22	0.8	9	3	41	96	40	229	0.0	1.1	14	0.1	1.8	+3
Salzkartoffeln		70	2.0	0.1	0.0	0.1	25	0	0	14.8	2.5	0.0	300	445	10	50	25	0.8	10	4	2	110	45	210	0.0	1.2	17	0.0	0.1	+4

Lebensmittel	Ab %	Ener kcal	Prot g	Fett g	gesF g	muF g	Ω3-F mg	Eico mg	Chol mg	Khyd g	Ball g	Alk g	Na mg	K mg	Ca mg	P mg	Mg mg	Fe mg	F µg	J µg	A µg	B1 µg	B2 µg	B6 µg	B12 µg	Niac mg	C mg	D µg	E mg	S/B
Babybel leicht (27%iTr)		217	25.0	13.0	7.9	0.5	200	0	29	0.0	0.0	0.0	860	80	695	415	55	0.6	140	35	295	50	350	60	2.0	0.1	0	1.0	0.8	-2
Brie (20%iTr)		175	23.5	9.0	5.7	0.3	100	0	24	1.0	0.0	0.0	954	120	600	540	19	0.5	30	0	217	50	670	280	0.0	1.2	0	0.0	0.3	-2
Brie (50%iTr)		345	22.6	27.9	18.1	1.1	400	0	100	0.1	0.0	0.0	1170	150	400	190	20	0.5	100	20	157	50	340	230	2.0	1.1	0	0.3	0.6	-2
Butterkäse, Beauzac (50%iTr)		345	21.1	28.8	17.4	1.1	400	0	65	0.0	0.0	0.0	860	80	695	415	55	0.6	140	35	295	50	350	60	2.0	0.1	0	1.0	0.8	-2
Camembert (17%)		246	23.0	17.0	10.2	0.5	195	0	44	1.5	0.0	0.0	962	115	585	445	18	0.4	30	0	290	50	635	265	0.0	1.2	0	0.0	0.0	-2
Camembert (30%iTr)		216	23.5	13.5	8.5	0.4	150	0	35	1.0	0.0	0.0	954	120	600	540	19	0.5	30	0	217	50	670	280	0.0	1.2	0	0.0	0.3	-2
Camembert (40%iTr)		275	22.5	20.5	12.0	0.6	240	0	53	2.0	0.0	0.0	970	109	570	350	17	0.2	30	0	362	50	600	250	0.0	1.1	0	0.0	0.5	-2
Camembert (45%iTr)		287	21.5	22.3	13.0	0.6	260	0	60	2.0	0.0	0.0	970	109	570	350	17	0.2	30	0	362	50	600	250	0.0	1.1	0	0.0	0.5	-2
Camembert (50%iTr)		314	20.5	25.7	15.0	0.8	290	0	70	0.1	0.0	0.0	900	95	510	390	15	0.1	60	20	416	45	570	240	3.0	1.0	0	0.3	0.6	-2
Camembert (60%iTr)		378	17.9	34.0	19.8	1.0	384	0	90	0.1	0.0	0.0	900	105	400	310	29	0.6	60	20	630	40	370	200	3.0	1.2	0	0.3	0.8	-2
Camembert, Back- (45%iTr)		310	19.2	22.4	12.7	1.6	225	0	49	11.2	0.5	0.0	958	102	460	289	15	0.3	26	0	290	48	482	222	0.0	1.0	0	0.0	1.4	-2
Castello blau (70%iTr)		462	13.0	43.0	25.0	1.5	480	0	113	0.5	0.0	0.0	700	100	610	355	35	0.3	115	30	290	50	430	600	2.0	0.7	0	0.7	0.9	-2
Chester (50%iTr)		397	25.4	32.2	20.9	0.9	380	0	100	0.4	0.0	0.0	675	100	810	530	35	0.6	140	35	440	35	440	55	1.0	0.1	0	0.3	1.0	-2
Dacapo (20%iTr)		205	26.4	11.0	7.2	0.3	64	0	51	0.0	0.0	0.0	1280	115	510	285	40	0.4	100	20	125	35	350	200	2.0	0.2	0	0.2	0.3	-2
Dana blue (50%iTr)		313	18.8	28.6	16.6	1.0	320	0	75	2.0	0.0	0.0	700	100	610	355	35	0.3	115	30	290	50	430	600	2.0	0.7	0	0.7	0.9	-2
Danbo (20%iTr)		205	26.4	11.0	7.2	0.3	64	0	51	0.0	0.0	0.0	860	80	695	415	55	0.6	140	35	295	50	350	60	2.0	0.1	0	1.0	0.8	-2
Danbo (30%iTr)		226	25.0	14.0	8.5	0.5	215	0	31	0.0	0.0	0.0	860	80	695	415	55	0.6	140	35	295	50	350	60	2.0	0.1	0	1.0	0.8	-2
Edamer (30%iTr)		254	26.4	16.2	10.5	0.4	145	0	37	0.0	0.0	0.0	900	105	795	500	30	0.4	70	5	240	50	370	75	2.0	0.1	0	0.3	0.3	-2
Edamer (40%iTr)		318	26.1	23.4	15.2	0.6	210	0	60	0.0	0.0	0.0	900	105	795	500	30	0.4	70	5	240	50	370	75	2.0	0.1	0	0.3	0.3	-2
Edamer (45%iTr)		357	24.8	28.3	18.4	0.7	254	0	65	0.0	0.0	0.0	900	105	795	500	30	0.4	70	5	240	50	370	75	2.0	0.1	0	0.3	0.3	-2
Edelpilzkäse (70%iTr)		410	16.6	40.0	23.3	1.4	450	0	105	2.0	0.0	0.0	700	100	610	355	35	0.3	115	30	290	50	430	600	2.0	0.7	0	0.7	0.9	-2
Emmentaler (40%iTr)		358	28.9	26.4	17.2	0.9	330	0	80	0.0	0.0	0.0	450	105	1020	635	45	0.3	110	40	343	50	340	65	2.0	0.2	1	1.0	0.6	-2
Emmentaler (45%iTr)		384	28.7	29.7	19.3	1.0	370	0	90	0.0	0.0	0.0	450	105	1020	635	45	0.3	110	40	343	50	340	65	2.0	0.2	1	1.0	0.6	-2
Feta (45%iTr)		234	17.0	18.1	11.7	0.6	260	0	45	0.5	0.0	0.0	1300	200	430	335	19	0.7	110	25	300	40	500	200	2.0	0.1	0	0.4	0.3	-2
Frischkäse, Dopp'rahm (70%iTr)		340	11.3	31.5	20.5	1.0	200	0	105	2.6	0.0	0.0	375	95	80	135	7	0.6	0	0	325	45	230	60	1.0	0.1	0	0.0	0.7	-2
Frischkäse, Rahmstufe (50%iTr)		284	13.8	23.6	15.4	0.8	150	0	75	3.4	0.0	0.0	375	120	100	170	9	0.7	0	0	250	55	280	75	1.0	0.1	0	0.0	0.7	-2
Frischkäse, halbfett (9%)		140	11.0	9.0	5.7	0.3	100	0	33	3.0	0.0	0.0	340	110	65	190	9	0.4	0	0	320	50	300	75	1.0	0.1	0	0.0	0.7	-2
Gorgonzola (60%iTr)		360	19.4	31.2	18.2	1.2	350	0	75	2.0	0.0	0.0	700	100	610	355	35	0.3	115	30	17	50	430	600	2.0	0.7	0	0.7	0.9	-2
Gouda (48%iTr)		365	25.5	31.1	20.2	0.7	448	0	123	0.0	0.0	0.0	870	75	820	445	30	0.5	0	0	260	30	200	80	0.0	0.1	1	1.0	0.0	-2
Kochkäse (10%iTr)		87	14.7	3.0	1.9	0.1	50	0	7	2.0	0.0	0.0	1300	150	800	1000	45	0.9	140	35	109	30	380	70	2.0	0.2	0	0.0	0.2	-1
Kochkäse (20%iTr)		110	13.8	5.9	3.8	0.1	100	0	14	2.0	0.0	0.0	1300	150	800	1000	45	0.9	140	35	109	30	380	70	2.0	0.2	0	0.0	0.2	-2
LeTartare leicht (7.5%)		137	14.0	7.5	5.2	0.3	90	0	30	3.5	0.0	0.0	340	110	65	190	9	0.4	0	0	320	50	300	75	1.0	0.1	0	0.0	0.7	-2
Limburger (20%iTr)		183	26.4	8.6	5.6	0.2	50	0	40	0.0	0.0	0.0	1280	115	510	285	40	0.4	100	20	125	35	350	200	2.0	0.2	0	0.2	0.3	-2
Limburger (40%iTr)		267	22.4	19.7	12.8	0.4	120	0	90	0.0	0.0	0.0	1050	115	535	255	20	0.6	100	20	340	50	350	140	2.0	0.1	0	0.5	0.6	-2
Lindenberger (17%iTr)		190	26.4	9.4	6.1	0.3	54	0	43	0.0	0.0	0.0	860	80	695	415	55	0.6	140	35	295	50	350	60	2.0	0.1	0	1.0	0.8	-2
Mozzarella		227	19.9	16.1	10.5	0.5	140	0	45	0.0	0.0	0.0	0	150	350	200	15	0.3	60	15	317	35	335	80	2.0	0.4	0	0.4	0.6	-2
Parmesan		375	35.6	25.8	16.8	0.6	300	0	70	0.1	0.0	0.0	705	130	1290	840	45	1.0	160	40	340	20	620	95	2.0	0.2	0	1.0	0.8	-2
Philadelphia		300	8.0	28.0	18.3	1.0	178	0	89	3.0	0.0	0.0	375	120	100	170	9	0.7	0	0	250	55	280	75	1.0	0.1	0	0.0	0.7	-2
Philadelphia Kräuter		280	8.0	27.0	17.6	1.0	172	0	86	3.0	0.0	0.0	590	120	100	170	9	0.7	0	0	250	55	280	75	1.0	0.1	0	0.0	0.7	-2
Philadelphia Kräuter leicht		190	8.0	16.0	10.5	0.5	101	0	51	3.0	0.0	0.0	550	120	100	170	9	0.7	0	0	250	55	280	75	1.0	0.1	0	0.0	0.7	-2
Philadelphia leicht		185	9.0	15.0	9.8	0.5	95	0	48	4.0	0.0	0.0	375	120	100	170	9	0.7	0	0	250	55	280	75	1.0	0.1	0	0.0	0.7	-2
Romadur (20%iTr)		189	26.5	9.0	5.5	0.3	64	0	20	0.0	0.0	0.0	1230	115	375	315	20	0.3	100	20	200	50	350	200	2.0	0.2	0	0.2	0.3	-2
Sauermilchkäse		127	30.0	0.7	0.4	0.1	10	0	7	0.0	0.0	0.0	1520	105	125	265	13	0.3	20	10	93	30	360	30	2.0	0.7	0	0.0	0.0	-1
Schafskäse (40%iTr)		268	22.0	20.0	12.9	0.9	360	0	60	2.0	0.0	0.0	1150	110	380	185	17	0.5	30	0	600	50	450	250	0.0	1.5	0	0.0	0.5	-1
Schafskäse, Back- (25%iTr)		261	19.9	11.4	6.7	1.3	343	0	32	14.6	0.7	0.0	965	108	308	162	15	0.6	28	0	495	52	367	233	0.0	1.3	0	0.1	0.8	-2
Schmelzkäse (45%iTr)		272	14.4	23.6	15.3	0.6	115	0	55	0.0	0.0	0.0	1260	100	545	945	45	1.0	0	0	317	35	380	70	1.0	0.2	0	3.0	0.6	-2
Schmelzkäse, Kräuter- (9%)		176	17.6	9.0	5.8	0.3	44	0	29	4.6	0.0	0.0	1280	35	600	945	9	1.0	0	0	150	0	500	70	1.0	0.2	0	3.0	0.6	-2
Schmelzkäse, Salami- (9%)		180	17.8	9.0	5.8	0.3	44	0	29	4.7	0.0	0.0	1280	35	600	945	9	1.0	0	0	150	0	500	70	1.0	0.2	0	3.0	0.6	-2
Schmelzkäse, Schmelzli (9%)		184	17.3	9.0	5.8	0.3	44	0	29	7.6	0.0	0.0	1280	35	600	945	9	1.0	0	0	150	0	500	70	1.0	0.2	0	3.0	0.6	-2
Supreme leger (25%iTr)		190	24.0	10.0	6.3	0.3	110	0	26	1.0	0.0	0.0	954	120	600	540	19	0.5	30	0	217	50	670	280	0.0	1.2	0	0.0	0.3	-2
Tilsiter (30%iTr)		270	28.7	17.2	11.2	0.5	210	0	40	0.0	0.0	0.0	775	60	860	520	30	0.2	0	0	120	60	360	0	2.0	0.2	1	0.0	0.0	-2
Tilsiter (45%iTr)		355	26.3	27.7	18.0	0.8	340	0	60	0.0	0.0	0.0	775	60	860	520	30	0.2	0	0	120	60	360	0	2.0	0.2	1	0.0	0.0	-2

Kekse

Lebensmittel	Ab %	Ener kcal	Prot g	Fett g	gesF g	muF g	Ω3-F mg	Eico mg	Chol mg	Khyd g	Ball g	Alk g	Na mg	K mg	Ca mg	P mg	Mg mg	Fe mg	F µg	J µg	A µg	B1 µg	B2 µg	B6 µg	B12 µg	Niac mg	C mg	D µg	E mg	S/B
Butterkeks VK Brandt		391	10.9	9.7	5.1	1.0	177	0	24	65.1	8.6	0.0	123	219	42	263	97	2.4	68	6	99	346	85	279	0.0	3.4	0	0.1	1.2	-1
Domino mit weißer Schokolade		406	4.9	11.2	4.5	0.8	85	0	3	71.0	2.1	0.0	22	197	71	100	39	1.2	22	2	20	50	155	63	0.0	0.4	1	0.0	1.4	-2
Dominosteine		376	3.7	7.5	2.5	0.7	31	0	0	73.1	3.8	0.0	10	140	28	81	29	1.1	17	1	6	31	89	58	0.0	0.4	1	0.0	1.6	-2
Grazer Ringe		421	6.1	19.4	4.3	5.5	532	0	37	55.6	2.1	0.0	228	85	20	59	10	0.9	18	1	161	44	36	107	0.1	0.4	0	0.7	2.0	-2
Heidesand mit Mandeln		478	7.2	28.6	5.6	12.3	169	0	64	47.9	2.6	0.0	24	147	43	118	26	1.7	19	1	295	81	118	318	0.1	0.7	0	1.7	13.2	-1
Helgoländer Plätzchen/Nüßchen		407	5.3	13.6	3.1	3.3	310	0	17	65.9	2.2	0.0	212	74	20	49	9	0.8	13	0	104	34	28	91	0.0	0.4	0	0.4	0.7	-3
Kekse ♦		390	7.7	11.4	1.8	2.2	122	0	15	64.3	3.0	0.0	69	189	55	111	32	1.3	28	1	33	63	126	87	0.1	0.9	0	0.2	4.0	-2
Kekse, Vollkorn ♦		440	10.0	20.0	3.1	0.2	12	0	15	55.0	10.0	0.0	69	189	55	111	32	1.3	28	1	33	63	126	87	0.1	0.9	0	0.2	4.0	-2
Kemm'sche Braunekuchen		434	8.1	13.6	2.7	4.2	410	0	6	69.7	4.8	0.0	210	175	27	180	60	2.0	43	3	116	270	50	200	0.0	1.8	0	0.4	2.4	-1
Kirsch-Bomben		336	4.0	2.6	1.2	0.2	31	0	1	74.5	1.5	0.0	9	84	25	53	15	0.7	13	1	9	34	39	69	0.0	0.3	3	0.0	0.2	-3
Kunigundchen Lebkuchen VK		355	9.8	8.6	2.4	1.7	113	0	0	58.5	9.5	0.0	223	267	48	288	108	2.7	66	6	43	332	152	259	0.0	3.3	1	0.1	2.2	-1
Lebkuchen Contessa		433	8.0	17.4	3.0	2.7	98	0	1	61.0	2.9	0.0	26	305	105	162	56	1.6	38	2	14	80	247	47	0.0	1.2	0	0.0	6.3	-2
Lebkuchen Grandessa m.Schoko		415	6.3	12.1	2.6	1.4	74	0	17	70.3	2.2	0.0	15	189	64	109	34	1.3	23	1	22	74	119	98	0.0	0.6	0	0.0	3.4	-3
Lebkuchen Grandessa o.Schoko		397	5.4	8.3	0.7	1.2	47	0	16	75.2	2.3	0.0	8	135	38	82	24	1.1	17	1	15	62	75	93	0.0	0.6	0	0.0	3.4	-3
Lebkuchen, holländische braune		332	5.0	2.8	1.1	0.9	52	0	0	71.9	4.8	0.0	1	178	14	105	39	1.6	43	2	25	132	60	0	0.0	0.7	0	0.0	1.4	-1
Makronenkekse »Mauseeckerl«		390	8.3	21.1	3.5	7.8	110	0	2	41.6	2.7	0.0	46	200	49	105	34	1.3	36	2	146	71	185	186	0.0	0.9	0	0.4	9.8	-2
Mandelflarn		546	7.9	42.3	6.5	15.4	196	0	0	33.7	4.1	0.0	64	328	103	188	72	1.7	37	1	260	101	239	317	0.0	1.7	0	0.7	20.4	-1
Mürbegebäck Hagemann		455	9.4	22.5	8.8	6.3	128	0	18	52.6	3.0	0.0	204	212	29	119	34	1.7	34	2	22	106	74	128	0.1	2.1	0	0.1	4.7	-2
Müslikeks VK Brandt		470	11.7	22.7	3.5	6.3	389	0	1	54.7	6.8	0.0	212	341	52	244	96	2.2	47	5	95	289	85	230	0.0	3.6	0	0.0	5.5	-1
Pfeffernüsse		365	7.7	0.4	0.0	0.1	14	0	0	82.7	1.4	0.0	3	42	11	27	4	0.7	13	1	5	21	12	63	0.0	0.2	0	0.0	0.1	-3
Russisch Brot		388	6.6	1.0	0.5	0.1	17	0	0	88.2	3.0	0.0	45	117	13	53	16	1.0	18	1	7	31	41	82	0.0	0.4	0	0.0	0.1	-3
Schokokeks VK Brandt		473	8.2	23.0	5.9	4.7	468	0	4	58.3	5.8	0.0	29	225	64	211	80	2.0	45	5	132	238	121	188	0.0	2.3	0	0.0	3.2	-2
Spekulatius, Gewürz-		396	4.7	16.0	3.1	5.0	476	0	2	58.3	1.8	0.0	415	66	30	45	7	0.6	11	0	125	30	30	85	0.0	0.3	0	1.0	3.2	-2
Spekulatius, Vollkorn		415	6.1	16.2	3.1	5.3	496	0	1	60.7	5.7	0.0	216	143	27	176	66	1.7	38	4	140	231	48	197	0.0	2.3	0	1.0	3.7	-2

Kuchen

Lebensmittel	Ab %	Ener kcal	Prot g	Fett g	gesF g	muF g	Q3-F mg	Eico mg	Chol mg	Khyd g	Ball g	Alk g	Na mg	K mg	Ca mg	P mg	Mg mg	Fe mg	F µg	J µg	A µg	B1 µg	B2 µg	B6 µg	B12 µg	Niac mg	C mg	D µg	E mg	S/B
Apfelkuchen Bofrost Diät		225	2.6	8.1	1.6	2.6	251	0	11	34.0	2.2	0.0	15	115	10	30	7	0.5	11	1	70	35	31	67	0.0	0.3	7	0.0	1.9	0
Apfelküchle Bofrost		202	3.1	8.8	1.8	2.7	260	0	23	27.5	2.1	0.0	21	116	15	38	7	0.6	15	2	79	38	46	71	0.0	0.3	7	0.0	1.9	0
Apfelschnitte		179	2.5	6.6	1.3	2.1	201	0	14	27.1	2.1	0.0	75	116	11	27	6	0.6	11	2	59	35	34	59	0.1	0.3	8	0.2	1.6	+1
Apfeltasche McDonald		270	2.2	14.3	6.1	2.8	270	0	11	35.1	2.1	0.0	175	109	40	29	7	0.7	10	1	45	79	90	64	0.0	0.3	7	0.0	1.9	0
Apfeltorte, amerikanische		218	2.8	10.8	4.5	2.6	464	0	56	27.4	2.0	0.0	16	126	18	54	12	0.8	63	3	76	49	53	87	0.0	0.3	7	0.0	0.8	0
Berliner		345	7.7	12.1	3.4	3.1	300	0	73	51.1	2.2	0.0	114	108	23	103	11	1.3	32	2	108	104	164	126	0.0	1.1	0	0.0	2.0	-2
Bienenstich		340	6.9	17.6	4.9	3.0	263	0	36	38.6	2.4	0.0	66	194	69	122	29	1.1	31	1	97	82	182	85	0.0	1.0	1	0.0	4.1	-1
Birnenkuchen		219	3.3	10.9	2.4	3.2	317	0	39	26.8	3.2	0.0	100	136	26	63	25	1.0	24	2	95	45	65	38	0.2	0.3	3	0.5	2.2	+1
Biskuit		276	7.0	5.0	1.5	0.7	98	0	169	50.8	0.6	0.0	63	81	31	104	7	1.4	57	5	96	51	138	77	1.0	0.1	0	0.1	0.3	-3
Biskuit mit Erdbeeren		106	2.8	1.6	0.4	0.3	104	0	44	19.5	1.6	0.0	19	124	26	48	13	1.0	33	2	31	35	75	63	0.3	0.4	46	0.3	0.1	+1
Biskuit mit Heidelbeeren		143	2.6	1.8	0.4	0.4	136	0	49	29.1	2.6	0.0	19	87	18	38	5	0.9	20	3	41	33	54	56	0.3	0.3	11	0.3	0.1	0
Biskuit mit Obst ◆		119	2.8	1.5	0.4	0.3	82	0	44	23.2	1.8	0.0	18	130	21	43	10	0.8	26	2	42	36	65	55	0.3	0.3	21	0.3	0.1	+1
Biskuit mit Obst ◆ VK		112	3.2	1.8	0.5	0.4	89	0	54	20.3	2.1	0.0	22	140	23	59	15	1.0	31	3	49	54	76	66	0.3	0.5	21	0.3	0.2	+1
Biskuit, zuckerarm/Vollkorn		249	8.5	6.2	1.8	1.0	125	0	209	39.9	1.7	0.0	78	119	40	166	26	1.9	76	7	123	122	179	119	1.0	0.7	0	1.0	0.6	-2
Biskuitrolle		309	5.3	18.4	6.5	1.1	152	0	131	30.7	0.6	0.0	48	126	63	100	15	0.9	38	4	166	46	162	57	0.9	0.2	0	0.9	1.2	-1
Buttercreme-Schiffchen		309	4.7	19.2	8.1	2.4	359	0	183	28.8	0.6	0.2	84	98	68	120	11	1.2	30	3	239	57	127	75	0.6	0.1	1	2.6	1.5	+1
Buttercremeschnitte		396	4.3	19.8	11.0	1.1	293	0	160	50.1	0.9	0.0	34	63	24	79	7	1.1	55	4	195	35	87	50	0.5	0.1	1	1.2	0.6	-2
Butterkuchen (Hefe)		384	6.9	17.0	8.5	0.9	263	0	44	38.6	2.4	0.0	66	194	69	122	29	1.1	31	1	97	82	182	85	0.0	1.0	1	0.0	4.1	-1
Eierlikörtorte		346	5.0	21.0	12.1	1.0	100	0	134	34.0	0.0	0.0	30	76	42	82	7	0.7	18	2	200	44	100	84	0.5	0.1	0	0.8	4.1	-1
Erdbeersahneschnitte		274	4.0	18.0	10.9	0.8	80	0	95	24.0	1.0	0.0	26	86	36	70	8	0.6	18	2	160	40	86	84	0.5	0.2	6	0.8	3.2	-1
Erdbeerschnitte		161	2.8	6.6	1.3	2.1	260	0	14	22.1	1.9	0.0	75	117	23	39	12	0.9	23	1	59	32	51	69	0.1	0.4	43	0.2	1.3	+1
Hefekuchen mit Obst ◆		181	4.1	5.4	2.8	0.4	100	0	40	28.6	2.0	0.0	16	153	23	56	9	0.7	24	2	63	64	85	87	0.0	0.5	5	0.0	0.4	0
Heidelbeerkuchen VK		165	2.3	5.2	2.6	0.6	240	0	23	27.2	5.1	0.0	5	94	17	60	19	1.1	21	3	64	78	36	97	0.1	0.9	16	0.1	0.3	+1
Heidelbeerkuchen VK Diät		164	2.3	5.0	1.0	2.5	198	0	11	27.2	5.1	0.0	9	94	17	59	19	1.1	14	3	77	78	35	146	0.1	0.9	16	0.2	2.2	+1
Kirsch-Quarkschnitte		219	5.0	11.0	7.0	0.5	50	0	82	26.0	1.0	0.0	24	100	34	100	8	0.6	18	2	135	45	94	84	0.5	0.2	1	0.8	3.2	-1
Kirschstreußelkuchen		247	3.4	10.9	6.3	0.6	184	0	46	33.5	1.8	0.0	9	133	15	39	8	0.6	34	1	99	37	40	69	0.0	0.3	6	0.0	0.4	+1
Kopenhagener mit Marzipan		400	5.1	22.5	10.6	1.7	284	0	62	43.7	2.1	0.0	44	85	28	79	28	0.9	42	2	143	39	115	74	0.1	0.5	0	0.3	2.8	-2
Kopenhagener mit Obst		325	4.0	17.9	10.4	0.8	267	0	62	37.5	1.4	0.0	38	67	20	43	6	0.5	39	2	146	33	41	72	0.2	0.2	2	0.3	0.5	-1
Kuchen ◆		328	6.2	15.2	5.5	2.5	296	0	67	39.7	1.9	0.0	87	143	46	101	19	1.1	37	2	118	77	141	91	0.3	0.8	1	0.3	2.6	-1
Kuchen, Banane in Schokolade		275	4.0	11.9	4.4	2.0	186	0	32	37.7	4.4	0.0	75	269	26	96	30	1.2	30	3	74	43	77	200	0.2	0.5	5	0.3	1.2	0
Käse-Sahnetorte		298	7.0	16.0	9.0	0.7	70	0	85	31.0	1.0	0.0	27	91	42	105	8	0.6	18	2	137	46	110	84	0.5	0.2	2	0.8	3.2	-1
Käsekuchen		294	8.1	11.6	6.5	0.6	179	0	72	39.0	1.0	0.0	28	75	35	104	6	0.8	40	3	110	42	138	76	1.0	0.2	0	1.0	0.4	-1
Mandeltorte		355	9.8	19.6	2.7	3.3	115	0	23	35.1	3.7	0.0	181	353	125	201	63	1.8	44	2	29	99	276	75	0.4	1.5	1	0.1	7.6	0
Mandeltorte, getränkte Schoko-		383	7.3	25.3	6.1	8.6	144	0	97	30.6	3.2	0.5	60	194	57	151	33	1.6	46	3	208	66	173	219	0.5	0.7	0	0.9	9.5	-1
Meraner Apfelkuchen		209	3.0	8.3	1.9	2.3	202	0	21	30.5	2.0	0.0	16	108	13	34	8	0.6	13	1	66	35	39	62	0.1	0.3	6	0.3	1.3	0
Mürbeteig		415	6.0	20.5	4.1	6.4	606	0	45	51.7	1.8	0.0	236	69	21	61	8	0.8	21	1	174	39	48	96	0.2	0.3	0	0.8	4.0	-2
Obstkuchen ◆		174	2.8	6.6	1.3	2.1	239	0	14	25.7	2.1	0.0	75	123	18	34	10	0.7	17	1	71	33	41	62	0.1	0.4	18	0.2	1.3	+1
Petits fours ◆		401	6.3	20.3	4.9	6.0	195	0	75	46.2	1.8	0.7	83	181	67	132	43	1.6	47	3	141	69	185	164	0.4	0.4	0	0.7	6.7	-2
Pflaumenkuchen		172	2.4	6.7	1.3	2.1	212	0	14	25.1	1.7	0.0	100	157	19	32	8	0.5	8	1	77	56	43	60	0.1	0.4	3	0.3	1.7	0
Pflaumenkuchen VK Diät		137	2.9	6.8	1.5	3.5	57	0	0	22.2	2.7	0.3	19	181	16	65	27	0.8	18	2	99	113	63	163	0.0	1.0	3	1.6	2.6	-1
Plattenkuchen VK		355	6.6	26.2	5.8	8.5	163	0	69	37.7	3.3	0.0	37	191	60	161	51	1.5	42	3	228	133	157	260	0.4	1.4	0	0.8	7.5	-1
Sahnetorte ◆		371	4.5	23.1	6.3	3.4	344	0	65	36.2	1.3	0.0	32	108	48	71	15	0.7	18	2	175	50	90	84	0.5	0.3	1	0.8	3.2	-1
Schmalzkuchen gebacken Diät		344	7.9	13.6	2.4	8.1	89	0	0	47.7	3.6	0.0	60	129	17	108	35	1.4	39	3	108	137	111	213	0.0	1.2	0	0.3	7.7	-2
Schokoladentorte, französische		365	7.1	18.0	5.1	2.0	97	0	76	41.4	4.8	0.6	34	265	71	175	51	2.0	42	4	88	88	201	54	0.2	0.9	0	1.1	3.9	-2
Schokoschnitte		225	5.0	22.0	12.3	1.4	140	0	100	26.0	0.0	0.0	30	170	43	100	28	1.1	18	2	170	45	94	84	0.5	0.3	0	0.8	3.2	-1
Schwarzwäldertorte		348	5.0	19.0	11.2	1.1	110	0	96	36.0	1.0	0.0	27	130	37	84	19	0.8	18	2	158	39	83	84	0.5	0.2	1	0.8	3.2	-1
Stollen, Marzipan-		395	4.7	16.7	2.8	4.8	418	0	1	56.5	3.2	0.0	219	308	33	98	19	1.0	7	1	103	113	131	113	0.0	1.2	0	0.0	3.3	-2
Stollen, Rum-		386	4.4	15.9	2.9	4.8	448	0	1	56.8	3.1	0.0	236	318	27	86	9	0.9	5	1	113	116	99	118	0.0	1.2	0	0.0	2.5	-2
Tiramisu		298	12.0	14.2	7.2	0.8	188	0	163	27.9	0.3	1.6	394	88	225	232	12	1.0	50	11	256	54	313	140	2.0	0.5	0	2.0	0.5	-2
Waffel (cholesterinfrei)		252	6.1	18.6	4.1	9.7	94	0	0	35.7	2.2	0.0	190	106	23	77	33	1.0	49	4	213	97	121	304	0.0	0.9	0	1.0	5.9	-2
Waffel + Van.creme (chol.frei)		153	4.2	7.5	1.6	3.9	38	0	1	23.9	0.9	0.6	107	118	73	78	20	0.5	30	3	86	59	134	147	1.0	0.4	1	0.6	2.4	0
Waffel mit Vanillecreme ◆		270	5.2	15.2	8.2	0.8	223	0	110	28.0	1.3	0.0	124	126	65	119	24	1.1	60	5	146	88	138	83	1.0	0.6	1	0.8	0.6	0
Waffel ◆		378	6.3	22.9	12.7	1.3	356	0	176	36.4	2.2	0.0	164	105	37	140	31	1.6	88	6	227	124	119	112	1.0	1.0	0	1.0	0.9	-1
Wienerbröd		415	6.5	25.0	4.6	7.6	676	0	23	41.0	2.4	0.0	157	147	45	101	22	1.1	22	1	178	84	143	106	0.0	1.0	0	0.8	5.8	-2

Lamm und Pferd

Lebensmittel	Ab %	Ener kcal	Prot g	Fett g	gesF g	muF g	Q3-F mg	Eico mg	Chol mg	Khyd g	Ball g	Alk g	Na mg	K mg	Ca mg	P mg	Mg mg	Fe mg	F µg	J µg	A µg	B1 µg	B2 µg	B6 µg	B12 µg	Niac mg	C mg	D µg	E mg	S/B
Frikadelle, Diät (Pferd)		172	24.5	6.1	2.0	1.6	574	0	83	4.9	0.3	0.0	263	397	23	217	31	5.3	10	2	23	133	205	557	3.0	5.2	0	0.0	0.2	-4
Hackfleisch (Pferd)		131	20.6	5.4	1.8	1.4	520	0	75	0.0	0.0	0.0	45	330	13	185	25	4.7	0	1	20	110	150	500	3.0	4.6	0	0.0	0.2	-4
Hammelkotelett		348	14.9	32.0	15.2	1.8	320	0	70	0.0	0.0	0.0	90	345	9	140	25	2.2	20	2	0	130	180	290	3.0	4.3	0	0.0	0.4	-2
Knackwurst (Pferd)		150	20.0	8.0	2.7	2.1	780	0	75	0.0	0.0	0.0	45	330	13	185	25	4.7	0	1	20	110	150	500	3.0	4.6	0	0.0	0.2	-4
Lamm (Filet)		112	20.4	3.4	1.7	0.2	20	0	70	0.0	0.0	0.0	95	290	12	160	19	1.8	20	2	0	180	250	290	3.0	5.8	0	0.0	0.4	-2
Lammfilet, mariniert		117	20.8	3.7	1.8	0.2	20	0	70	0.0	0.0	0.0	95	290	12	160	19	1.8	20	2	0	180	250	290	3.0	5.8	0	0.0	0.4	-2
Pferdefleisch φ		107	20.6	2.7	0.9	0.7	260	0	75	0.0	0.0	0.0	45	330	13	185	25	4.7	0	1	20	110	150	500	3.0	4.6	0	0.0	0.2	-4

Milchprodukte

Lebensmittel	Ab %	Ener kcal	Prot g	Fett g	gesF g	muF g	Q3-F mg	Eico mg	Chol mg	Khyd g	Ball g	Alk g	Na mg	K mg	Ca mg	P mg	Mg mg	Fe mg	F µg	J µg	A µg	B1 µg	B2 µg	B6 µg	B12 µg	Niac mg	C mg	D µg	E mg	S/B
Crème fraîche (30%)		292	2.5	30.0	18.2	1.2	140	0	90	2.4	0.0	0.0	30	110	90	70	10	0.1	10	10	360	30	150	30	1.0	0.1	1	1.0	0.7	+2
Crème fraîche (40%)		378	2.0	40.0	24.3	1.6	187	0	131	2.5	0.0	0.0	39	105	73	59	8	0.0	10	10	0	30	110	10	0.0	0.0	1	1.0	1.1	+2
Fruchtjoghurt Erdbeer		82	3.0	2.8	1.2	0.2	67	0	9	10.4	0.4	0.0	37	144	92	71	12	0.3	16	5	36	32	142	46	0.7	0.2	16	0.1	0.1	+2
Fruchtjoghurt Kirsch		109	3.1	3.0	1.2	0.2	51	0	10	16.7	0.2	0.0	39	142	94	71	10	0.1	13	5	38	31	142	39	0.8	0.1	3	0.1	0.1	+2
Fruchtjoghurt mit Schokoflockn		145	4.1	4.3	1.8	0.4	63	0	9	22.5	0.9	0.0	45	161	92	85	16	0.6	15	5	37	184	303	248	1.1	2.1	8	0.1	1.4	+2
Fruchtquark Heidelbeeren		137	6.5	6.3	3.8	0.3	94	0	20	13.2	1.2	0.0	19	64	57	107	6	0.4	12	2	63	22	139	49	0.6	0.2	6	0.6	0.1	0
Joghurt (Vollkorn)		107	5.0	4.0	1.8	0.2	60	0	7	14.0	1.0	0.0	60	180	120	125	22	0.5	15	6	20	100	200	45	1.0	0.4	6	0.1	0.1	+2
Joghurt, Sahne (10%)		120	3.1	10.0	4.2	0.4	160	0	35	3.7	0.0	0.0	50	150	110	90	11	0.1	12	7	180	40	160	50	1.0	0.1	1	1.0	0.3	+2
Joghurt, Vollmilch (3.8%)		71	3.9	3.8	1.6	0.2	60	0	13	4.4	0.0	0.0	50	155	120	90	12	0.1	15	6	48	35	180	45	1.0	0.1	2	0.1	0.1	+2
Joghurt, fettarm (1.6%)		50	3.6	1.6	0.6	0.1	11	0	5	4.5	0.0	0.0	45	150	115	90	11	0.1	15	6	21	35	170	45	1.0	0.1	2	0.1	0.1	+2
Joghurt, mager (0.1%)		39	4.4	0.1	0.0	0.0	1	0	0	4.2	0.0	0.0	55	185	145	110	14	0.1	20	7	1	40	180	45	1.0	0.1	2	0.0	0.0	+2
Kaffeesahne (10%)		123	3.1	10.5	4.4	0.4	170	0	35	4.1	0.0	0.0	40	130	100	85	11	0.1	17	3	73	30	160	35	1.0	0.1	1	1.0	0.4	+2
Kondensmilch (10%)		177	8.8	10.1	5.5	0.3	53	0	33	12.5	0.0	0.0	130	420	315	245	35	0.1	40	17	72	90	480	80	1.0	0.3	3	1.0	0.2	+2
Kondensmilch (7.5%)		132	6.5	7.6	3.0	0.2	40	0	25	9.2	0.0	0.0	100	320	240	190	25	0.1	30	15	56	65	370	60	1.0	0.2	2	1.0	0.2	+2
Kondensmilch gezuckert (9%)		320	8.2	8.8	5.0	0.3	48	0	29	51.9	0.0	0.0	130	420	315	245	35	0.1	40	17	72	90	480	80	1.0	0.3	3	1.0	0.2	0
Magermilchpulver		358	35.0	1.0	0.4	0.0	6	0	3	50.5	0.0	0.0	555	1580	1290	1020	110	0.8	130	55	14	340	2180	280	2.0	1.0	6	0.1	0.1	+4
Milch (3.5%)		65	3.3	3.6	1.3	0.1	25	0	12	4.6	0.0	0.0	50	155	120	90	12	0.1	17	3	33	35	180	45	1.0	0.1	2	0.1	0.1	+4
Milch, entrahmt (0.3%)		35	3.3	0.3	0.1	0.0	0	0	2	4.7	0.0	0.0	55	150	125	95	14	0.1	17	3	2	40	170	50	1.0	0.1	1	0.0	0.0	+4
Milch, fettarm (1.5%)		47	3.4	1.6	0.6	0.1	30	0	5	4.6	0.0	0.0	50	150	120	90	12	0.1	17	3	14	35	180	45	1.0	0.1	2	1.0	0.1	+4
Milchpulver		482	25.2	26.2	10.4	0.7	170	0	95	35.1	0.0	0.0	370	1160	920	715	110	0.6	120	45	303	270	1400	300	3.0	0.7	11	1.0	0.8	+4
Milchshake (Vanille)		130	3.4	3.3	1.1	0.1	26	0	11	22.1	0.0	0.0	50	128	127	76	11	0.2	15	3	47	47	240	38	0.8	0.1	1	0.1	0.1	+2
Pudding		123	4.0	4.0	1.7	0.1	25	0	10	19.0	0.0	0.0	43	172	100	90	18	0.4	18	3	20	35	170	38	1.0	0.1	2	0.1	0.1	+2
Pudding, Magermilch-		87	3.0	0.1	0.0	0.0	0	0	2	16.1	0.0	1.0	52	126	106	79	12	0.2	18	3	2	33	142	42	1.0	0.1	1	0.0	0.0	+2
Quark (20%iTr)		109	12.5	5.1	2.9	0.2	35	0	17	2.7	0.0	0.0	35	85	85	165	11	0.3	20	4	59	35	270	60	1.0	0.1	1	1.0	0.1	0
Quark (40%iTr)		160	11.1	11.4	6.7	0.4	70	0	35	2.6	0.0	0.0	34	82	95	187	10	0.3	20	4	100	30	240	60	1.0	0.1	1	1.0	0.1	0
Quark, mager		72	13.5	0.3	0.1	0.0	2	0	1	3.2	0.0	0.0	35	95	70	190	8	0.5	20	4	13	50	300	60	1.0	0.1	1	1.0	0.1	0
Sahne (Rahm)		308	2.4	31.7	12.2	1.0	210	0	110	3.3	0.0	0.0	35	110	80	65	10	0.1	12	2	275	25	150	35	1.0	0.1	1	1.0	0.8	+2
Sahne, sauer		187	2.8	18.0	7.1	0.5	95	0	60	3.0	0.0	0.0	55	145	100	80	11	0.1	11	3	127	35	150	17	1.0	0.1	1	1.0	0.6	+2

Nudeln und Teigwaren

Lebensmittel	Ab %	Ener kcal	Prot g	Fett g	gesF g	muF g	Ω3-F mg	Eico mg	Chol mg	Khyd g	Ball g	Alk g	Na mg	K mg	Ca mg	P mg	Mg mg	Fe mg	F µg	J µg	A µg	B1 µg	B2 µg	B6 µg	B12 µg	Niac mg	C mg	D µg	E mg	S/B
Blätterteig		375	5.0	25.0	14.6	1.1	371	0	88	33.0	1.8	0.0	49	61	14	50	5	0.6	52	2	204	33	35	88	0.1	0.3	0	0.4	0.7	-1
Blätterteig (cholesterinfrei)		460	6.0	32.0	5.7	11.2	215	0	0	37.0	1.7	0.0	148	51	14	37	8	0.5	9	0	184	26	13	78	0.0	0.3	0	1.0	0.1	-2
Bratnudeln mit Hähnchen, chin.		137	11.2	3.6	0.5	1.8	213	0	40	15.0	1.1	0.0	27	167	17	118	28	0.8	70	1	14	81	65	173	0.4	4.3	3	0.0	0.5	0
Broccoli-Nudelauflauf		136	6.0	4.0	1.7	0.5	30	0	10	19.0	0.6	0.0	262	129	57	81	21	0.7	7	1	58	69	84	46	0.3	0.8	10	0.1	0.4	+1
Cannelloni		158	7.0	5.5	2.1	0.5	40	0	202	20.0	1.0	0.0	232	120	144	140	26	0.7	34	1	66	72	89	119	0.0	0.6	5	0.0	1.2	0
Dampfnudeln, gebacken		301	7.1	9.6	2.1	2.6	258	0	29	46.2	2.1	0.0	232	132	59	95	11	0.8	23	2	87	74	137	129	0.5	0.7	1	0.4	1.7	0
Eiernudeln, roh		354	12.3	2.8	0.3	0.9	75	0	95	69.9	3.4	0.0	17	165	25	190	65	1.6	80	0	65	170	75	60	0.0	1.9	0	0.0	0.0	0
Eierpfannkuchen		241	7.8	12.9	5.8	3.0	100	0	112	23.4	1.2	0.0	175	123	61	113	10	1.0	42	4	71	58	154	103	1.0	0.3	1	1.0	2.4	-1
Eierspätzle, tiefgefroren		131	5.0	1.0	0.3	0.2	24	0	55	25.4	1.4	0.0	99	59	15	57	4	0.7	22	1	36	35	54	80	0.3	0.3	0	0.3	0.2	-2
Lasagne		128	8.0	4.0	2.1	0.4	40	0	36	14.0	3.0	0.0	232	120	144	140	26	0.7	34	1	66	72	89	119	0.0	0.6	5	0.0	1.2	0
Lasagne, Florentiner		142	6.1	7.6	2.1	1.4	172	0	23	12.5	1.6	0.0	214	175	159	99	24	1.1	34	1	242	60	120	119	0.0	0.4	11	0.0	1.2	0
Nudeln, roh (italienische)		362	12.5	1.2	0.6	0.1	40	0	0	75.2	1.0	0.0	5	164	22	165	60	1.5	20	0	0	90	60	180	0.0	2.0	10	0.0	0.3	0
Nudelpfanne Milano		185	8.9	2.6	0.5	0.5	47	1	56	31.5	2.3	0.0	297	161	25	110	34	1.0	46	1	52	104	72	86	0.2	1.5	10	0.0	0.2	0
Plätzli (Champignon)		155	5.3	3.3	1.2	0.7	52	0	25	27.3	1.6	0.0	231	142	56	84	10	0.8	25	3	33	52	136	87	0.3	0.8	1	0.2	0.6	0
Plätzli (Fleisch)		176	8.0	4.0	1.6	0.6	42	1	25	27.3	1.4	0.0	234	129	56	85	10	0.8	27	2	33	82	107	121	0.4	0.7	1	0.1	0.6	0
Plätzli (Käse-Schinken)		185	7.3	5.3	2.3	0.8	69	0	35	28.0	1.4	0.0	301	119	107	110	12	0.8	28	4	50	75	119	102	0.5	0.5	1	0.1	0.6	0
Tagliatelle (ohne Milch)		244	6.5	13.1	3.4	3.2	298	0	46	25.0	1.3	0.0	168	131	53	101	30	0.8	34	2	130	107	94	63	0.2	0.9	2	0.3	1.9	0
Tagliatelle di Mare		114	6.9	2.9	1.0	0.5	85	17	37	15.1	1.5	0.0	400	220	63	136	29	1.1	33	45	227	84	133	69	1.0	1.4	4	0.1	0.4	0
Vollkornnudeln, gekocht (o.Ei)		142	6.0	1.0	0.2	0.4	40	0	0	29.0	1.0	0.0	340	100	13	130	40	1.0	40	4	15	100	50	200	0.0	1.0	0	0.0	0.7	+2

Nüsse

Lebensmittel	Ab %	Ener kcal	Prot g	Fett g	gesF g	muF g	Ω3-F mg	Eico mg	Chol mg	Khyd g	Ball g	Alk g	Na mg	K mg	Ca mg	P mg	Mg mg	Fe mg	F µg	J µg	A µg	B1 µg	B2 µg	B6 µg	B12 µg	Niac mg	C mg	D µg	E mg	S/B
Cashewnüsse		572	17.5	42.2	6.8	6.9	150	0	0	30.5	2.9	0.0	14	550	30	375	265	2.8	140	10	10	630	260	0	0.0	2.0	0	0.0	0.8	0
Erdnußflips		482	10.4	26.6	9.5	8.6	86	0	0	42.9	7.3	0.0	784	232	44	246	64	2.0	28	3	32	327	110	118	0.0	4.1	0	0.0	5.2	0
Erdnußmus		625	27.8	50.8	7.8	15.6	500	0	0	12.8	7.4	0.0	120	820	74	393	163	1.9	120	12	1	120	100	100	0.0	16.2	0	0.0	9.0	-4
Erdnüsse, geröstet		601	25.6	49.4	7.5	14.0	200	0	0	8.9	7.4	0.0	6	775	65	410	180	2.3	140	14	0	250	140	400	0.0	14.3	0	0.0	9.0	-4
Haselnüsse, ohne Schale		648	12.0	61.6	4.1	6.5	150	0	0	11.4	7.4	0.0	2	635	225	335	155	3.8	17	2	5	390	210	450	0.0	1.4	3	0.0	25.0	0
Kokosnüsse	40	363	3.9	36.5	28.5	0.7	680	0	0	4.8	9.0	0.0	35	380	20	95	39	2.3	0	1	0	60	8	60	0.0	0.4	2	0.0	0.7	0
Mandeln, ohne Schale		598	18.7	54.1	4.1	10.1	260	0	0	9.0	9.8	0.0	5	835	250	455	170	4.0	90	2	20	220	620	60	0.0	4.2	1	0.0	25.0	+1
Pistazien, mit Schale		359	10.6	31.0	4.0	4.1	162	0	0	9.4	3.9	0.0	2	612	81	300	96	4.4	0	0	15	414	120	0	0.0	0.9	4	0.0	3.1	+1
Pistazienkerne		598	17.6	51.6	6.7	6.8	270	0	0	15.7	6.5	0.0	3	1020	135	500	160	7.3	0	0	25	690	200	0	0.0	1.5	7	0.0	5.2	+1
Sonnenblumenkerne		580	22.5	49.0	5.3	28.8	90	0	0	12.3	6.3	0.0	2	725	100	620	420	6.3	0	0	0	1900	140	0	0.0	4.1	0	0.0	21.8	0
Walnüsse, ohne Schale		669	14.4	62.5	5.7	40.9	6800	0	0	12.1	4.6	0.0	2	545	85	410	130	2.5	680	3	8	340	120	870	0.0	1.0	3	0.0	6.2	0

Obst

Lebensmittel	Ab %	Ener kcal	Prot g	Fett g	gesF g	muF g	Ω3-F mg	Eico mg	Chol mg	Khyd g	Ball g	Alk g	Na mg	K mg	Ca mg	P mg	Mg mg	Fe mg	F µg	J µg	A µg	B1 µg	B2 µg	B6 µg	B12 µg	Niac mg	C mg	D µg	E mg	S/B
Ananas in Dosen		56	0.5	0.2	0.0	0.1	30	0	0	12.4	1.4	0.0	2	175	16	9	17	0.4	14	5	10	80	30	75	0.0	0.2	19	0.0	0.1	+2
Ananas in Dosen gezuckert		95	0.4	0.2	0.0	0.1	20	0	0	23.0	1.0	0.0	1	75	12	6	8	0.3	10	4	7	80	20	70	0.0	0.2	7	0.0	0.1	+1
Apfel		54	0.3	0.4	0.1	0.2	20	0	0	11.8	2.3	0.0	3	145	7	12	6	0.5	7	2	8	35	30	45	0.0	0.3	12	0.0	0.5	+2
Apfel, ganz	4	52	0.3	0.4	0.1	0.2	19	0	0	11.3	2.2	0.0	3	139	7	11	6	0.5	7	2	7	34	29	43	0.0	0.3	11	0.0	0.5	+2
Apfelmus		127	0.2	0.2	0.1	0.1	9	0	0	31.3	1.7	0.0	2	97	4	5	9	0.4	6	2	5	9	17	25	0.0	0.1	2	0.0	0.4	+1
Apfelsine	28	30	0.7	0.1	0.0	0.1	22	0	0	5.8	1.6	0.0	1	126	29	18	10	0.3	4	1	11	58	29	36	0.0	0.2	36	0.0	0.2	+4
Banane, getrocknet		326	4.4	0.8	0.3	0.2	100	0	0	75.2	12.0	0.0	4	1477	32	104	144	2.8	80	12	13	200	200	370	0.0	2.8	7	0.0	0.5	+2
Banane, mit Schale	33	62	0.8	0.1	0.1	0.1	17	0	0	13.9	1.3	0.0	1	264	6	20	24	0.4	13	2	25	30	37	248	0.0	0.4	8	0.0	0.2	+2
Banane, ohne Schale		92	1.2	0.2	0.1	0.1	25	0	0	20.8	2.0	0.0	1	395	9	30	35	0.6	20	3	38	45	55	370	0.0	0.6	12	0.0	0.3	+2
Birne	7	51	0.5	0.3	0.0	0.1	33	0	0	11.5	2.6	0.0	2	116	9	14	7	0.2	11	2	5	33	37	14	0.0	0.2	5	0.0	0.4	+4
Brombeeren		44	1.2	1.0	0.0	0.7	300	0	0	6.2	3.2	0.0	3	190	45	30	30	0.9	0	1	45	30	40	50	0.0	0.4	17	0.0	0.7	+2
Dattel		276	1.9	0.5	0.1	0.2	20	0	0	65.1	9.2	0.0	35	650	65	55	50	1.9	0	1	5	35	75	130	0.0	1.9	3	0.0	0.0	+2
Erdbeeren		32	0.8	0.4	0.0	0.2	110	0	0	5.5	2.0	0.0	3	145	25	30	15	0.9	25	1	8	30	55	60	0.0	0.5	65	0.0	0.1	+2
Feige		61	1.3	0.5	0.1	0.2	20	0	0	12.9	2.0	0.0	2	240	55	30	20	0.6	20	2	8	45	50	110	0.0	0.4	3	0.0	0.0	+2
Heidelbeeren		87	0.7	0.6	0.0	0.4	220	0	0	19.6	4.9	0.0	1	73	13	11	2	0.9	2	5	26	20	20	60	0.0	0.4	22	0.0	0.0	+2
Himbeeren		33	1.3	0.3	0.0	0.2	90	0	0	5.8	4.7	0.0	1	170	40	45	30	1.0	0	1	13	25	50	75	0.0	0.3	25	0.0	0.5	+2
Kirsche, süß	12	55	0.8	0.3	0.0	0.1	40	0	0	11.7	1.7	0.0	3	202	15	18	10	0.3	16	1	13	35	35	40	0.0	0.2	13	0.0	0.1	+4
Kiwi	10	46	0.9	0.6	0.1	0.2	20	0	0	8.4	3.5	0.0	4	266	36	27	22	0.7	0	1	55	15	45	0	0.0	0.4	90	0.0	0.0	+4
Mandarine	33	30	0.5	0.2	0.0	0.1	10	0	0	7.0	1.0	0.0	1	140	23	14	7	0.2	7	1	38	40	20	17	0.0	0.1	20	0.0	0.0	+4
Mandarinen in Dosen gezuckert		63	0.7	0.3	0.0	0.1	14	0	0	15.0	1.4	0.0	1	200	33	20	10	0.3	10	1	54	57	28	24	0.0	0.1	28	0.0	0.0	+4
Nektarine	8	49	0.8	0.1	0.0	0.0	0	0	0	11.4	1.8	0.0	8	248	4	22	12	0.4	18	1	65	18	46	0	0.0	0.9	7	0.0	0.4	+2
Obstsalat		100	1.1	2.1	0.2	1.3	224	0	0	17.3	2.1	1.0	4	227	10	32	15	0.5	28	2	24	44	41	103	0.0	0.4	9	0.0	0.4	+2
Pfirsich	8	39	0.7	0.1	0.0	0.0	0	0	0	8.2	1.6	0.0	1	190	7	23	8	0.4	18	1	67	25	46	23	0.0	0.8	9	0.0	0.0	+2
Pfirsich in Dosen gezuckert		69	0.4	0.1	0.0	0.0	0	0	0	16.5	1.1	0.0	3	130	4	13	5	0.3	10	1	45	10	20	20	0.0	0.6	4	0.0	0.0	+1
Pflaumen	6	46	0.6	0.2	0.0	0.1	28	0	0	9.6	1.6	0.0	2	207	13	17	9	0.4	2	1	33	66	42	42	0.0	0.4	5	0.0	0.7	+2
Rosinen		278	2.5	0.6	0.1	0.1	70	0	0	63.9	5.4	0.0	20	780	30	110	15	1.0	0	2	5	120	55	110	0.0	0.5	1	0.0	0.0	+2
Wassermelone, verzehrfertig		35	0.6	0.2	0.0	0.0	40	0	0	7.7	0.2	0.0	1	160	10	11	3	0.4	11	1	33	45	50	70	0.0	0.2	6	0.0	0.1	+2
Weintrauben		70	0.7	0.3	0.0	0.1	35	0	0	15.6	1.6	0.0	2	190	18	20	9	0.5	14	1	4	45	25	75	0.0	0.2	4	0.0	0.4	+2

Öle und Fette

Lebensmittel	Ab %	Ener kcal	Prot g	Fett g	gesF g	muF g	Ω3-F mg	Eico mg	Chol mg	Khyd g	Ball g	Alk g	Na mg	K mg	Ca mg	P mg	Mg mg	Fe mg	F µg	J µg	A µg	B1 µg	B2 µg	B6 µg	B12 µg	Niac mg	C mg	D µg	E mg	S/B
Backmargarine		722	0.2	80.0	15.6	25.5	2400	0	7	0.4	0.0	0.0	100	7	10	10	13	0.0	0	0	609							2.5	16.0	-2
Butter		754	0.7	83.2	50.6	3.0	1200	0	240	0.6	0.0	0.0	5	16	13	20	3	0.1	130	4	653	5	20	5	0.0	0.0	0	1.0	2.0	0
Halbarine (Rau)		360	1.6	40.0	10.8	21.2	175	0	0	0.4	0.0	0.0	75	7	10	10	12	0.1	0	0	925	0	0	1000	0.0	0.0	0	2.5	25.0	0
Kokosfett		894	0.8	99.0	77.5	1.4	0	0	1	0.0	0.0	0.0	2	2	2	1	0	0.1	0	0	1	0	0	0	0.0	0.0	0	0.0	1.0	-2
Margarine (SB)		722	6.0	80.0	14.4	28.0	400	0	1	0.4	0.0	0.0	75	7	10	10	12	0.1	0	0	450							2.5	0.0	-2
Margarine, Diät- (becel)		720	6.0	80.0	20.0	48.0	400	0	0	0.4	0.0	0.0	75	7	10	10	12	0.1	0	0	590	0	0	0	0.0	0.0	0	2.5	48.0	0
Margarine, Rau Deli Reform		722	1.6	80.0	18.0	42.0	350	0	0	0.4	0.0	0.0	75	7	10	10	12	0.1	0	0	900	0	0	1000	0.0	0.0	0	2.5	40.0	0
Margarine, halbfett (becel)		360	6.0	40.0	10.0	24.0	200	0	0	0.4	0.0	0.0	75	7	10	10	12	0.1	0	0	450	0	0	0	0.0	0.0	0	2.5	6.0	0
Margarine, halbfett ◆		368	1.6	40.0	9.0	21.0	2200	0	0	0.4	0.0	0.0	75	7	10	10	12	0.1	0	0	925	0	0	1000	0.0	0.0	0	2.5	25.0	0
Mayonnaise (52%)		490	0.5	52.0	7.3	31.7	0	0	80	5.0	0.0	0.0	400	40	35	90	2	0.8	0	0	3	50	100	30	0.2	0.2	6	2.0	0.2	0
Mayonnaise (60%)		564	0.5	60.0	8.4	36.6	0	0	80	5.0	0.0	0.0	400	40	35	90	2	0.8	0	0	3	50	100	30	0.2	0.2	6	2.0	0.2	0
Mayonnaise (becel)		479	2.0	50.0	5.6	32.0	250	0	1	6.0	0.0	0.0	52	6	6	5	3	0.1	1	0	2	0	0	0	0.0	0.0	0	0.0	27.5	0
Mayonnaise Belvita		245	0.3	20.0	2.3	12.5	1527	0	20	16.0	0.0	0.0	588	5	20	12	1	0.3	3	0	17	5	7	5	0.0	0.0	0	0.3	10.8	-1
Olivenöl		897	0.0	99.6	13.2	9.0	950	0	1	0.2	0.0	0.0	1	0	1	0	0	0.1	0	0	120	0	0	0	0.0	0.0	0	0.0	12.0	0
Pflanzenöl ◆		896	0.5	99.4	50.9	26.4	200	0	1	0.0	0.0	0.0	1	2	1	1	1	0.1	0	0	2	0	0	0	0.0	0.0	0	0.0	22.6	0
Sojaöl		887	0.0	100.	12.9	61.0	7600	0	2	0.0	0.0	0.0	0	0	0	0	0	0.0	0	0	0	0	0	0	0.0	0.0	0	0.0	15.0	0
Sonnenblumenöl		898	0.0	100.	11.0	64.0	500	0	1	0.0	0.0	0.0	0	1	0	0	1	0.0	0	0	4	0	0	0	0.0	0.0	0	0.0	55.0	0
Speiseöl Rau		835	0.0	100.	11.0	75.0	470	0	0	0.0	0.0	0.0	0	0	0	0	0	0.0	0	0	0	0	0	0	0.0	0.0	0	0.0	70.0	0
Standardmargarine		722	0.2	80.0	20.0	19.5	1900	0	115	0.4	0.0	0.0	100	7	10	10	12	0.1	0	0	638	0	0	0	0.0	0.0	0	2.5	0.0	-2

Rind und Kalb

Lebensmittel	Ab %	Ener kcal	Prot g	Fett g	gesF g	muF g	Ω3-F mg	Eico mg	Chol mg	Khyd g	Ball g	Alk g	Na mg	K mg	Ca mg	P mg	Mg mg	Fe mg	F µg	J µg	A µg	B1 µg	B2 µg	B6 µg	B12 µg	Niac mg	C mg	D µg	E mg	S/B
Cevapcici		239	17.0	19.0	9.0	1.3	100	0	70	0.0	0.0	0.0	35	200	18	190	33	2.2	0	0	5	400	150	400	2.0	4.0	0	0.0	0.4	-2
Corned Beef		141	21.7	6.0	3.0	0.2	55	5	70	0.0	0.0	0.0	835	130	35	130	15	1.5	60	0	0	30	100	60	2.0	3.1	0	0.0	0.5	-2
Frikadelle, Diät (Rind)		266	26.6	15.5	6.8	0.8	111	0	77	4.9	0.3	0.0	252	253	28	223	40	2.7	10	1	1	111	205	447	2.0	2.4	0	0.0	0.4	-2
Frikadelle, Rind		241	16.0	16.3	7.7	1.3	140	0	74	7.5	0.5	0.0	400	175	30	164	27	2.0	9	1	26	82	136	325	1.6	1.7	0	0.2	0.7	-2
Hackfleisch (Rind)		216	22.5	14.0	6.1	0.7	100	0	70	0.0	0.0	0.0	35	200	18	190	33	2.4	0	0	0	90	150	400	2.0	2.1	0	0.0	0.4	-2
Herz (Rind)		121	16.8	6.0	2.7	0.2	25	0	150	0.0	0.0	0.0	110	285	10	215	25	5.1	60	30	4	510	910	280	10.0	7.2	5	0.0	0.6	-2
Hirn (Kalb)		109	10.1	7.6	2.4	0.3	0	0	2000	0.0	0.0	0.0	160	280	12	350	15	2.5	0	0	0	160	260	160	6.0	3.6	25	0.0	2.0	-2
Kalbsfilet		95	20.6	1.4	0.6	0.4	100	0	70	0.0	0.0	0.0	95	350	12	200	20	1.4	20	2	0	150	300	400	1.0	6.5	0	0.0	0.0	-2
Kalbskotelett		107	20.9	2.6	1.4	0.2	17	0	70	0.0	0.0	0.0	95	370	13	195	16	2.1	20	3	0	140	260	400	2.0	6.5	0	0.0	0.0	-2
Leber (Kalb)		114	19.2	4.1	1.3	0.4	12	0	360	1.7	0.0	0.0	85	315	9	305	19	7.9	19	4	20000	280	2610	900	60.0	15.0	35	1.0	0.3	-2
Leber (Rind)		114	19.7	3.1	1.0	0.4	70	20	265	1.7	0.0	0.0	115	290	7	360	17	7.1	130	14	15000	300	2880	710	65.0	15.0	30	2.0	0.7	-2
Niere (Kalb)		124	16.7	6.4	2.7	0.2	60	0	380	0.0	0.0	0.0	200	290	10	260	18	12.0	200	4	210	370	2480	500	25.0	6.5	13	0.0	0.2	-2
Rinderfilet		116	16.2	4.4	2.2	0.2	50	0	70	0.0	0.0	0.0	50	340	5	165	20	2.1	100	1	3	100	130	500	2.0	4.0	0	0.0	0.2	-2
Roastbeef		121	21.6	3.8	1.9	0.2	45	0	60	0.0	0.0	0.0	75	335	12	155	25	2.5	100	1	15	90	160	500	2.0	4.9	0	0.0	0.2	-2
Zunge (Rind)		207	16.0	15.9	6.0	0.2	20	0	110	0.0	0.0	0.0	100	255	10	229	10	3.0	60	30	0	140	290	130	2.0	4.6	0	0.0	0.6	-2

Saucen

Lebensmittel	Ab %	Ener kcal	Prot g	Fett g	gesF g	muF g	Ω3-F mg	Eico mg	Chol mg	Khyd g	Ball g	Alk g	Na mg	K mg	Ca mg	P mg	Mg mg	Fe mg	F µg	J µg	A µg	B1 µg	B2 µg	B6 µg	B12 µg	Niac mg	C mg	D µg	E mg	S/B
Barbeque Relish		100	0.7	0.1	0.0	0.0	22	0	0	23.4	0.8	0.0	1020	99	41	24	6	1.0	11	1	15	8	15	32	0.0	0.2	2	0.0	0.0	-1
Burgundersauce, fettarm		56	0.7	1.9	0.6	0.7	70	0	1	5.5	0.0	0.5	194	44	21	21	8	0.3	4	1	31	15	28	33	0.0	0.1	0	0.1	0.8	-1
Caramelsauce		332	2.7	5.2	2.6	1.3	10	0	2	68.6	0.0	0.0	83	121	102	76	11	0.3	14	2	2	32	136	40	0.8	0.1	1	0.0	1.1	-1
Champignonsauce, fettarm		72	2.2	4.5	1.5	1.5	162	0	5	5.7	0.0	0.0	264	82	58	63	19	0.1	8	3	75	14	72	82	0.1	0.1	0	0.3	1.8	0
Chinesische Sauce		45	3.2	0.8	0.1	0.3	26	0	0	5.9	0.5	0.0	205	123	30	22	15	0.4	2	0	2	95	76	30	0.0	0.9	8	0.0	0.1	+2
Dillsauce, fettarm		58	2.0	3.4	1.0	1.1	117	0	4	4.7	0.3	0.0	254	66	51	51	12	0.1	6	2	59	21	65	67	0.1	0.1	0	0.2	1.3	0
Gemüsesahnesauce		77	1.5	6.4	2.4	0.3	91	0	21	3.1	1.5	0.0	206	206	37	37	10	0.7	13	2	152	155	84	127	0.2	0.5	39	0.2	0.8	+1
Hummersauce		160	1.3	13.2	4.8	1.2	167	5	43	6.3	0.0	0.4	725	56	52	33	6	0.2	11	3	136	12	58	71	0.4	0.1	0	0.5	1.2	0
Kräutersauce, fettarm		97	1.1	8.2	1.8	3.8	398	0	5	5.0	0.1	0.0	38	38	27	30	7	0.2	6	1	163	18	49	176	0.0	0.2	0	1.0	4.0	-0
Käse-Weißwein-Sauce		156	4.2	12.4	4.9	1.7	131	0	26	5.6	0.0	0.2	299	64	147	96	10	0.2	23	6	101	15	96	15	0.3	0.0	0	0.3	0.2	-1
Mehlschwitze VK Diät		57	1.4	5.8	1.3	3.0	31	0	0	5.1	1.0	0.0	46	32	8	43	18	0.3	6	1	67	40	8	102	0.0	0.4	0	0.2	1.9	0
Mehlschwitze ◆		60	1.0	4.7	2.8	0.3	63	0	12	3.7	0.2	0.0	201	9	7	7	1	0.1	8	0	33	3	3	9	0.0	0.0	0	0.1	0.1	+1
Sahnesauce		131	1.0	12.4	5.7	0.4	114	0	40	3.3	0.3	0.3	35	56	28	30	8	0.1	15	2	102	10	42	23	0.3	0.1	1	0.3	0.3	+1
Salatdressing ◆		237	2.0	21.0	3.0	15.0	112	0	30	10.0	0.0	0.0	400	40	35	90	3	0.8	0	0	3	50	100	0	0.0	0.2	6	0.0	30.0	0
Salatfix leicht »American«		122	2.1	6.0	2.7	1.2	46	0	42	13.0	0.1	0.0	900	110	72	58	8	0.4	8	2	53	25	73	33	0.4	0.1	3	0.6	1.0	0
Salatfix »Thousand Islands«		263	0.5	21.1	2.3	13.5	112	0	0	17.6	0.5	0.0	283	167	17	12	8	0.3	4	0	29	21	14	45	0.0	0.2	16	0.0	11.8	0
Sauce Bearnaise, fettarm		115	1.6	9.8	2.3	4.9	518	0	5	5.6	0.0	0.0	270	55	52	38	7	0.1	6	2	222	12	71	244	0.1	0.0	0	0.7	5.9	-1
Sauce Bechamel, fettarm		73	2.9	3.7	0.8	1.7	183	0	1	7.2	0.0	0.0	146	120	101	81	14	0.2	13	3	78	28	143	113	0.0	0.1	1	0.0	2.1	+1
Sauce Bolognese		175	9.1	14.5	6.9	2.2	53	2	27	1.9	0.8	0.0	286	282	25	71	15	1.3	33	2	100	193	80	223	0.4	1.9	6	0.2	1.7	0
Sauce Hollandaise ◆		232	1.5	22.4	13.2	0.8	313	0	76	6.0	0.0	0.0	46	52	41	46	8	0.2	38	2	182	13	64	12	0.0	0.0	0	1.0	0.5	0
Sauce Hollandaise, fettarm		125	1.6	10.7	2.5	5.3	556	0	13	5.9	0.0	0.0	64	47	38	42	10	0.2	5	1	242	11	54	259	0.0	0.0	0	1.0	6.3	-1
Schaschliksoße		107	2.0	0.0	0.0	0.0	0	0	0	24.0	0.0	0.0	1160	800	30	35	10	0.8			105	70	70			1.1	13			0
Senf		75	10.0	3.0	1.4	0.3				2.0	0.0	0.0	1307	130	124	134	48	1.8												0
Senfsauce, fettarm		78	1.8	4.4	1.5	1.5	161	0	5	8.0	0.0	0.0	267	70	56	51	13	0.1	8	2	75	13	68	81	0.1	0.0	0	0.3	1.8	0
Tomatenmark		50	2.3	0.5	0.1	0.2	30	0	0	9.0	0.5	0.0	590	1160	60	35	40	1.0	50	4	210	90	60	180	0.0	1.5	9	0.0	1.5	0
Vanillesauce		91	3.0	3.3	1.2	0.1	23	0	11	12.0	0.0	0.0	85	143	112	83	11	0.2	17	3	30	32	165	41	1.0	0.1	2	1.0	0.1	+2
Vanillesauce Langbein		103	3.0	4.0	2.2	0.1	23	0	12	14.0	0.0	0.0	45	144	107	81	11	0.1	17	3	26	36	180	41	1.0	0.1	2	1.0	0.1	+2
Vanillesauce mit Magermilch		63	3.0	0.3	0.0	0.0	0	0	2	12.1	0.0	0.0	90	138	117	87	13	0.2	17	3	2	37	156	46	1.0	0.1	1	0.0	0.0	+2
Waldpilzsauce, fettarm		104	1.5	8.8	3.1	1.1	140	0	23	5.0	0.0	0.0	405	49	35	43	16	0.1	5	1	98	6	39	51	0.2	0.1	0	0.4	1.2	+1
Wildbeerensauce		239	0.4	0.2	0.0	0.2	80	0	0	58.6	2.2	0.0	0	48	11	10	5	0.6	1	0	10	10	14	29	0.0	0.2	10	0.0	0.1	-1
Wildsauce, fettarm		54	1.0	2.3	0.7	0.8	84	0	1	7.4	0.0	0.0	128	36	30	29	8	0.2	7	1	35	7	33	45	0.0	0.0	0	0.0	1.0	0

Schwein

Lebensmittel	Ab %	Ener kcal	Prot g	Fett g	gesF g	muF g	Ω3-F mg	Eico mg	Chol mg	Khyd g	Ball g	Alk g	Na mg	K mg	Ca mg	P mg	Mg mg	Fe mg	F µg	J µg	A µg	B1 µg	B2 µg	B6 µg	B12 µg	Niac mg	C mg	D µg	E mg	S/B
Bratwurst		342	12.7	32.4	14.8	3.5	150	0	100	0.0	0.0	0.0	520	140	5	190	15	1.0	50	0	0	280	220	500	1.0	3.2	0	1.0	0.3	-2
Eisbein (ohne Fett)		161	20.4	8.8	4.5	1.1	110	0	70	0.0	0.0	0.0	75	290	9	150	25	1.8	80	1	0	890	220	400	0.0	4.5	0	0.0	0.6	-2
Frikadelle, Diät (gemischt)		314	23.8	22.2	9.9	1.5	89	6	72	4.9	0.3	0.0	252	353	17	162	22	2.5	10	1	6	452	205	447	1.0	4.5	0	0.5	0.2	-2
Frikadelle, gemischt		350	23.1	26.5	12.4	1.7	168	5	123	5.0	0.3	0.0	248	338	22	177	21	2.6	20	1	62	441	197	439	1.0	4.3	0	0.5	0.2	-2
Grützwurst		390	7.0	35.0	16.0	4.0	200	0	60	12.0	0.0	0.0	56	140	8	90	17	1.0	25	0	0	290	85	200	0.5	2.0	1	0.5	0.2	-2
Gyros frites, gegrillt		279	20.8	19.6	9.0	2.2	86	0	50	4.7	0.4	0.0	455	166	17	98	17	1.3	48	10	1	458	120	415	0.8	2.3	1	0.4	0.7	-2
Hackbraten »Falscher Hase«		207	17.9	13.4	6.0	0.9	55	3	54	3.7	0.3	0.0	128	265	12	121	16	1.9	7	1	5	342	152	350	0.8	3.4	0	0.5	0.2	-2
Hackfleisch, gemischtes		260	20.0	20.0	9.0	1.3	80	5	65	0.0	0.0	0.0	35	290	8	135	17	2.2	50	0	5	400	150	400	1.0	4.0	0	0.5	0.2	-2
Kassler		132	21.5	5.1	1.9	0.5	42	0	70	0.0	0.0	0.0	950	325	6	160	20	2.5	50	1	6	650	150	500	1.0	3.5	2	1.0	0.7	-2
Knackwurst (Schwein)		279	14.9	24.4	10.2	2.2	165	0	100	0.0	0.0	0.0	940	205	13	170	13	2.4	50	1	0	100	120	500	1.0	3.1	0	1.0	0.7	-2
Mettwurst		456	12.6	45.0	18.9	2.0	100	0	85	0.0	0.0	0.0	1090	215	13	160	11	1.6	50	0	0	200	150	500	1.0	0.3	0	1.0	0.7	-2
Nackenkotelett, gegrillt		224	19.6	12.0	5.4	1.0	59	0	70	0.0	0.0	0.0	550	215	4	140	20	1.9	50	1	0	800	150	500	1.0	3.3	0	0.0	0.7	-2
Rostbratwürstl		304	11.2	28.8	13.2	3.1	133	0	100	0.0	0.0	0.0	520	140	5	190	15	1.0	50	0	0	280	220	500	1.0	3.2	0	1.0	0.3	-2
Schweinebauch		355	15.3	32.6	15.0	3.3	150	0	60	0.0	0.0	0.0	29	118	5	84	17	1.1	50	1	0	294	84	500	1.0	2.1	0	1.0	0.1	-2
Schweinefilet		162	20.4	8.9	4.0	0.7	50	0	70	0.0	0.0	0.0	75	350	5	175	25	3.6	50	1	6	900	230	500	5.0	5.0	2	1.0	0.1	-2
Schweinekotelett		164	20.4	9.1	4.1	0.8	45	0	70	0.0	0.0	0.0	65	315	11	150	25	1.8	50	0	0	820	200	500	1.0	4.3	0	0.0	0.7	-2
Schweinenackenkotelett, fett		274	18.6	18.0	8.1	1.6	89	0	70	0.0	0.0	0.0	65	215	4	140	20	1.9	50	1	0	800	150	500	1.0	3.3	0	0.0	0.7	-2
Schweinenackenkotelett, mager		233	19.6	13.0	5.9	1.1	64	0	70	0.0	0.0	0.0	65	215	4	140	20	1.9	50	1	0	800	150	500	1.0	3.3	0	0.0	0.7	-2
Schweineschnitzel		156	20.8	8.1	4.0	0.8	50	0	70	0.0	0.0	0.0	55	370	2	190	20	2.3	50	1	0	750	200	500	1.0	4.0	0	1.0	0.7	-2
Speck, fett		759	4.1	82.5	34.7	8.3	500	0	100	0.0	0.0	0.0	385	15	5	120	20	0.4	50	1	0	100	50	500	1.0	0.5	0	1.0	0.7	-2

Suppen

Lebensmittel	Ab %	Ener kcal	Prot g	Fett g	gesF g	muF g	Ω3-F mg	Eico mg	Chol mg	Khyd g	Ball g	Alk g	Na mg	K mg	Ca mg	P mg	Mg mg	Fe mg	F µg	J µg	A µg	B1 µg	B2 µg	B6 µg	B12 µg	Niac mg	C mg	D µg	E mg	S/B
Avocadosuppe		111	2.8	10.1	2.8	0.6	60	0	25	2.1	0.9	0.0	300	145	20	44	17	0.3	25	0	42	30	58	163	0.0	0.5	3	0.0	0.5	0
Bihunsuppe		55	3.6	1.4	0.4	0.3	11	0	13	6.9	0.6	0.0	300	105	22	84	8	0.4	7	0	26	18	31	65	0.0	1.0	3	0.0	0.0	0
Broccolisuppe		55	1.7	2.9	1.4	0.1	54	0	13	5.3	1.0	0.0	200	161	41	41	13	0.5	8	1	130	34	75	60	0.0	0.3	37	0.0	0.2	+1
Erbsensuppe		73	3.3	3.5	1.4	0.3	31	0	11	7.1	1.3	0.0	300	117	22	52	16	0.7	11	1	32	118	65	69	0.0	0.9	7	0.0	0.2	0
Fleischbrühe		7	0.4	0.5	0.2	0.0	0	0	0	0.1	0.0	0.0	300	10	5	15	7	0.0	0	0	0	0	0	0	0.0	0.0	0	0.0	0.0	0
Geflügelcremesuppe		80	3.3	5.6	2.1	0.5	46	0	40	4.0	0.2	0.0	300	78	16	58	10	0.5	12	1	29	57	49	104	0.2	1.0	0	0.3	0.1	0
Gemüsebrühe		6	0.5	0.5	0.3	0.1	1	0	0	0.1	0.0	0.0	300	3	6	2	0	0.0	0	0	0	0	0	0	0.0	0.0	0	0.0	0.0	+1
Gulaschsuppe		79	4.7	4.9	2.2	0.3	27	0	21	3.6	0.1	0.0	200	126	36	69	13	0.5	21	2	36	33	84	120	0.3	1.0	8	0.0	0.2	0
Hummersuppe		102	1.0	6.4	3.0	0.3	61	0	26	10.2	0.2	0.0	300	27	18	20	4	0.2	16	1	50	9	21	25	0.0	0.1	0	0.0	0.3	0
Hühnerbouillon		28	1.2	1.0	0.4	0.1	10	0	11	3.5	0.1	0.0	400	51	13	36	10	0.3	6	0	17	10	21	48	0.0	0.7	0	0.0	0.0	0
Kalbsrahmsuppe		76	2.7	5.3	2.3	0.3	18	0	13	4.3	0.0	0.0	200	78	43	54	12	0.2	7	2	22	20	73	28	0.0	0.4	1	0.0	0.0	0
Krebssuppe		132	3.0	9.0	1.8	4.6	35	0	16	9.0	0.0	0.0	250	65	28	73	6	0.4	19	0	8	3	9	0	0.0	0.2	0	0.0	3.4	-1
Käserahmsuppe		146	9.5	11.7	7.3	0.3	100	0	27	0.2	0.0	0.0	400	48	300	196	16	0.2	26	2	97	19	141	29	0.8	0.0	0	0.1	0.1	-1
Lauchsuppe		60	0.7	4.4	2.3	0.2	54	0	12	4.5	0.7	0.0	250	75	36	26	10	0.3	9	1	38	29	24	72	0.0	0.1	8	0.0	0.3	+1
Pfifferling-Rahmsuppe		62	0.6	5.1	2.4	0.2	70	0	14	3.4	0.3	0.0	400	39	17	23	7	0.2	8	0	37	6	37	8	0.1	0.7	1	0.3	0.1	0
Spargelsuppe		57	1.0	4.2	2.1	0.2	57	0	37	3.9	0.4	0.0	200	51	15	26	5	0.4	16	2	60	30	39	22	0.0	0.2	4	0.0	0.5	-1
Zwiebelsuppe		61	2.9	4.6	2.2	0.2	60	0	12	1.7	0.9	0.0	200	67	95	72	11	0.2	24	4	43	15	37	44	0.2	0.1	3	0.1	0.1	0

Süßwaren

Lebensmittel	Ab Z	Ener kcal	Prot g	Fett g	gesF g	muF g	Ω3-F mg	Eico mg	Chol mg	Khyd g	Ball g	Alk g	Na mg	K mg	Ca mg	P mg	Mg mg	Fe mg	F µg	J µg	A µg	B1 µg	B2 µg	B6 µg	B12 µg	Niac mg	C mg	D µg	E mg	S/B
Ahornsirup		250	0.4	0.0	0.0	0.0	0	0	0	62.0	0.0	0.0	20	130	15	60	20	3.0	0	0	0	0	50	0	0.0	0.1	2	0.0	0.0	+1
Bananenchips		398	3.1	10.5	4.6	3.4	95	0	0	72.6	8.4	0.0	3	1034	23	73	101	2.0	56	8	9	140	140	259	0.0	2.0	5	0.0	3.2	+1
Blätterkrokant		330	4.0	13.0	6.6	1.2	78	0	4	49.3	0.0	0.0	65	194	109	106	30	0.8	21	3	19	47	170	40	0.4	0.2	1	0.0	0.9	-2
Bonbons mit Schokoladenüberzug		428	3.7	12.0	7.1	0.9	0	0	8	74.2	0.0	0.0	47	287	156	172	61	2.2	0	0	25	72	286	0	0.0	0.4	0	0.0	0.0	-4
Bonbons ♦		367	1.8	1.1	0.6	0.1	4	0	1	87.4	0.0	0.0	8	28	18	15	4	0.4	2	0	3	7	26	4	0.1	0.0	1	0.0	0.1	-4
Caramelbonbon (Toffee)		393	3.0	5.0	2.5	1.3	10	0	2	84.0	0.0	0.0	89	137	115	86	13	0.3	15	3	2	36	153	45	0.9	0.1	1	0.0	1.1	-1
Dessert Danone Schoko m.Sahne		93	2.8	1.7	0.7	0.1	9	0	6	14.7	0.9	0.0	31	110	75	65	18	0.4	13	2	13	29	100	29	0.5	0.1	1	0.0	0.1	+2
Dessert Danone Vanille m.Sahne		91	2.6	1.5	0.6	0.0	9	0	6	15.0	0.0	0.0	29	80	85	50	8	0.1	11	2	13	21	92	27	0.5	0.1	1	0.0	0.0	+2
Dessert Nestlé Schoko/Vanille		88	2.8	0.3	0.2	0.0	0	0	1	16.7	0.9	0.0	31	108	70	64	17	0.4	12	2	1	29	96	28	0.5	0.1	1	0.0	0.0	+2
Dualito		552	6.1	41.8	28.1	1.1	139	0	4	37.7	7.3	0.0	39	363	110	203	58	2.2	34	5	19	70	188	65	0.1	0.6	1	0.0	0.4	-2
Fruchtgelee		211	1.6	0.0	0.0	0.0	0	0	0	50.4	0.0	0.0	3	49	6	4	4	0.6	4	0	0	0	9	8	0.0	0.1	3	0.0	0.0	-3
Glucosesirup		299	0.0	0.0	0.0	0.0	0	0	0	74.9	0.0	0.0	0	2	2	0	0	0.2	0	0	0	0	0	0	0.0	0.0	0	0.0	0.0	-1
Halva		266	8.0	4.4	0.7	1.9	22	0	0	44.8	3.6	0.0	54	154	15	124	33	1.4	34	3	16	170	164	99	0.0	1.7	1	0.0	0.6	-1
Hanuta		533	7.2	30.7	4.0	3.0	119	0	24	49.6	3.8	0.0	25	311	123	174	73	2.9	21	2	34	189	190	210	0.1	0.8	1	0.1	10.8	-3
Honig ♦		302	0.4	0.0	0.0	0.0	0	0	0	75.1	0.0	0.0	7	45	5	18	6	1.3	0	1	0	3	50	160	0.0	0.1	2	0.0	0.0	+1
Kokosnuß-Karamel-Rolle		447	6.0	17.2	6.5	3.1	140	0	16	66.2	1.7	0.0	34	211	59	113	39	0.7	39	4	42	62	89	91	0.3	2.6	0	0.1	2.1	-2
Kuvertüre Schoko		560	2.6	36.0	18.5	9.3	70	0	0	56.6	4.3	0.0	6	152	20	74	50	1.4	10	0	1	40	40	10	0.0	0.3	0	0.0	8.0	-2
Lakritz		336	4.0	0.0	0.0	0.0	0	0	0	80.0	0.0	0.0	0	1	1	0	0	0.2	0	0	0	0	0	0	0.0	0.0	0	0.0	0.0	-4
Lila Pause »Cocos-Mandel«		469	6.9	32.7	18.1	2.6	311	0	7	36.9	3.7	0.0	49	392	139	178	63	2.0	31	4	34	86	239	60	0.1	0.6	1	0.1	2.6	-1
Lila Pause »Vanilla-Nut«		489	8.2	33.9	14.4	1.7	168	0	9	38.0	2.1	0.0	45	412	183	212	78	2.0	36	5	41	132	288	120	0.2	0.5	1	0.0	4.0	-1
Lion		455	6.9	21.5	11.2	1.2	199	0	48	58.2	0.6	0.0	89	284	138	173	54	1.6	51	5	84	93	241	80	0.5	0.6	0	0.2	0.6	-2
Mandel-Nougat-Creme (Belmandl)		591	6.4	43.2	16.5	10.4	123	0	0	44.1	3.6	0.0	20	294	106	162	59	1.5	29	2	6	75	226	26	0.1	1.1	0	0.0	12.8	-1
Mandeln, gebrannte		499	9.4	27.0	2.0	5.1	130	0	0	54.4	4.9	0.0	3	418	126	228	85	2.2	45	1	10	110	310	30	0.0	2.1	1	0.0	12.5	-2
Marmelade ♦		261	2.0	0.2	0.0	0.1	48	0	0	62.7	1.3	0.0	1	59	10	9	5	0.5	4	0	7	11	15	23	0.0	0.1	11	0.0	0.1	-1
Marzipan		486	8.0	24.9	1.8	4.5	120	0	0	53.1	4.4	0.0	50	210	90	220	120	2.0	30	1	0	80	450	60	0.0	1.5	2	0.0	11.3	-2
Milchkaramellen		238	1.7	5.1	3.1	0.2	72	0	15	46.3	0.0	0.0	28	77	64	49	7	0.2	16	2	40	20	86	25	0.5	0.1	1	0.1	0.1	0
Müslix Traube Kellogg's		412	4.0	12.0	1.5	5.0	0	0	0	72.0	4.0	0.0	18	400	31	300	40	3.0	0	0	3	300	200	0	0.0	1.0	2	0.0	0.0	-1
Müslix Weiße Schoko Kellogg's		428	8.0	12.0	5.7	1.6	89	0	3	68.0	1.5	0.0	20	238	75	180	70	1.9	33	3	17	300	200	100	1.0	1.0	0	0.0	1.0	-2
Nappo		397	1.8	9.3	6.4	0.2	23	0	1	76.4	0.9	0.0	12	84	27	40	19	0.7	9	1	6	20	55	11	0.0	0.1	0	0.0	0.1	-4
Negerkuß mini Halbbitter		379	4.9	18.2	9.9	0.7	96	0	48	48.8	6.8	0.0	69	202	38	154	36	1.8	52	5	61	51	116	51	0.3	0.6	0	0.3	0.2	-2
Negerkuß mini Vollmilch/Weiße		402	6.5	18.8	9.8	0.8	190	0	52	51.6	1.2	0.0	85	232	98	136	44	1.4	52	5	86	79	212	61	0.3	0.5	0	0.3	0.4	-2
Negerkuß ♦		281	5.1	7.9	4.3	0.3	43	0	21	47.4	2.9	0.0	76	129	20	71	18	0.9	44	4	27	28	136	26	0.1	0.3	0	0.1	0.1	-3
Nimm 2		399	0.0	0.0	0.0	0.0	0	0	0	99.8	0.0	0.0	0	2	2	0	0	0.3	0	0	0	5800	7100	6300	18.7	62.4	248	0.0	41.4	-4
Nougat		500	5.0	24.0	2.3	2.4	65	0	1	66.0	3.1	0.0	4	265	94	138	64	1.8	10	1	5	148	97	165	0.0	0.6	1	0.0	8.9	-3
Nuß-Nougat-Creme (Nutella)		550	7.0	30.0	2.6	3.1	79	0	1	54.0	3.8	0.0	4	324	130	170	75	3.0	11	1	5	187	200	211	0.0	0.7	1	0.0	11.5	-3
Pfefferminztaler		402	2.3	7.9	4.0	0.3	59	0	3	80.4	0.0	0.0	15	119	55	60	21	0.8	13	2	15	28	93	19	0.0	0.1	0	0.0	0.1	-4
Pralinen ♦		479	7.9	27.7	9.4	2.3	168	0	6	47.1	1.4	1.0	42	374	160	200	80	2.1	37	4	34	110	300	78	0.0	0.7	1	0.0	4.7	-2
Puffreis in Schokolade		537	6.0	32.6	16.4	6.5	156	0	4	54.9	1.3	0.0	30	257	90	133	53	1.5	30	3	20	75	158	81	0.0	0.5	0	0.0	5.2	-2
Rotweincreme		172	2.9	10.6	4.1	0.3	70	0	37	12.2	0.0	2.4	13	71	32	28	7	0.3	13	9	92	9	54	18	0.3	0.1	0	0.3	0.3	0
Schoko-Chips		472	8.1	20.8	9.3	3.2	151	0	7	59.3	3.3	0.0	34	302	126	224	63	2.2	29	3	52	219	251	63	0.0	1.0	0	0.0	1.5	-2
Schokolade mit Haselnüssen		576	10.2	42.0	11.8	3.0	205	0	8	39.2	3.6	0.0	40	528	219	273	109	2.8	38	5	41	208	314	206	0.0	0.8	1	0.0	8.9	-1
Schokolade, Halbbitter		479	5.3	30.0	16.3	0.9	0	0	0	47.0	15.6	0.0	19	395	65	285	65	3.2	50	6	0	40	130	50	0.0	0.9	0	0.0	0.0	-2
Schokolade, Vollmilch		537	9.2	31.5	16.0	1.1	235	0	12	54.1	1.6	0.0	60	470	215	240	85	2.3	50	6	61	110	370	75	0.0	0.5	0	0.0	0.3	-2
Snickers		509	12.9	29.1	8.6	5.5	154	0	5	47.3	2.6	0.0	157	460	119	241	95	1.7	70	8	22	132	208	173	0.1	5.2	0	0.0	3.4	-4
Sonnenblumenkerne, gebrannte		489	11.3	24.5	2.7	14.4	45	0	0	56.1	3.2	0.0	1	363	51	310	210	3.3	0	0	0	950	70	0	0.0	2.0	0	0.0	10.9	-2
Toffee mit Schokoladenüberzug		406	3.3	8.8	4.6	1.2	9	0	2	78.5	2.3	0.0	78	176	108	116	21	0.7	20	3	2	37	150	46	0.8	0.2	1	0.0	0.9	-1
Toffifee		526	8.1	32.7	7.5	3.0	132	0	5	49.8	2.5	0.0	50	414	185	220	84	2.1	27	4	23	179	244	190	0.3	0.7	1	0.0	8.8	-2
Twix		439	6.2	20.0	10.5	1.2	199	0	61	58.3	0.7	0.0	103	243	125	157	44	1.4	51	5	95	90	218	77	0.6	0.5	0	0.3	0.8	-2
Weingelee		212	1.6	0.0	0.0	0.0	0	0	0	49.5	0.0	1.0	3	49	5	5	4	0.6	6	1	0	0	10	10	0.0	0.1	1	0.0	0.0	-3
Yes Caramel		493	4.0	26.1	13.1	6.8	74	0	26	60.3	1.1	0.2	98	73	36	54	7	0.7	16	2	19	30	74	47	0.0	0.2	0	0.0	5.9	-2
Zitronenspeise »Tropic«		102	0.7	0.1	0.0	0.0	9	0	0	22.2	0.6	1.4	8	52	9	7	4	0.3	9	1	5	10	23	7	0.0	0.1	12	0.0	0.0	0
Zucker		399	0.0	0.0	0.0	0.0	0	0	0	99.8	0.0	0.0	0	2	2	0	0	0.3	0	0	0	0	0	0	0.0	0.0	0	0.0	0.0	-4

216

Verschiedenes

Lebensmittel	Ab z	Ener kcal	Prot g	Fett g	gesF g	muF g	Ω3-F mg	Eico mg	Chol mg	Khyd g	Ball g	Alk g	Na mg	K mg	Ca mg	P mg	Mg mg	Fe mg	F µg	J µg	A µg	B1 µg	B2 µg	B6 µg	B12 µg	Niac mg	C mg	D µg	E mg	S/B
Brühe, gekörnt (Instant)		193	24.0	8.5	3.2	0.2	0	0	0	5.0	0.0	0.0	2400	500	230	740	374	0.0	0	0	0	0	0	0	0.0	0.0	0	0.0	0.0	0
Brühe, klar (Instant)		242	23.5	12.0	4.5	0.3	0	0	0	10.0	0.0	0.0	2400	500	230	740	374	0.0	0	0	0	0	0	0	0.0	0.0	0	0.0	0.0	0
Brühwürfel, Gemüse (Cenovis)		282	20.2	22.5	11.5	6.0	56	0	0	2.3	1.6	0.0	9789	147	279	67	9	0.7	12	3	0	0	0	0	0.0	0.0	0	0.0	0.0	+1
Brühwürfel, fettreich		351	22.0	26.5	9.8	0.7	0	0	0	6.0	0.0	0.0	2400	500	230	740	374	0.0	0	0	0	0	0	0	0.0	0.0	0	0.0	0.0	0
Buttercreme, reine		563	1.3	41.0	24.3	1.7	601	0	188	47.2	0.0	0.0	5	17	15	45	2	0.6	63	3	367	20	33	20	0.1	0.0	0	1.7	1.1	-2
Gelatine		338	84.2	0.1	0.0	0.0	0	0	0	0.0	0.0	0.0	30	20	11	0	11	0.0	0	6	0	0	0	6	0.0	0.0	0	0.0	0.0	-2
Hefe		96	12.1	0.4	0.1	0.3	0	0	0	5.5	5.5	0.0	26	640	23	590	60	5.0	0	0	0	1300	2000	810	0.0	17.4	0	0.0	0.1	0
Hefe, getrocknet		355	48.0	1.3	0.6	0.1	0	0	0	38.0	5.5	0.0	77	1500	50	1800	230	17.5	200	4	0	12000	4000	4400	0.0	4.0	0	0.0	0.1	0
Jodetten Dr.Winzer		0	0.0	0.0	0.0	0.0	0	0	0	0.0	0.0	0.0	0	6	0	0	0	0.0	0	19100	0	0	0	0	0.0	0.0	0	0.0	0.0	0
Kakaopulver, schwach entölt		343	19.8	24.5	13.7	0.7	0	0	0	10.8	32.8	0.0	17	2000	115	650	400	12.0	120	3	7	130	400	140	0.0	2.7	0	0.0	0.2	0
Kakaopulver, stark entölt		272	24.0	12.0	6.8	0.4	0	0	0	17.0	43.0	0.0	60	1500	190	740	500	12.0	100	3	7	400	400	100	0.0	3.0	0	0.0	0.9	0
Puddingpulver		366	0.5	0.0	0.0	0.0	0	0	0	86.0	0.0	0.0	43	9	19	3	3	1.0	25	1	0	0	5	0	0.0	0.0	0	0.0	0.0	-2
Salbei-Bonbon Dallmann's		0	0.0	0.0	0.0	0.0	0	0	0	0.0	0.0	0.0	0	0	0	0	0	0.0	0	0	0	0	0	0	0.0	0.0	833	0.0	0.0	0
Salz (Bad Reichenhall)		0	0.0	0.0	0.0	0.0	0	0	0	0.0	0.0	0.0	39100	70	1000	160	0	0.0	0	0	0	0	0	0	0.0	0.0	0	0.0	0.0	0
Salz jodiert (Bad Reichenhall)		0	0.0	0.0	0.0	0.0	0	0	0	0.0	0.0	0.0	39100	40	400	160	80	0.0	0	2000	0	0	0	0	0.0	0.0	0	0.0	0.0	0
Schokopress		400	12.0	12.0	5.6	0.4	46	0	24	61.0	7.9	0.0	104	794	277	349	126	3.2	61	13	83	104	474	115	1.0	0.8	3	0.0	0.0	-1

Wild

Lebensmittel	Ab z	Ener kcal	Prot g	Fett g	gesF g	muF g	Ω3-F mg	Eico mg	Chol mg	Khyd g	Ball g	Alk g	Na mg	K mg	Ca mg	P mg	Mg mg	Fe mg	F µg	J µg	A µg	B1 µg	B2 µg	B6 µg	B12 µg	Niac mg	C mg	D µg	E mg	S/B
Hase ♦		113	21.6	3.0	1.1	0.9	280	0	65	0.0	0.0	0.0	50	400	9	220	28	2.4			0	90	60	300	1.0	8.1	0			-2
Hirsch ♦		112	20.6	3.3	1.1	0.7	150	0	110	0.0	0.0	0.0	60	330	7	250	30	3.0					250				0			-2
Kaninchen ♦		152	20.8	7.6	2.9	2.3	685	0	70	0.0	0.0	0.0	45	380	14	225	30	3.5			1	110	65	300	10.0	8.6	3		0.4	-2
Rehgeschnetzeltes		111	12.3	4.4	1.9	0.6	169	0	61	5.6	0.7	0.4	293	237	42	140	20	1.8	8	1	16	12	201	13	0.0	1.2	2	0.4	0.1	-1
Rehrücken		122	22.4	3.6	1.2	0.8	180	0	110	0.0	0.0	0.0	85	340	25	220	29	3.0			0		250				0			-2

LITERATURNACHWEIS

/1/ Heinrich Kasper, Ernährungsmedizin und Diätetik, Verlag Urban & Schwarzenberg München 1991

/2/ Souci· Fachmann· Kraut, Lebensmitteltabelle für die Praxis, Wissenschaftliche Verlagsgesellschaft mbH Stuttgart 1991

/3/ I.Elmadfa..., Die große GU Nährwert-Tabelle, Verlag Gräfe und Unzer, München 1990

/4/ I.Elmadfa..., Die große GU Vitamin- und Mineralstoff-Tabelle, Verlag Gräfe und Unzer München 1991

/5/ Willi Wirths, Kleine Nährwert-Tabelle der DGE, Umschau Verlag Breidenstein GmbH Frankfurt 1989

/6/ Helmut Oberritter, Die aktuelle Fettabelle, Falken-Verlag GmbH Niedernhausen 1991

/7/ Hedy Bircher-Rey, Wie ernähre ich mich richtig im Säuren-Basen-Gleichgewicht? HUMATA-Verlag Harold S.Blume Bad Homburg

/8/ UNION Deutsche Lebensmittelwerke GmbH, Nährwertbroschüre, 17.Auflage

/9/ McDonald Nährwerttabelle, Stand 23.5.1989

/10/ bofrost Nährwerttabelle 3/91

/11/ Dr.Oetker Nährwerttabelle 1991

/12/ Langnese-Iglo Nährwerttabelle 10/91

/13/ Lotte Ludwig, Fett und Ernährung, Margarine-Institut für gesunde Ernährung Hamburg 1968

/14/ Volkward E.Strauß, Handbuch der Gesundheit, Mosaik-Verlag München 1982

/15/ Test 8/92, Stiftung Warentest Berlin 1992

/16/ Münchener Medizinische Wochenzeitschrift, MMW Nr.26/1990, Beilage 103

/17/ W.Forth..., Allgemeine und spezielle Pharmakologie und Toxikologie, BI Wissenschaftsverlag Mannheim 1980, 3.Auflage

/18/ Zeitschrift Gourmed 11/91, p.99

/19/ Gerd Assmann und Ulrich Gleichmann, Deutsches Ärzteblatt - Ärztliche Mitteilungen, 86.Jahrgang/Heft 38/21.Sept.1989

/20/ JAMA 1986; 256: 2829-2834, Therapeutische Wirkung von Lovastatin bei primärer nichtfamiliärer Hypercholesterinämie

/21/ D.Roger Illingworth et al, Cholesterinsenkende Wirkungen von Lovastatin bei Patienten mit heterozygoter familiärer Hypercholesterinämie, Journal Clinical Investigation Inc. 0021-9738/84/1972/07 Vol.74, Dez.1984, 1972-1978

/22/ Greg Brown et al, Rückbildung der koronaren Herzkrankheit nach intensiver Therapie mit Lipidsenkern bei Männern mit hohem Apolipoprotein-B-Spiegel (Übersetzung), B.N. Engl. J. Med. 323 (1990) 1289-1298, Massachusetts Medical Society

/23/ Fachinformation Liprevil/Liprevil mite, Bundesverband der Pharmazeutischen Industrie eV, Aulendorf, Januar 1991

STICHWORTVERZEICHNIS